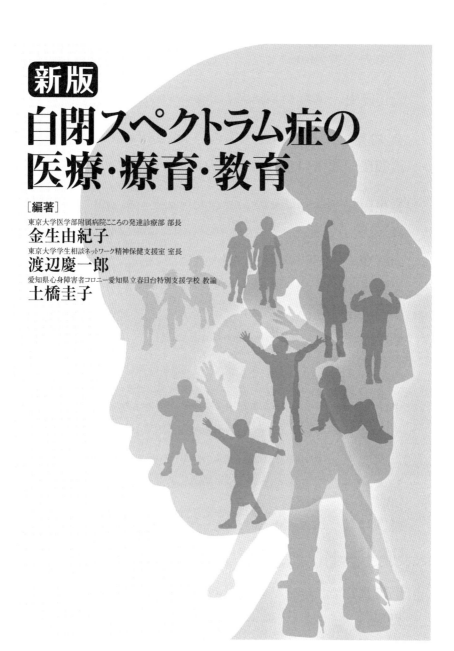

新版
自閉スペクトラム症の医療・療育・教育

[編著]

東京大学医学部附属病院こころの発達診療部 部長
金生由紀子
東京大学学生相談ネットワーク精神保健支援室 室長
渡辺慶一郎
愛知県心身障害者コロニー愛知県立春日台特別支援学校 教諭
土橋圭子

金芳堂

執筆者一覧 (執筆順)

島田隆史 東京大学学生相談ネットワーク本部精神保健支援室
コミュニケーション・サポートルーム 助教

金 樹英 国立障害者リハビリテーションセンター病院 児童精神科医長

渡辺慶一郎 東京大学学生相談ネットワーク本部精神保健支援室 室長（准教授）
コミュニケーション・サポートルーム 室長 （准教授）

金生由紀子 東京大学大学院医学系研究科こころの発達医学分野 准教授

森 栄美子 吉祥寺病院・東京大学医学部附属病院こころの発達診療部医師

山﨑順子 東京都発達障害者支援センター センター長

土橋圭子 愛知県心身障害者コロニー愛知県立春日台特別支援学校 教諭、臨床発達心理士

小貫 悟 明星大学人文学部 教授

柴田恵津子 江東区教育センター 教育相談室 臨床心理士、
東京都公立学校スクールカウンセラー

桑原 斉 東京大学バリアフリー支援室 准教授

下山晴彦 東京大学大学院教育学研究科・臨床心理学コース 教授

梅永雄二 早稲田大学 教育・総合科学学術院 教授

上別府圭子 東京大学大学院医学系研究科健康科学・看護学専攻家族看護学分野 教授

鈴木征吾 東京大学大学院医学系研究科健康科学・看護学専攻家族看護学分野、
博士後期課程

野澤和弘 毎日新聞論説委員

日詰正文 厚生労働省社会・援護局
障害保健福祉部障害福祉課障害児・発達障害者支援室発達障害対策専門官

立岩真也 立命館大学大学院先端総合学術研究科教授

児玉勇二 児玉法律事務所弁護士

友田明美 福井大学医学部附属病院子どものこころ診療 部長

綾屋紗月 東京大学先端科学技術研究センター特任研究員
東京大学大学院 総合文化研究科 博士後期課程

本書改訂にあたって

　2005年6月に本書の元となる初版本を出版し，その後11年という長い年月が過ぎました。

　この11年の間に世界的な障害者運動が高まり，2006年12月13日に第61回の国連総会において「障害者の権利に関する条約」が採択されました。2016年7月までにフランス，イギリス，中国，サウジアラビア，欧州連合（EU）等166カ国と一連合組織が「障害者の権利に関する条約」を批准しました。我が国においては，2007年9月28日に国連において「障害者の権利に関する条約」に署名，2009年12月から条約批准のための国内法整備を開始し，障害者基本法の改正や障害者差別解消法の成立，障害者雇用促進法など様々な法整備を行いました。そして条約批准が求める水準に達した2014年1月20日に批准書を寄託，2月19日に我が国おいてその効力が派生しました。「障害者の権利に関する条約」の批准は，これまでの"障害は病気や外傷が生む個別的な問題"と捉える「医療モデル」から，障害は社会環境との関係の中で生じ，障害者の社会への統合が問題であるという「社会モデル」の考えをもたらし，「私たちのことを，私たち抜きに決めないで。（Nothing About Us Without Us）」という考えを牛歩ながら社会に浸透させるに至っています。

　このような国内外の社会的情勢の中で国内外のインクルーシブな社会形成が高まり，自閉スペクトラム症の方々への理解も大きく進みました。自閉スペクトラム症当事者の方々が障害についてカミングアウトでき，障害のある自分の生活や社会での生きにくさと取り巻く社会に対する思いを率直に語れる社会環境が整ってきました。この中で自閉スペクトラム症の宗義と基準が国際的に見直され，自閉スペクトラム症の方々の政治的権利，医療，教育，福祉，労働，雇用，社会保障，文化的生活やスポーツ，国際協力等における大きな進歩と発展を促進しました。本書において，国際的な障害基準の変遷と本書が使用している障害基準は，第一章に記載しました。なお，第4章の特別支援制度においては，現在，文部科学省をはじめ学校教育で使用されている障害名称と障害説明に基づいて語句を使用しています。

本書は，こうした障害者，自閉スペクトラム症児を取り巻く社会環境との関係を十分に踏まえながら，医療，教育，福祉，労働のそれぞれの分野において国内外の第一線の現場で活躍されている執筆者の方々の最新の成果と知識，高いレベルの内容をもちながらもわかりやすく執筆されています。手前味噌ではございますが，コンパクトながらも執筆者一人一人の毎日の経験に基づいた情熱と心が込められた書籍と思っております。自閉スペクトラム症の方々またその保護者との関わりが，障害のある人もない人も老いも若きも国を超えてどのような人の多様性をも認め合い，やさしく心豊かでインクルーシブ・ユニバーサルな社会を作っていけることを確信しております。

　本書が，将来自閉スペクトラム症の方々に携わろうとする学生の皆様，また自閉スペクトラム症児の医療，教育，福祉，労働等の関係分野の方々のテキストとして，座右に置いていただけることを心から願っております。

　末筆ながら，遅れがちな原稿を気長にお待ちくださり細やかなご指導をくださいました出版社　金芳堂の前崎節也編集者に，心から感謝申し上げます。

平成 28 年 10 月　　山茶花が咲く秋の日に

編集者一同

目　次

1章 ― 自閉スペクトラム症の定義と分類 ―

1. 精神発達障害・精神疾患の分類と症状 (島田隆史) ・・・・・・・・・・・・・・・・・・・1

1. 精神疾患の分類（DSM の変遷）・・・・・・・・・・・・・・・・・・・・・・・・・・・・・・・1
2. 精神発達障害の分類 ・・2
3. DSM-5 における神経発達症の分類と症状 ・・・・・・・・・・・・・・・・・・・・3
   　1）知的能力障害群 ・・・・・・・・・・・3　　4）限局性学習症 ・・・・・・・・・・・・・4
   　2）コミュニケーション症群 ・・・・・・3　　5）運動症群 ・・・・・・・・・・・・・・・・5
   　3）注意欠如・多動症 ・・・・・・・・・・4

2. 定　義 (島田隆史) ・・5

3. 疫学的データ (島田隆史) ・・・・・・・・・・・・・・・・・・・・・・・・・・・・・・・・・・・・・・・6

1. 有病率研究 ・・・7
2. 同胞での発症一致率 ・・・・・・・・・・・・・・・・・・・・・・・・・・・・・・・・・・・・・・・8
3. 併存疾患の有病率 ・・・8

4. 臨床症状 (金　樹英) ・・・10

1. 社会的相互性・コミュニケーションの質的異常 ・・・・・・・・・・・・・・・10
   　1）社会的相互性―人と関わろうと　　2）コミュニケーション ・・・・・・・12
   　　　する態度 ・・・・・・・・・・・・・・11
2. イマジネーションの質的異常 ・・・・・・・・・・・・・・・・・・・・・・・・・・・・・・・12
3. 感覚の異常 ・・・13
4. 常同行動 ・・13
5. 合併することのある障害や異常 ・・・・・・・・・・・・・・・・・・・・・・・・・・・・13

5. 精神心理機能 （金　樹英）・・・・・・・・・・・・・・・・・・・・・・14

1. 全般的知能・・・・・・・・・・・・・・・・・・・・・・・・・・・・・・・・・14
2. 知覚機能・・・・・・・・・・・・・・・・・・・・・・・・・・・・・・・・・・・15
    1）聴覚的処理・・・・・・・・・・・・15　　　2）視空間処理・・・・・・・・・・・・15
3. 注意・・・・・・・・・・・・・・・・・・・・・・・・・・・・・・・・・・・・・・15
4. 記憶・・・・・・・・・・・・・・・・・・・・・・・・・・・・・・・・・・・・・・16
5. 遂行機能（実行機能）・・・・・・・・・・・・・・・・・・・・・・・・・・16
6. 心の理論（ToM），セルフモニタリング・・・・・・・・・・・・・・17

6. 発達的視点からみた生活上の課題とそのケア （金　樹英）・・・・・・・・・・18

1. なぜ発達的視点が必要か・・・・・・・・・・・・・・・・・・・・・・・・18
2. 生活上の課題とそのケア・・・・・・・・・・・・・・・・・・・・・・・・18
    1）幼児期・・・・・・・・・・・・・・19　　　3）思春期・・・・・・・・・・・・・・20
    2）学童期・・・・・・・・・・・・・・19　　　4）成人期・・・・・・・・・・・・・・21

7. 概念変遷の歴史 （渡辺慶一郎）・・・・・・・・・・・・・・・・・・・・・・21

1. 疾患概念の発見・・・・・・・・・・・・・・・・・・・・・・・・・・・・・・21
2. 疾患概念の変遷・・・・・・・・・・・・・・・・・・・・・・・・・・・・・・22
3. 現在の診断・・・・・・・・・・・・・・・・・・・・・・・・・・・・・・・・・23
4. 用語の混乱・・・・・・・・・・・・・・・・・・・・・・・・・・・・・・・・・23

8. 国際的診断基準と分類 （渡辺慶一郎）・・・・・・・・・・・・・・・・・27

1. DSM-5 の特徴・・・・・・・・・・・・・・・・・・・・・・・・・・・・・・・27
    1）診断基準を構成する症状項目群　　　3）下位分類の撤廃・・・・・・・・・・・28
    　が3つから2つへ・・・・・・・・27　　　4）発達障害の併存診断を許可・・28
    2）感覚に関する特徴が診断項目へ　　　5）成人例診断が比較的容易に・・28
    　・・・・・・・・・・・・・・・・・・・・・28
2. DSM-5 の内容・・・・・・・・・・・・・・・・・・・・・・・・・・・・・・・29

2章 ― 自閉スペクトラム症の医療 ―

1. 医療・診断の重要性と役割 （森　栄美子）・・・・・・・・・・・・・・・・・・・・・ 31

はじめに・・・ 31

1. 医療的介入と役割について ・・・・・・・・・・・・・・・・・・・・・・・・・ 32

2. 早期発見・早期介入 （森　栄美子）・・・・・・・・・・・・・・・・・・・・・・・・・・ 33

1. 早期発見・早期介入の意義 ・・・・・・・・・・・・・・・・・・・・・・・・・ 33

2. 早期発見・早期介入の現状 ・・・・・・・・・・・・・・・・・・・・・・・・・ 33

3. 早期スクリーニング・診断と早期介入のためのツール ・・・・・・・ 34

1）早期スクリーニングツール ・・ 34　　3）早期介入プログラム ・・・・・・・ 35
2）早期診断・特性評価ツール ・・ 35

4. 早期発見・早期介入の課題 ・・・・・・・・・・・・・・・・・・・・・・・・・ 36

1）早期発見・早期介入の基本はど　　2）早期発見・早期介入に必要な体
　うあるべきか ・・・・・・・・・・・・ 36　　　制とは ・・・・・・・・・・・・・・・・ 37
　　　　　　　　　　　　　　　　　　　　3）体制づくりへの課題 ・・・・・・・ 37

3. 治療アプローチ （金生由紀子）・・・・・・・・・・・・・・・・・・・・・・・・・・・・・ 39

1. 生物学的アプローチ ・・・・・・・・・・・・・・・・・・・・・・・・・・・・・・ 39

2. 心理社会的アプローチ ・・・・・・・・・・・・・・・・・・・・・・・・・・・・ 40

4. 薬物治療 （金生由紀子）・・・・・・・・・・・・・・・・・・・・・・・・・・・・・・・・・・・ 42

1. 薬物療法の実際 ・・・・・・・・・・・・・・・・・・・・・・・・・・・・・・・・・ 42

1）開始にあたっての考慮点 ・・・・ 42　　7）気分安定薬 ・・・・・・・・・・・・・ 50
2）共有が望まれる認識 ・・・・・・・ 43　　8）ADHD 治療薬 ・・・・・・・・・・・ 51
3）薬物療法の主な標的 ・・・・・・・ 43　　9）抗不安薬 ・・・・・・・・・・・・・・・ 52
4）薬物療法の概要 ・・・・・・・・・・ 46　　10）睡眠薬 ・・・・・・・・・・・・・・・・ 52
5）抗精神病薬 ・・・・・・・・・・・・・ 47　　11）抗てんかん薬 ・・・・・・・・・・・ 53
6）抗うつ薬 ・・・・・・・・・・・・・・・ 49

2. 脳科学の進歩と薬物療法の展望 ・・・・・・・・・・・・・・・・・・・・・ 53

5. 医療の実際 (森 栄美子) ························· 55

はじめに ·· 55

1. 受診時の流れ・概要 ·· 55

1）診断・アセスメントの時期の受診 ······· 55

2）経過観察・長期的フォローアップの時期の受診 ········· 63

3）速やかな集中介入を要する時期 ··················· 64

6. 関係諸機関との連携 (森 栄美子) ····················· 65

1. 行政機関との連携 ·· 65

1）発達障害者支援センター ···· 65

2）区市町村役所福祉課・福祉事務所 ··········· 66

3）児童相談所・児童家庭相談センター ················· 66

2. 保育・教育機関との連携 ·· 66

1）児童発達支援センター・児童発達支援事業所 ··········· 66

2）幼稚園・保育所 ··········· 67

3）小学校・中学校・教育センター（教育委員会）············ 67

4）高校・大学等の高等教育機関 ·················· 68

3. 自立支援・リハビリテーション機関との連携 ··················· 68

7. 医療機関の合理的配慮 (森 栄美子) ··················· 69

1. 予約と受診における合理的配慮 ······························· 69

2. 医療行為における合理的配慮 ·································· 70

3. 他科・他医療機関との連携における配慮 ······················ 70

3章 ― 自閉スペクトラム症の療育 ―

1. 医療と療育 (山崎順子) ······························· 71

1. 医療と療育の連携 ··· 71

1）早期発見から早期療育，医療機
関の受診へ・・・・・・・・・・・71

2）医療と福祉制度・・・・・・・・・・72

2. 療育現場での医療との関わり・・・・・・・・・・・・・・・・・・・・・・・・・72

2. 専門療育施設の療育 （山﨑順子）・・・・・・・・・・・・・・・・・・・73

1. 療育の理念・・・・・・・・・・・・・・・・・・・・・・・・・・・・・・・・・・・・73

1）地域療育の拠点としての専門療
育施設～地域での育ちを支える
～・・・・・・・・・・・・・・・73

2）「人として生きる」こと～療育
の指針と方向性をもつ～・・・・73

2. 療育の実際・・・・・・・・・・・・・・・・・・・・・・・・・・・・・・・・・・・・74

1）療育で目指すもの・・・・・・・・74
2）専門療育施設での見立て（アセ
スメント）・・・・・・・・・・・・75
3）療育の方法・・・・・・・・・・・76

4）療育者（支援者）に求められる
態度・・・・・・・・・・・・・・77
5）療育の実際～「人間関係と自我
を育てる」療育～・・・・・・・・77

3. 統合保育と個別療育・・・・・・・・・・・・・・・・・・・・・・・・・・・・・・81

1）統合保育の意義・・・・・・・・・81
2）統合保育の促進と課題・・・・・82
3）統合保育の方法・・・・・・・・・83

4）統合保育と個別療育を併用した
自閉スペクトラム症の子どもの
育ち・・・・・・・・・・・・・・83

4. 保護者支援・・・・・・・・・・・・・・・・・・・・・・・・・・・・・・・・・・・・86

1）自閉スペクトラム症児の親・家
族が置かれている状況・・・・・86
2）保護者支援の目的・・・・・・・・87

3）専門療育施設での保護者支援の
内容・・・・・・・・・・・・・・87

5. 専門療育施設としての地域支援・・・・・・・・・・・・・・・・・・・・・・・88

1）支援会議などを活用しての地域
支援・・・・・・・・・・・・・・88

2）巡回相談指導による地域支援
・・・・・・・・・・・・・・・・90

3. 地域・関係諸機関との連携 （山﨑順子）・・・・・・・・・・・・・・・94

1. 連携の意義・・・・・・・・・・・・・・・・・・・・・・・・・・・・・・・・・・・・94

2. 地域における縦横連携の必要性・・・・・・・・・・・・・・・・・・・・・・・95

3. 連携，ネットワークのレベル・・・・・・・・・・・・・・・・・・・・・・・・95

4. 連携を構築し推進する要素・・・・・・・・・・・・・・・・・・・・・・・・・95

5. 関係機関・人々をつなぐ人々（機関）・・・・・・・・・・・・・・・・・・96

6. 地域連携の実際 ・・・・・・・・・・・・・・・・・・・・・・・・・・・・・・・・・・・・・ 97
  1）自閉スペクトラム症の幼児の就 　　2）小学校から中学校移行への縦の
　　学に向けた連携作り ・・・・・・・ 97 　　　連携作り ・・・・・・・・・・・・・・・ 98

4. 療育機関の合理的配慮 （山﨑順子） ・・・・・・・・・・・・・・・・・・・・・・・ 100

4章　自閉スペクトラム症の教育

1. 特別支援教育の理念 （土橋圭子） ・・・・・・・・・・・・・・・・・・・・・・・・・・ 103

1. 国内外の障害者政策と我が国の特別支援教育 ・・・・・・・・・・・・・・・・ 103
2. 「共生社会の形成に向けたインクルーシブ教育システムの構築」と特別支援教育の理念 ・・・・・・・・・・・・・・・・・・・・・・・・・・・ 104

2. 就学先 （土橋圭子） ・・・・・・・・・・・・・・・・・・・・・・・・・・・・・・・・・・・ 107

1. 就学先決定の手続きの流れ ・・・・・・・・・・・・・・・・・・・・・・・・・・・ 107

3. 教育目標と教育カリキュラム （土橋圭子） ・・・・・・・・・・・・・・・・・ 110

1. 自閉スペクトラム症児の教育目標 ・・・・・・・・・・・・・・・・・・・・・ 110
2. 教育カリキュラム ・・・・・・・・・・・・・・・・・・・・・・・・・・・・・・・・・ 111

4. 特別支援教育の実際 ・・・・・・・・・・・・・・・・・・・・・・・・・・・・・・・・・ 114

1. 特別支援学校の教育の実際 （土橋圭子） ・・・・・・・・・・・・・・・・・・ 114
2. 合理的配慮 （土橋圭子） ・・・・・・・・・・・・・・・・・・・・・・・・・・・・・ 115
3. 小学校の授業のユニバーサルデザイン （小貫　悟） ・・・・・・・・・・ 118
  1）授業の UD 化モデル ・・・・・・ 118 　　3）まとめ ・・・・・・・・・・・・・・・ 123
  2）授業 UD のための視点 ・・・・ 119

5. キャリア教育と就労 （土橋圭子） ・・・・・・・・・・・・・・・・・・・・・・・ 123

1. キャリア能力の育成 ・・・・・・・・・・・・・・・・・・・・・・・・・・・・・・・ 123

2. キャリア能力の発達 ･････････････････････････････････ 124

3. キャリア教育 ･･･････････････････････････････････････ 125

4. 職業教育と就労 ･･･････････････････････････････････････ 125

6. 保護者との連携 (土橋圭子) ･･･････････････････････････ 127

7. 地域, 関係諸機関との連携 (土橋圭子) ･･････････････ 130

8. 教育と人権 (土橋圭子) ･････････････････････････････ 130

1. 特別支援教育における自閉スペクトラム症児の人権保障のための法律と条令 ･････････････････････････････ 130

2. 特別支援教育における人権的課題 ･････････････････････ 131

3. 自閉スペクトラム症児を含めた障害児の人権保障のための教育自己チェック ･･･････････････････････････ 135

5章 高等学校, 大学における 自閉スペクトラム症の支援と合理的配慮

1. 高等学校における支援と合理的配慮 (柴田恵津子) ････････････ 137

1. 学校を知る―学校という異文化― ･････････････････････ 137

　　1) 学校組織 ･･････････････････ 137

2. 高等学校では小中学校に比べて特別支援教育への取り組みが遅れがちなのはなぜか？ ･･･････････････････ 140

　　1) 義務教育との違い ･･････ 140　　2) 特に進学校での認識は薄い ･･ 141

3. 困っているけれど, どうしたらよいのかがわからない生徒・保護者・教員 ･････････････････････ 142

　　1) 友達とうまく付き合えない（生徒本人から）････････ 142

　　2) うちの子は仕事につけるでしょうか（保護者から）･･････ 142

　　3) 知能は高いのだろうが生活に困難がみられる（教員から）･･ 143

4．高校生からの合理的配慮に必要な視点・・・・・・・・・・・・・・・・・・・・・144

事例・・・146

2．大学における支援と合理的配慮 （桑原　斉）・・・・・・・・・・・・・・・・147

1．自閉スペクトラム症の大学生への支援・・・・・・・・・・・・・・・・・・・147

1）自閉スペクトラム症の大学生の　　　　2）自閉スペクトラム症の大学生の

評価・・・・・・・・・・・・・・・147　　　　介入・・・・・・・・・・・・・・・150

6章 ― 社会人自閉スペクトラム症の支援と合理的配慮 ―

はじめに・・・・・・・・・・・・・・・・・・・・・・・・・・・・・・・・・・・・・・159

1．法律による差別禁止 （渡辺慶一郎）・・・・・・・・・・・・・・・・・・・・・159

2．改正障害者雇用促進法の合理的配慮 （渡辺慶一郎）・・・・・・・・・・・161

1．合理的配慮の基本的考え方・・・・・・・・・・・・・・・・・・・・・・・・・162

2．合理的配慮の手続きと内容・・・・・・・・・・・・・・・・・・・・・・・・・162

1）募集および採用時・・・・・・・162　　　2）採用後・・・・・・・・・・・・・163

3．就労に関する支援 （渡辺慶一郎）・・・・・・・・・・・・・・・・・・・・・165

1．ハローワーク（公共職業安定所）・・・・・・・・・・・・・・・・・・・・・165

2．地域障害者職業センター・・・・・・・・・・・・・・・・・・・・・・・・・・166

1）職業相談・職業評価・・・・・166　　　3）職場適応援助・・・・・・・・・167

2）職業準備支援・・・・・・・・・・・166

3．障害者就業・生活支援センター・・・・・・・・・・・・・・・・・・・・・・167

4．就労移行支援事業所，就労継続支援事業所・・・・・・・・・・・・・・・167

1）就労移行支援・・・・・・・・・・・167　　　2）就労継続支援・・・・・・・・・・・168

7章 ── **自閉スペクトラム症の発達促進・心のケアのための心理的技法** ──

はじめに・・・171

1. 発達促進・心のケアのための心理的技法の重要性 （下山晴彦）・・・・・・172

2. 発達促進・心のケアの前提となるアセスメント技法 （下山晴彦）・・・173

3. 心理支援の第一ステップ：二次障害に対処する発達促進・心のケアの技法 （下山晴彦）・・・175

4. 心理支援の第二ステップその1：一次障害対処の基本技法として応用行動分析 （下山晴彦）176

5. 心理支援の第二ステップその2：応用行動分析を基盤とする発達促進の技法 （下山晴彦）178

1. 当事者に働きかける方法・・・・・・・・・・・・・・・・・・・・・・・・・・・179

  1）不連続施行訓練（DTT）・・・179
  2）機軸行動発達支援法（PRT）・・・・・・・・・・・・・・・・・・・・179
  3）社会技能訓練（SST）・・・・・・179
  4）発達論的アプローチ，コミュニケーションスキルの療育法，感覚統合療法・・・・・・・・・・・・179

2. 環境に働きかける方法・・・・・・・・・・・・・・・・・・・・・・・・・・・180

  1）ペアレント・トレーニング・・・・・・・・・・・・・・・・・・・・180
  2）行動コンサルテーション・・・180

3. 包括的な方法・・・・・・・・・・・・・・・・・・・・・・・・・・・・・・・・・180

6. 事　例 （下山晴彦）・・・・・・・・・・・・・・・・・・・・・・・・・・・・・・・180

  1）事例概要・・・・・・・・・・・・・・180
  2）心理支援の方法と経過・・・・・181

8章 ── **自閉スペクトラム症者の就労** ──

はじめに・・・185

1. 自閉スペクトラム症者の就労上の課題 （梅永雄二）・・・・・・・・・・・・・・ 186

1. 自閉スペクトラム症者を雇用した企業からのコメント ・・・・・・・ 186
2. 自閉スペクトラム症者の離職理由・・・・・・・・・・・・・・・・・・・・・・・・ 187
3. ハードスキルとソフトスキル ・・・・・・・・・・・・・・・・・・・・・・・・・・・ 188

2. 自閉スペクトラム症者の就労に必要な支援 （梅永雄二）・・・・・・・・・・・ 188

1. 自閉スペクトラム症者に特化した就労アセスメントの必要性 ・・・ 189
   1）厚生労働省編一般職業適性検査・・・・・・・・・・・189
   2）ワークサンプル ・・・・・・・・・189
   3）職業興味検査など・・・・・・・189
   4）TTAP ・・・・・・・・・・・・・・・190
   5）チェックシートによるニーズアセスメント ・・・・・・・・・・・・・・191
   6）実際の就労現場におけるアセスメント ・・・・・・・・・・・・・・・195
2. アセスメントに基づいた適切なジョブマッチング ・・・・・・・・・・・ 195
3. 同僚・上司に対する自閉スペクトラム症者の理解啓発・・・・・・・ 196
   1）自閉スペクトラム症者の特性理解・・・・・・・・・・・・・・・・・・・196
   2）仕事の指示の出し方などの検討・・・・・・・・・・・・・・・・・・・197
   3）コミュニケーションや対人関係の理解・・・・・・・・・・・・・・・・・197
4. 就労支援制度の活用・・・・・・・・・・・・・・・・・・・・・・・・・・・・・・・・ 198
   1）若年コミュニケーション能力要支援者就職プログラム ・・・・・198
   2）発達障害者の就労支援者育成事業・・・・・・・・・・・・・・・・・・198
   3）発達障害者雇用開発助成金・・・・・・・・・・・・・・・・・・・・・・・199
5. 就労支援機関の利用 ・・・・・・・・・・・・・・・・・・・・・・・・・・・・・・・・ 199

9章 ― 家族支援 ―

1. 療育における家族の存在 （上別府圭子, 鈴木征吾）・・・・・・・・・・・・・・・ 203

1. ケアの対象としての家族・・・・・・・・・・・・・・・・・・・・・・・・・・・・・・ 203

2. 家族をケアの対象と考えるとは ・・・・・・・・・・・・・・・・・・・・・・・・・ 204

2. 家族への支援とは （上別府圭子，鈴木征吾）・・・・・・・・・・・・・・ 205

1. 家族へのアプローチ ・・・・・・・・・・・・・・・・・・・・・・・・・・・・・・・・・・・ 205

2. システムとしての家族 ・・・・・・・・・・・・・・・・・・・・・・・・・・・・・・・・・ 206

3. 家族のサブシステム ・・・・・・・・・・・・・・・・・・・・・・・・・・・・・・・・・・ 208

3. 家族への支援における課題 （上別府圭子，鈴木征吾）・・・・・・・ 210

1. 親と支援者とのずれ ・・・・・・・・・・・・・・・・・・・・・・・・・・・・・・・・・・ 210

   1）早期診断の困難さによる問題   3）親の観察や理解の尊重 ・・・・・ 211
     ・・・・・・・・・・・・・・・・・ 210   4）親の意思決定支援 ・・・・・・・・ 212
   2）自閉スペクトラム症の特徴から   5）親のストレスへの配慮 ・・・・・ 212
     くる問題 ・・・・・・・・・・・・・ 211

2. 家族間のずれ ・・ 213

   1）親と祖父母との関係 ・・・・・ 213   3）自閉スペクトラム症児ときょう
   2）父親と母親の関係 ・・・・・・・ 214   だいとの関係 ・・・・・・・・・・・ 214

4. 支援のポイント （上別府圭子，鈴木征吾）・・・・・・・・・・・・・・・・・・ 215

1. 障害の理解 ・・ 215

2. ペアレント・トレーニングとペアレント・メンター ・・・・・・・・・ 216

3. 支援がうまくいかないとき ・・・・・・・・・・・・・・・・・・・・・・・・・・・・ 218

5. 家族の思い （野澤和弘）・・・・・・・・・・・・・・・・・・・・・・・・・・・・・・・・・・ 219

6. 自閉スペクトラム症に必要な制度システム （野澤和弘）・・・・・・・・・・ 222

10章 ━ 行政支援 ━ （日詰正文）

1. 発達障害者支援法前の動向 ・・・・・・・・・・・・・・・・・・・・・・・・・ 229

2. 発達障害者支援の3層 229

3. 1層目：社会環境作り 231

  1. 発達障害の定義 231

  2. 発達障害の早期発見と啓発 233

  3. 障害者差別と虐待防止 234

4. 2層目：一般施策の充実 236

  1. 発達障害者支援体制整備委員会 236

  2. 一般施策の取り組み 237

    1）保健 / 子育て支援 / 医療 ... 237   3）若者支援 / 社会福祉 / 高齢者福

    2）教育 239   祉 239

5. 3層目：障害者向け支援の中の発達障害 240

  1. 障害者向けサービスの申請 241

    1）障害者手帳 241   2）障害福祉サービスなどの対象者

     認定 241

  2. 障害福祉サービスなどの提供 241

    1）サービス提供のプロセス ... 241   3）利用者負担の軽減 242

    2）サービスの枠組み 242

  3. 障害者雇用の支援 242

    1）障害者雇用促進法における発達

     障害者 242

  4. 経済的な支援について 244

    1）所得保証と労働収入などの支援   3）障害年金と就労との関係 ... 245

     244

    2）障害基礎年金の初診日認定につ

     いて 245

  5. 発達障害者支援センター 245

    1）運営の概要 245   2）地域支援のマネジメントへ .. 245

6. 今後の展開として考えられること ・・・・・・・・・・・・・・・・・・・・・・・・・・・・・・ 247

11章 ― 障害者支援・指導・教育の倫理 ― (立岩真也)

1. 現況とそこで倫理を問うことについて ・・・・・・・・・・・・・・・・・・・・・・・ 249

2. 病・障害にある成分 ・・・ 251

3. 自閉圏はどう捉えられるか ・・・・・・・・・・・・・・・・・・・・・・・・・・・・・・・・・・ 252

4. なすべきことの実際は可能でありそれは自閉圏の出現が示している ・・・・ 255

5. 基本的に同じことが現場についても言える ・・・・・・・・・・・・・・・・・ 257

6. もとからなくすことは正当化されない ・・・・・・・・・・・・・・・・・・・・・・ 258

7. 分けることについて ・・ 259

8. 教育・療育 ・・・ 261

9. マニュアルの使い方 ・・・ 262

12章 ― トピック ―

1. 障害者の権利条約，障害児の人権 (児玉勇二) ・・・・・・・・・・・・・・・・・・・ 265

　はじめに ・・ 265
　1. 障害者の権利条約について ・・・・・・・・・・・・・・・・・・・・・・・・・・・・・・・・・ 267

1）教育全般について ……… 267　　2）障害のある子どもについて ‥ 268

2. 日本の障害のある子どもの人権状況 ………………………… 269

3. 自閉スペクトラム症・発達障害児に関する私の扱った裁判事例 ‥ 271

2. 虐待・体罰と脳 （友田明美）………………………………… 277

はじめに ……………………………………………………… 277

1. 児童虐待の脳科学 …………………………………………… 278

　　1）厳格な体罰経験が及ぼす脳への　　2）愛着障害の脳科学 ……… 280
　　　影響 ……………… 279

2. 私たちができること―被虐待児のこころのケアの重要性 …… 283

3. 当事者として，思うこと （綾屋紗月）………………………… 287

はじめに：環境が整うと診断は剥奪される？ ………………… 287

1. 自閉スペクトラム症概念がもつ問題点 …………………… 288

2. 自閉スペクトラム症の社会モデル ………………………… 290

3. 当事者研究の果たす役割 …………………………………… 291

4. 身体の不変性の探究 ………………………………………… 293

　　1）英語の読めなさの当事者研究　　3）「コミックサンズ」フォント
　　　……………… 293　　　　　　　…………………… 294
　　2）識字障害者向けの書式支援法
　　　……………… 294

5. 社会の可変性への挑戦 ……………………………………… 296

索　引 ………………………………………………………… 299

1章 自閉スペクトラム症の定義と分類

1. 精神発達障害・精神疾患の分類と症状

　一般的に疾患はその症状，経過，転帰，病因に基づいてカテゴリカルに分類される。また，疾患の進行度や重症度によりディメンジョナルな分類も行われる。精神発達障害を含む精神疾患ではその根底に器質的な病因を持つことが想定されているが，ほとんどの疾患で病因を同定することができておらず，主に症状，経過，転帰を重視した分類がなされているのが現状である。なお，進行麻痺（梅毒トレポネーマによる感染症）や遺伝子疾患のように病因が特定された疾患では，精神症状が病期や発達段階によって変化してもその診断名が変わることはない。

1. 精神疾患の分類（DSM の変遷）

　1952 年に米国精神医学会から発表された DSM（Diagnostic and Statistical Manual of Mental Disorders）-Ⅰでは，身体疾患による脳機能の一次的傷害と精神疾患を分けたうえで，精神疾患を統合失調症，躁うつ病，妄想反応からなる精神病と精神神経症に分類した。1968 年には DSM-Ⅱが発表されたが，DSM-Ⅰと同様に力動精神医学の影響が強く，科学的実証的な観点が乏しく，評価者間の診断一致性が低い状況であった。診断基準の信頼性は，基

準がより操作的であることで，つまり客観的かつ具体的で，解釈の余地が少ないほど高まることから，1980 年に出版された DSM-Ⅲ では，臨床症状を重視した操作的診断基準が導入された。各精神疾患の典型的な症状や特徴を列挙した一覧から，何項目以上存在するかを確認することで診断できる分類方法が用いられた。また，5 つの異なった側面から患者を網羅的かつ総合的に評価できる多軸診断が採用された。1987 年に DSM-Ⅲ-R に改訂され，1994 年には ICD（International Classification of Diseases）との整合性の確保などを行った DSM-Ⅳ が発表された。2000 年にはその部分改訂版である DSM-Ⅳ-TR が出版された。DSM-Ⅳ 以降，DSM は精神医学の統計学的根拠のある網羅的かつ実用的な診断基準の世界標準としての地位を確立していった。2013 年に発表された DSM-5 では，従来のカテゴリカルな分類だけでなく，ディメンジョナルな評価がいくつかの疾患で採用された。ディメンジョナルな分類を加えることで，疾患横断的に重要な症状の重症度を量的に評価することが可能となった。

　このように DSM には，新たな知見を取り入れて精神疾患の分類についての改訂を重ねることで，研究の促進とそれによる科学的根拠の蓄積を通して，ゆくゆくは診断マーカーを特定し，より科学的な病因や病態に基づく新たな分類体系を構築するという大きな目標がある。現在の DSM-5 は，その途上の形態であり，今後も変化していくものである。

2. 精神発達障害の分類

　精神発達障害の概念は時代とともに拡大し，その分類には変遷がみられる。日本では主に重度の知的発達症について用いられる時期もあったが，近年は世界的動向にならって，自閉スペクトラム症，限局性学習症，注意欠如・多動症など知的発達症から独立した高次脳機能障害にシフトした。2005 年に施行された発達障害者支援法では，発達障害は「自閉症，アスペルガー症候群その他の広汎性発達障害，学習障害，注意欠陥多動性障害その他これに類する脳機能の障害であってその症状が通常低年齢において発現するものとして政令で定めるもの」と定義された。

　DSM-5 では，新たな概念として「発達期に発症し，典型的には発達期早期，

しばしば小中学校入学前に明らかとなり，個人的，社会的，学業または職業における機能の障害を引き起こす。発達の欠陥によって特徴づけられる」として，神経発達症が定義された。

3. DSM-5 における神経発達症の分類と症状

DSM-5 の神経発達症には，知的能力障害群，コミュニケーション症群，自閉スペクトラム症，注意欠如・多動症，限局性学習症，運動症群が含まれる。ここでは自閉スペクトラム症以外の神経発達症の分類と症状について解説する。

1）知的能力障害群

論理的思考，問題解決，計画，抽象的思考，判断，指導や経験からの学習，および実用的理解を含む知的機能の欠陥があり，個人の年齢，性別，および社会文化的背景が同等の仲間たちと比べて，日常の適応能力が障害されていること，そして発症が発達期の間であることが知的発達症の特徴である。診断は臨床的評価，知的機能および適応機能の標準化された検査に基づく必要がある。DSM-5 では，認知的な能力および適応的な機能の評価が強調され，知能指数（IQ）は診断の際の補助と位置付けられ，診断基準から IQ スコアについての記載がなくなった。重症度は，患者の実生活上の困難さを含めた総合的判断で分類される。

2）コミュニケーション症群

言語症とは，話し言葉（音声言語）の理解や表現，文字（書字言語）の理解や表現が同一年齢集団の平均的発達水準から有意に遅れていたり，質的に低い状態を示す。言語の能力は発声，ジェスチャー，言語性合図などによる表出能力と，言語による伝達を受け取り，理解する過程である受動的能力の両方の能力によって決定づけられる。DSM-5 では表出型，表出受容型の区別がなくなり，言葉の獲得と使用の障害とされ，表出と理解を含んだ概念となった。

語音症とは，語音の産出，すなわち言葉を構成する音の要素を明瞭に構音することの障害であり，音韻障害と構音障害を含む。語音の産出には，語音についての音韻的知識と，会話の為の呼吸と発声をしながら構音器官（顎や

舌，口唇など）の運動を調整する能力が必要であり，語音症ではこのうちどちらかまたは両方が障害されている可能性がある。

小児期発症流暢症（吃音）は，年齢に不適切な流暢性や会話のリズムにおける障害である。

社会的（語用論的）コミュニケーション症では，言語やコミュニケーションの社会的な使用において困難さがみられることが特徴である。言語的，非言語的コミュニケーションを聞き手や状況の要求に合わせて言葉を変えたり，言外の意味を推測することに障害がある。社会的コミュニケーションの障害は効果的な会話，社会参加，社会的な対人関係の発達，学業成績，または職業的遂行能力に支障をきたす。

3）注意欠如・多動症

注意欠如・多動症では年齢あるいは発達に不釣り合いな不注意および／または多動性・衝動性の項目のうち6つ以上が，学校や家庭などの複数の場面で認められ，社会的な活動や学校生活への適応に困難をきたす。症状は12歳より前に6か月以上持続して見られなければならない。DSM-5からは症状発現年齢が7歳以前から12歳より前に引き上げられたこと，17歳以上の場合では下位項目を5項目満たせばよいと診断基準が緩和されたこと，そして重症度分類が導入されたこと，さらに成人ADHD症例の診断を念頭に置いた記載がなされたことが変更点である。従来の下位分類が変化することがしばしばあったことから表現を改め，混合して存在，不注意優勢に存在，多動・衝動性優勢に存在という現在の病像を記載するようになった。

4）限局性学習症

知的な発達に遅れがなく，視覚・聴覚や運動能力に大きな問題がなく，生育環境や教育環境が適切であり，本人のモチベーションがあるにもかかわらず，ある限定的な能力の障害によって，知的能力から期待される学力が身につかず，学業成績や日常生活に明らかな支障をきたす障害である。主に「読む」，「書く」，「計算する」能力が障害される。DSM-5では，読字障害，書字表出障害，算数障害と分類されていたものが，限局性学習障害と統合され，読字，書字，算数の障害領域を設けている。

5）運動症群

発達性協調運動症では，幼少期では座る，立つ，歩くといった運動の発達が著しく遅れ，食事や着衣，保清などの日常生活や遊ぶことに必要な体の動きが年齢相応にできない。学童期になると書字や体育，楽器の演奏などの学習課題に困難が目立つ。思春期や青年期でも職業活動などに支障をきたすことがある。

常同運動症では，反復的で駆り立てられるような目的のない動きが認められる。手足や頭，体幹を振り回すタイプの動きが多い。慢性的に持続し，日常生活に支障をきたすことで診断できる。

チック症群は，チックの種類と持続期間により分類される。チックとは突発的，急速，反応性，非律動性の運動（運動チック）または発声（音声チック）と定義される。持続時間は極めて短く不随意に起こるが，ある程度コントロールできることもある。顔面，四肢，咽頭，喉頭，横隔膜などの筋群の収縮のコントロール不全と考えられている。チックの持続期間が1年未満である場合は暫定的チック症と診断される。持続期間が1年以上であり，運動チック，音声チックが病期中に両方存在（必ずしも同時に存在する必要はない）していれば，トゥレット症と診断される。また，持続期間が1年以上であり，運動チック，音声チックのどちらか一方が存在している場合に，持続性（慢性）運動または音声チック症と診断される。

（島田隆史）

2. 定義

自閉スペクトラム症（Autism Spectrum Disorder；ASD）は，児童精神科医のWingと同僚で臨床心理学者のGouldが，英国のキャンパーウェルで行った疫学調査[1]の結果をふまえて提唱した概念である。この研究では，自閉症と本質的には同じ特性（いわゆるWingの三つ組＊[2]）をもっているにもかかわらず，それまでのKanner，Eisenbergの診断基準に合致しないため，自閉症サービスを受けられていない子どもたちの存在が明らかになっ

た。そこで自閉症からの連続体として自閉スペクトラム症の概念が提唱され，それは彼らを救済することでもあった。

2013年に刊行されたDSM-5では類似の概念として同じ英語名称が採用され，日本では自閉スペクトラム症と翻訳されるようになった。DSM-5で定義される自閉スペクトラム症は，①持続する相互的な社会的コミュニケーションや対人的相互反応の障害，②限定された反復的な行動，興味，または活動の様式の2つの主要な特徴で表される，生物学的基盤をもつ神経発達症である。また，②の下位項目として，知覚の過敏性・鈍感性といった知覚異常が含まれる。そして自閉スペクトラム症は，これまで早期幼児自閉症，小児自閉症，カナー型自閉症，高機能自閉症，非定型自閉症，アスペルガー障害，特定不能の広汎性発達障害，小児期崩壊性障害と呼ばれていた障害を包括している。

＊Wingの三つ組
①社会性の障害
②コミュニケーションの障害
③想像力の障害とそれに基づく行動の障害（こだわり行動）

参考文献

1) Wing L, et al：Severe impairments of social interaction and associated abnormalities in children：epidemiology and classification. J Autism Dev Disord 9：11-29, 1979.
2) Wing L：The autistic spectrum. Lancet 350：1761-1766, 1997.

（島田隆史）

3. 疫学的データ

疫学研究による疾患の測定は，その疾患の理解を推進させ，実態の把握や問題の絞り込みを通して，疾患やそれに伴う困難の克服に貢献してきた。本稿では自閉スペクトラム症（Autism Spectrum Disorder：ASD）における

有病率，同胞での発症一致率，併存疾患についての疫学的データを概観する。

1. 有病率研究

　自閉スペクトラム症の性差は，1：4で男性に多い。有病率は評価方法や調査対象とされる集団によって変化するものであるが，自閉スペクトラム症の有病率は1970年代から増加しており，特に1990年代後半から顕著になっている[1]。

　1979年に英国で行われた研究では，自閉症の有病率は0.5人/1000人，自閉スペクトラム症では2.1人/1000人と推定された[2]。1990年代半ばから行われた多くの研究では自閉症で1人/1000人，自閉スペクトラム症で2人/1000人と推定された[1]。さらに最近の欧州やアジア，米国で行われた研究からは，自閉スペクトラム症の有病率は2〜20人/1000人にわたると報告されている。2015年に報告された系統的レビューでは，全体的な自閉スペクトラム症の有病率は7.6人/1000人（1/132）と見積もられている[3]。2013年に発表されたDSM-5の診断基準が，どのように自閉スペクトラム症の有病率に影響を及ぼすかはまだわからない。

　米国で行われた，6〜17歳の小児の親を対象とした電話調査では，自閉スペクトラム症の有病率は2007年には11人/1000人であったが，2011〜2012年の調査では20人/1000人と増加している。親の報告という限界はあるものの，有病率の増加は主に6歳から13歳の間に新たに診断された子どもの増加が影響していた[4]。また，米国における別の調査では，8歳児の行動記録から自閉スペクトラム症の診断基準（DSM-Ⅳ）に合致する割合が調べられ，2006年は9人/1000人であったが，2008年には11人/1000人，そして2010年には14.7人/1000人と有病率の増加が報告されている。この研究では平均以上の知能を持つ自閉スペクトラム症小児の増加傾向が示唆された[5]。一方，韓国の特殊教育と通常学級からの小児（7〜12歳）を対象とした調査からは，自閉スペクトラム症の有病率は26.4人/1000人と推定された[6]。

　このように，自閉スペクトラム症の患者数は世界的に増加しているが，その要因が診断基準や研究方法の違いによるものか，自閉スペクトラム症の真の増加によるものか，これらの因子の組合せによるものなのかはまだ明らか

ではない。系統的レビューでは社会や医療における自閉スペクトラム症の認識の促進や診断基準の拡大が有病率増加の多くの要因であることが示されている[3]。しかし，自閉スペクトラム症発症に関連する危険因子が有病率増加の一部を説明する可能性もあり，それらが明らかになることで，自閉スペクトラム症治療や予防に新たな展開が生まれるかもしれない。

2. 同胞での発症一致率

　遺伝子疾患などの医学的問題のない自閉スペクトラム症患者の同胞における発症一致率はこれまで 3 〜 10% と報告されていたが，2010 年以降行われたより大規模な研究では，それが 20% 程度と高い可能性があることが示唆されている[7]。

　スウェーデンにおける 200 万人以上の住民を対象とした研究では，同胞の発症一致率は約 13% と見積もられた。性差による違いは認められず，この値は 1982 〜 2006 年の間一定であった[8]。

　同様にデンマークで行われた国家レジストリ研究では，自閉スペクトラム症患者の弟，妹では約 7% で自閉スペクトラム症がみられ，この値は 1980 〜 2004 年の間，ほぼ一定で推移した[9]。

　2013 年の米国の診療ガイドラインでは，遺伝症候群などの医学的問題のない女性の自閉スペクトラム症患者では同胞の罹患一致率は 7%，男性患者の場合は 4%，2 人以上自閉スペクトラム症患者がいる場合は〜 30% とされている[10]。

3. 併存疾患の有病率

　自閉スペクトラム症は他の神経発達症，精神疾患，遺伝子疾患などを併存しやすく，実に 7 割ほどの症例で何らかの併存疾患を有していると考えられている[11]。したがって，自閉スペクトラム症を診断する際には，他の状態の併存がないか確認することも必要である。

　知的発達症の併存は 1990 年代には約 75% とされていたが[12]，2000 年以降の研究では約 45% と報告されている。また，注意欠如・多動症は 28 〜 44%，チック症は 14 〜 38%，運動症は最大で 79% で，自閉スペクトラム症

に併存すると報告されている[11]。

　精神疾患の併存は，不安症が 42 ～ 56%，うつ病が 12 ～ 70%，強迫症が 7 ～ 24%，精神病性障害が 12 ～ 17%，物質関連障害が最大 16%，反抗挑発症が 19 ～ 32%，摂食障害が 4 ～ 5% と見積もられている[11]。

　また結節性硬化症，脆弱 X 症候群，レット症候群などの遺伝子疾患は自閉スペクトラム症患者の 5% 未満に併存し，全般的な発達遅滞や知的発達症をもつ患者でより多くみられる[11]。

　てんかんの併存は 11 ～ 39% でみられ，重篤な知的発達症があるとそのリスクは高まる[13]。他の身体的問題として消化管症状が 9 ～ 70%，免疫機能異常が最大 38% で併存するとされている[11]。

参考文献

1) Williams JG, et al : Systematic review of prevalence studies of autism spectrum disorders. Arch Dis Child 91 : 8-15, 2006.

2) Wing L, et al : Severe impairments of social interaction and associated abnormalities in children : epidemiology and classification. J Autism Dev Disord 9 : 11-29, 1979.

3) Baxter AJ, et al : The epidemiology and global burden of autism spectrum disorders. Psychol Med 45 : 601-613, 2015.

4) Blumberg SJ, et al : Changes in prevalence of parent-reported autism spectrum disorder in school-aged U.S. children : 2007 to 2011-2012., Available at www.cdc.gov/nchs/data/nhsr/nhsr065.pdf, (2013).

5) (CDC), Developmental Disabilities Monitoring Network Surveillance Year 2010 Principal Investigators; Centers for Disease Control and Prevention. Prevalence of autism spectrum disorder among children aged 8 years-autism and developmental disabilities monitoring network, 11 sites, United States, 2010. MMWR Surveill Summ 63 : 1-21, 2014.

6) Kim YS, et al : Prevalence of autism spectrum disorders in a total population sample. Am J Psychiatry 168 : 904-912, 2011.

7) Ozonoff S, et al : Recurrence risk for autism spectrum disorders : a Baby Siblings Research Consortium study. Pediatrics 128 : e488-495, 2011.

8) Sandin S, et al : The familial risk of autism. JAMA 311 : 1770-1777, 2014.

9) Gronborg TK, et al : Recurrence of autism spectrum disorders in full- and half-siblings and trends over time : a population-based cohort

study. JAMA Pediatr 167 : 947-953, 2013.

10) Schaefer GB, et al : Clinical genetics evaluation in identifying the etiology of autism spectrum disorders : 2013 guideline revisions. Genet Med 15 : 399-407, 2013.

11) Lai MC, et al : Autism. Lancet 383 : 896-910, 2014.

12) Rapin I : Autism. N Engl J Med 337 : 97-104, 1997.

13) Johnson CP, et al : Identification and evaluation of children with autism spectrum disorders. Pediatrics 120 : 1183-1215, 2007.

（島田隆史）

4. 臨床症状

　自閉スペクトラム症の症状は人によって様々で，自閉スペクトラム症に特異的な症状といったものはなく，同じ個人の中でも年齢と共に目立つ症状は変化する。しかし，自閉スペクトラム症の人にはDSM-5の診断基準にあるように，「社会的相互性や対人コミュニケーションに関する障害」「限局あるいは反復する行動，興味，活動」といった2つの領域における質的異常がみられるのが特徴である。Wing[1]は自閉スペクトラム症の人には社会的相互性，コミュニケーション，イマジネーションという3つ組みの障害があるために，行動パターンにかたさ，偏狭さや反復が生じるととらえた。自閉スペクトラム症の人の知能レベルは突出した高IQから合併する知的障害により重度の知的障害レベルまで，幅広い範囲に分布するが，3つ組みの障害は共通してみられる。

1. 社会的相互性・コミュニケーションの質的異常

　対人関係は一方的で，他人と楽しみを共有しない，相手の感情や状況が読めない，暗黙のルールが理解できないなどの特徴があり，Kanner[2]は初めて自閉スペクトラム症について報告をした際に言葉があったとしても，それはコミュニケーションという目的においてはないのと変わらないと表現した。

1）社会的相互性—人と関わろうとする態度

　生まれて1，2か月もする頃の赤ちゃんには物よりは人の顔に注目するという対人選好性がみられるが，自閉スペクトラム症の赤ちゃんではそれがみられず，あやしても笑わない，目が合いにくいという特徴がある。また，人見知りがなかったと母親が回想することが多い（逆に，人見知りが激しく誰にも慣れなかった，抱っこしにくかったということもある）。1人でいても泣かず，手のかからない良い子だったということも多い。歩き始めるようになると，自分の興味のあるほうに勝手に行ってしまう，迷子になっても平気といったことに気づく。言葉の遅れは最もわかりやすく気づきやすい症状である。言葉が出ない子では，大人の手をひいて自分の用事をさせるクレーン現象がみられる。

　保育園や幼稚園などの集団では，同年代に関心を示さない，ままごとなどのごっこ遊びをしない，名前を呼んでも振り向かない，集団行動になじまずマイペースに行動し，一人遊びが目立つことで気づかれることが多い。

　小学校に入ると同年代との対人関係，集団行動，学習といったことでつまずく。しかし，自閉スペクトラム症であっても，対人関係の面で，人との関わりを避けようとする人もいれば，やり方は独特であるが積極的に関わろうとする人もいる。Wing[3]は他人との交流を求める行動面での特徴で自閉スペクトラム症の人を孤立型，積極奇異型，受動型に分類した。孤立型では周囲に人がいても関心を示さず，1人の世界にいるようにみえる。積極奇異型では自分から積極的に人に近づいていき，一見人なつっこくみえるが，自分の関心が勝ってしまい，相手の都合や気分などおかまいなしである。受動型では人から関わられればつきあうが，自分からは関わろうとはせず，ただの内気な子として見過ごされやすい。処世術として，どうふるまったらよいかわからず不安だから周囲のいいなりになっている。自発性や意欲が乏しい場合もあるが，本人は周囲に合わせ続けるストレスから心身の不調をきたすことが多い。

　どのタイプでも，自閉スペクトラム症に共通するのは自分と同じように，相手も感情や思考をもつ人である，という直感的認知の希薄さである。

2）コミュニケーション

　自閉スペクトラム症では，言語の遅れの有無に拘わらず，人称のまちがい，あげる・もらう，行く・来る，こっち・そっちの混乱（主客転倒）などが特徴である。比喩，皮肉，冗談が通じず，字義通りの理解しかできない，感情・気分を表現しにくい（自分がどう感じているのか認識するのも苦手），「どのように」「どうして」といった状況や理由の説明が苦手，「もう少し」「おだやか」といったあいまいな意味の言葉がわからないなど，言葉の用い方や理解が定型発達の人とは異なる。言葉が流暢になっても，声の抑揚が乏しい，声量調節ができないなど話し方が独特なことがある。

　アイコンタクトが乏しい，あるいは視線が合いすぎる，ジェスチャーが通じない，表情変化が乏しく感情表出が困難（不愉快なことをされてもニコニコしているなど），相手の様子から気分や考えが読み取れない，場の雰囲気を読めない，暗黙の了解がわからない，といった非言語的コミュニケーション面での症状も自閉スペクトラム症に特徴的である。

2. イマジネーションの質的異常

　自閉スペクトラム症の人は，眼前にないものや空間，実際にないもの，未来のこと，違う選択肢を想定（見えない前提，暗黙の了解など）するのが困難なことが多い。「もし魔法使いが願い事を3つかなえてくれるとしたら？」という質問をすると答えに窮するか「魔法使いは現実にいないから意味がない質問だ」といった答えが返ってきたりする。

　しかし，アニメのキャラクターを創作して描いたり，ストーリーを考えることは得意な自閉スペクトラム症の人もいる。あるいは，知っているキャラクターになりきったり，見た場面をそのとおりに演じることは好きな子もいる。しかし，ままごとのように，与えられた役割になって相手に合わせて即興で演じるのは難しい。与えられた条件のもとで過去の経験と照らし合わせて直感的に考える，ということが苦手で，現実場面では臨機応変にふるまうことができない。

　興味の対象は限局することが多く，他の人が気にしないような細部への注目や関心の度合いが強い。昆虫，車の車種など一般的なものから，線路を走

る電車の音のちがいなどへの興味とそれについての知識収集に熱中する。また，同一性保持への欲求が強く，こだわりもみられる。こだわりは，自分のやり方を変更したくないという思いが強いことで，特定の食感のものは食べられないといった感覚の過敏さが関係する場合もあるが，思い通りにならないと強いストレスがかかり，俗に「パニック」とよぶ，大声で泣いたり暴れたりして制御できない興奮状態になってしまうこともある。頭を打ち付けたり，自分の手や腕を噛むといった自傷行為をすることもある。

3. 感覚の異常

感覚刺激に対する敏感さや鈍感さがみられることも多い。聴覚が敏感で，ざわざわした教室や音が反響する体育館が苦手で耳ふさぎをしたりする。触覚が敏感で，特定の素材の衣服しか着用できない人もいる。逆に，痛覚が鈍感で怪我が絶えない，という人もいる。

4. 常同行動

ぐるぐると同じところを歩き回ったり，ロッキングやピョンピョン跳ねたりといった常同行動は IQ の高低によらず，気分が高揚したり，混乱したり興奮している時，何もすることがない時などにみられることが多い。

5. 合併することのある障害や異常

てんかんや脳波異常，トゥレット症を含めたチック症群，注意欠如・多動症，吃音，構音障害，学習障害，斜視，睡眠障害，聴覚障害，視覚障害といった精神神経学的障害は一般人口と比べて自閉スペクトラム症では合併率が高い。共通の生物学的基盤の存在が想定されている疾患もある。運動面では，協調運動障害や不器用，姿勢保持の困難（椅子に座ってもくねくねしてしまうなどして，多動に見えることもある）などもよくみられる。過去の嫌な出来事をありありと再体験して不穏になってしまう（フラッシュバック），タイムスリップ現象も問題となることがある。なんらかの不安症状は7～8割の自閉スペクトラム症に合併してみられ，知的障害のみの成人と比べ，自閉スペクトラム症が合併した成人では恐怖刺激から衝動的に逃げ出したり隠れ

たりすることが多いと報告されている[4]。二次障害の不安障害，うつ病，強迫性障害などから自閉スペクトラム症があることに気づかれる場合も多い。

参考文献

1) Wing L : Language, social, and cognitive impairments in autism and severe mental retardation, J Autism Dev Disord 11 : 31-44, 1981.
2) Kanner L : Early Infantile Autism, The Journal of Pediatrics 25 : 211-217, 1944.
3) Wing L, Gould J : Severe impairments of social interaction and associated abnormalities in children : epidemiology and classification, J Autism Dev Disord 9 : 11-29, 1979.
4) Cervantes PE, Matson JL : Comorbid Symptomatology in Adults with Autism Spectrum Disorder and Intellectual Disability, J Autism Dev Disord 45 : 3961-3970, 2015.

（金　樹英）

5. 精神心理機能

　自閉スペクトラム症では生まれつきの脳の機能異常があり，脳への入力情報も情報処理の仕方も定型発達の人とは異なるため，発達の道筋も外界刺激に対する反応も，定型発達の人とは異なる。自閉スペクトラム症では精神心理機能を機能ごとにモジュールに分けて考えると，いろいろな機能が広汎に障害されている。自閉スペクトラム症における言語症状は，ほかの特定の言語障害では説明できない特徴がある。自閉スペクトラム症で広汎に障害されている精神心理機能の影響を受けたものである。

1. 全般的知能

　全般的知能とは，発達指数（DQ）や知能指数（IQ）で表され，新版K式，田中ビネー検査，WISC や WAIS といったウェクスラー系知能検査などで測定される。IQ は幅広い範囲に分布するが，自閉スペクトラム症の人のIQと社会適応レベルは必ずしも相関しない。WISC 検査でみると，全般的知能

に遅れがなくても，言語性 IQ と動作性 IQ との間，「言語理解」「知覚推理」「ワーキングメモリ「処理速度」といった領域の間，下位項目の検査の評価点の間，などに乖離がみられることが多い。自閉スペクトラム症の人では，全般的知能レベルよりも，どの領域が強くて，どの領域が苦手か，というプロフィールの方が，本人の社会適応の困難度を予測したり介入を考えたりするうえで有用である。

2. 知覚機能

自閉スペクトラム症では感覚刺激の処理過程に違いや障害があるという報告は数多い。

1）聴覚的処理

自閉スペクトラム症では言葉の聴覚認知の脳内の神経経路が異なっていることが指摘されている。定型発達の人では，有意味語を聞いた時の神経経路は無意味語を聞いた時とは異なり，自動的に今までの経験から意味を照合するような経路が働くが，自閉スペクトラム症では無意味語と同じように処理されていることが脳機能画像研究や神経生理学的研究でわかっている。口頭指示を理解したり，多義語や同音異義語が入った文で文脈にそって合う意味を瞬時に選び取ったりすることが自閉スペクトラム症の人は苦手である[5]。

2）視空間処理

WAIS 検査の積み木問題が得意な自閉スペクトラム症が多いが，これは，単純な視覚的特徴を弁別，認知，記憶する能力が優れているためと考えられている。全体を統合しカテゴリーに分類するのは苦手だが，部分に注目するのが得意な自閉スペクトラム症の特徴を，Frith（1989）[6] は「弱い中枢性統合理論」仮説で説明でき，サヴァン症候群（カレンダーボーイ，人間計算機など）のように特定の領域で突出した才能の存在も説明されるとした。

3. 注意

自閉スペクトラム症では興味や関心のあることについての注意の持続は良好だが，興味をもっていないことについて注意を向けたり，持続させたりすることは難しい。自閉スペクトラム症の人では課題に取り組む際には動機づ

けがあるかないかでパフォーマンスが大きく変わる。また，自閉スペクトラム症では選択的に注意を向けたり，注意の対象を素早く切り替えることも苦手である。

4. 記憶

自閉スペクトラム症では興味や関心のある事柄についての記憶は良好であることが多い。しかし，自分に関心のないことや，内容が対人・社会的なものについては，注意が向かず，記憶もされない。そのため，相手の話を聞いてない，世間一般的に重要とされるような事物を忘れる・紛失する，といったことがおき，注意欠如・多動症の不注意症状と似ることがある。視空間記憶は良好な場合が多いが，顔貌や社会的状況といった社会的刺激については記憶が障害されることが報告されている。自閉スペクトラム症ではエピソード記憶が弱いとされているが，強い動機をもって参加したことについては驚くほど詳細に記憶していることがある。また，時が経つと言語化されて記憶が出てくるといったことはしばしばある。

5. 遂行機能（実行機能）

遂行機能とは，目的を達成するために，言語，記憶などの高次脳機能を制御し統合する，より高次の精神機能のことを包括的にさす用語である。目的志向的行動をとるための機能として，不適切な習慣的反応や情緒的反応を抑制する選択的抑制機能（response inhibition），作働記憶（working memory），選択的注意（selective attention），対象に合わせた問題解決の方略の切り替え（認知的柔軟性 set switching），流暢性（fluency; 次々に単語を挙げる検査で定型発達者は単語の意味から連想していくのに対し，自閉スペクトラム症では音韻にひきずられ，かつ流暢には出てこない），抽象的思考（abstract thinking），長期的展望を見据えた行動や意志の決定（decision making），計画性（planning）などの機能が遂行機能として分類される。自閉スペクトラム症では，認知的柔軟性や計画性，選択的抑制機能といった遂行機能の障害が多く報告され，固執傾向や目前の条件に反応してしまう傾向，時間の見積もりや段取りができない，情動コントロールの不良などの病態を説明するも

のとして「実行機能障害仮説」が支持されている。

6. 心の理論（ToM），セルフモニタリング

　自閉スペクトラム症の子どもは他者の感情や心理を表情やその場の状況から即時に理解する能力に障害があるのを，Happe（1994）[7]らは自閉スペクトラム症では「Theory of Mind（ToM）」が障害されているためであると主張した。サリー・アンテストは他者視点に立った思考ができるかどうかをチェックする検査だが，自閉スペクトラム症では4，5年，同じ知的レベルの定型発達児と比べてテスト通過が遅れる。成人して他者の視点が理解できるようになっても，考えれば正答を得るが，自発的，直感的にはわからない。自閉スペクトラム症の子どもは自分の気持ちや状態を認知し表現することも障害されている。成長して自己認知や内省ができるようになってくる人もいるが，それでも，自分の気持ちを言葉にして表現して誰かに伝えることは苦手である。自閉スペクトラム症の人がうつ病や不安障害になった場合でも，行動上の不調が続いて，あるいは倒れて初めて周囲も自分も病気の存在に気づく，ということはしばしばある。

参考文献

1）高木隆朗　編：「自閉症」幼児期精神病から発達障害へ　星和書店 2009.
2）フランシス・ハッペ：自閉症の心の世界，認知心理学からのアプローチ.
3）J Naglieri, S. Ozonoff：Assessment of Autism Spectrum Disorders, Guilford Press. Edited by S Goldstein, 2009.
4）ソールニア，ヴェントーラ：自閉症スペクトラム障害の診断・評価必携マニュアル，東京書籍　2014.
5）Kujala T, et al：The neural basis of aberrant speech and audition in autism spectrum disorders, Neurosci Behavi Rev 37：697-704, 2013.
6）Frith U：Autism, Explaining the enigma, Blackwell, Oxford, 1989.
7）Happé FG：Annotation：current psychological Theories of autism：The "Theory of mind" account and rival Theories, J Child Psychol Psychiatry 35：215-229, 1994.

（金　樹英）

18

6. 発達的視点からみた生活上の課題とそのケア

1. なぜ発達的視点が必要か

　発達には，身体的発達のように，年齢と共にすすむようにプログラムされているものと，認知発達のように経験や学習によって一つ一つの段階をクリアしながらすすむものがある。自閉スペクトラム症では生まれつきの脳の機能異常があり，感覚情報の処理の仕方，認知発達の道筋が定型発達とは異なっている。自閉スペクトラム症の社会性やコミュニケーション，興味・関心，想像力など発達と関係する症状を理解し，課題に対して支援を行うには，その自閉スペクトラム症の人の発達状況がどうであるかという視点が不可欠である。

　定型発達の子であれば，基本的な生活スキルは，大人が教えたり，生活する中で大人のふるまいを見たりして自然に獲得していく。しかし，自閉スペクトラム症の子どもは，自然にはごく基本的な生活スキルや常識さえも身につかないことがあり，親にとっては教えにくい子であることが多い。生活スキルは年齢や学力が上ったからといって急にできるようになるものでもない。大学には入った，あるいは仕事にはついたが，時間を守る，朝起きるなどの生活面での基本的な適応行動が身についていないためにつまずくということが起きる。成人して自立した生活を営むことができるためには，ソーシャルスキルの獲得や就労以外にも，基本的生活スキルの獲得も大切である。

　学校と同様に家庭においても，教え方と支援にはその子の自閉スペクトラム症の特徴と発達レベルをふまえた工夫が要る。そのため，親は，幼少期や学童期には療育センターや教育機関で専門家のアドバイスやペアレントトレーニングを受けつつ，専門家と協力して子どもの支援に取り組んでいくことが重要かつ必要である。

2. 生活上の課題とそのケア

　生活上の支援の課題は，生活年齢と発達レベルに合った適応行動の獲得と，問題行動の減弱や二次障害の予防である。学習場面においてもそうだが，課

題は簡単すぎても，難し過ぎても，自閉スペクトラム症の人はとりくむ意欲を失う。本人の能力レベルより少しだけ難しい課題の方がとりくむ意欲をもちやすい（最近接領域）。気の散りやすさ，感覚過敏，視覚優位な認知，不器用，こだわり傾向などといった自閉スペクトラム症の特徴を考慮して環境整備を行い，スモールステップ，視覚支援といった工夫をする。

　適応行動を獲得することは，生活する中でのストレス軽減，情緒的安定につながり，学習，発達にとって促進的要素となりうる。そのことが問題行動の減弱や二次障害の予防にもつながる。また，問題行動のおきる原因のアセスメントにより，環境や課題の見直しにもつながり，相互に促進的に作用する。

　適応行動を可能とするのは，日常生活能力，社会生活能力，対人関係能力などであるが，後二者は目につきやすいため，学校場面でも問題とされ，なんらかの対処をされることが多い。年齢が高くなって自閉スペクトラム症の診断がついた人だと，特別支援教育を受ける機会を逸し，学業はできるが基本的な生活スキルが身についてないということがおきる。小さいうちから積み重ねで身につけていくことが必要である。

1）幼児期

　幼児期には，生活リズムを身につけることと，食事・排泄・手洗い・衣服の着脱・入浴・歯磨きなど生活習慣に必要なスキルを獲得することが課題である。生活しながらスキルを教えるといった活動を通して，親子の関わりも増え，親子の対人関係の中で，発達も促される。教え方の工夫としては，耳で聞いただけではわからなければ，絵カードや写真で示す，手順表を用いることが有効である。集中しやすいように環境の整備をし，スモールステップで教える。感覚過敏があれば配慮する。

　また，一日の時間の流れを構造化して経験することも，時間概念を身につける土台となり重要である。

2）学童期

　家庭生活でのお手伝いや学校での係活動は，人の役に立ったら喜ばれ自分も嬉しいという経験となり就労意欲にもつながる重要な活動である。また熱中できる趣味やスポーツなどの活動を通じて，余暇の過ごし方の選択肢を増

やすということは見過ごされやすい。社会生活においては、ルールを守ることや買い物などを通じて金銭のやりとりや管理を覚えていく。対人関係においては、同年代とのつきあい、集団生活に慣れるといったことが課題となる。聴覚過敏で活動に参加しにくい場合は耳栓（イヤーマフ）の活用をするなど、社会参加を阻害しないようにする。

学童期には社会生活や対人関係の面で、要求される課題が難しくなり、うまくいかずに、あるいはストレスがかかって頭痛や腹痛などの身体症状や、不安障害やうつ病などの精神症状が二次障害として出現することもある。本人にとって何が障壁となっているのかを見極め、学校、教育センターなどの相談機関や医療機関（児童精神科、精神科）などと協力して環境調整や本人への治療を行い、不登校やひきこもりになることを防ぐようにする。

毎日の登校、学習の継続や、部活動、行事参加などを通して、今は少し嫌なことでもがんばると後でいいことがあった、という経験を積むことが将来の就労継続のためにも役立つ。そのためにも、本人の発達段階や能力に合った学習環境に配慮し、自己肯定感や意欲を高めるような働きかけを通して、二次障害を予防することが重要である。安定した情緒や楽しい雰囲気の中での学習が最も効果的である。

3）思春期

思春期になり、二次性徴の出現や性衝動の高まりなど、身体的に成人並みになってくると、異性との関わり方のルールなど、要求される社会性も急に大人扱いされるようになる。無邪気なつもりの異性間のじゃれ合いも、この年代になると許されなくなる。自閉スペクトラム症の青年には、適切な異性との対人関係のとりかた、性欲の処理、妊娠や避妊のしくみなどの性教育が必要となる。人と接する時の適切な距離は「同性とは 30 センチ以上、異性とは 50 センチ以上」といったように、具体的にわかりやすくルールの翻訳をして教えるとよい。

また、自分はみんなとはちがっているようだといった自意識のようなものが出てくると、同世代の中へ出ていくのが不安になったり、気疲れするので億劫になってきたりする。腹痛や頭痛、睡眠障害などが出現し、学校を休んでゲームという悪循環になりやすい。自閉スペクトラム症の特徴について情

報提供し自己理解を促しつつ，環境調整を行う。家から外に出て活動する機会が減らないような工夫も必要である。

4）成人期

就労し，それを継続することが大きな課題である。女性は妊娠・出産・育児などがまた大きな課題となる。就労については就労支援機関による支援や，障害の開示により上司や同僚の理解と協力を得られるようにする。家庭生活では，虐待などが起こる前に，福祉サービス，家事や育児の支援サービスなどをうまく活用できるようにする。そのためにも，困ったら相談する相手を作っておき，相談上手になることが大切である。

医療，福祉，労働，教育などの領域の専門家どうしが連携して支援できるように，コーディネーターの役割を担う人がいることも重要である。

参考文献

ソールニア，ヴェントーラ：自閉症スペクトラム障害の診断・評価必携マニュアル　東京書籍　2014.

（金　樹英）

7. 概念変遷の歴史

1. 疾患概念の発見

現代の「自閉スペクトラム症/自閉症スペクトラム障害（DSM-5）」の発見は，1943年にアメリカの児童精神科医である Leo Kanner が，11名の子ども達を対象にした「情緒的接触に関する自閉的障害」[1] という論文を発表したこと，これとほぼ同時に，オーストラリアの小児科医である Hans Asperger が1944年に4名の子どもたちを対象にして「小児期の自閉的精神病質」[2] という論文を発表したことに端を発すると考えられている。ただし，それに先行して Hans Asperger は1938年の講演をまとめた論文[3] で，『自閉的精神病質』という語を用いて自閉的特徴を記載しているという（たとえば「物事の手続きがルールとして明確に呈示されるほど，指導者の意図が適

切に伝わり，またスケジュール化されることによって確実に実行できるようになること，定型発達では暗黙のうちに経験的に獲得されるような事柄であっても，あえて意図的に丁寧な手続きを踏んで，繰り返し訓練する必要がある」）[4]。どちらが先かという議論はあるが，英語圏とドイツ語圏で同時期に同様の発見がなされたことは興味深い。すでに Eugen Bleuler が統合失調症を説明するために用いた「自閉（接触の喪失，自己への引きこもりと外界への無関心）」という語で，両者ともに対象となった子どもたちの性質を説明しているが，Leo Kanner は幼児期の統合失調症と想定していたのに対し，Hans Asperger は性格の偏倚と考えていた違いがある[4]。

2. 疾患概念の変遷[5]

　Leo Kanner が示した疾患概念（カナー型自閉症あるいは自閉症）は，1970 年代には統合失調症と異なることが共通理解となり，ICD-9（International Statistical Classification of Diseases and Related Health Problems；1977 年）や DSM-Ⅲ（Diagnostic and Statistical Manual of Mental Disorders；1978 年）で統合失調症とは別立てとなった。Hans Asperger の示した疾患概念は，1981 年に Lorna Wing が 1944 年の論文をドイツ語から英語に訳したことを契機に広がり，アスペルガー症候群として発展した。自閉症とアスペルガー症候群の異同に関する議論は 1990 年代まで続いたが，ICD-10（1993 年）や DSM-Ⅳ（1994 年）では，自閉性障害とアスペルガー障害は異なるものとして記載された。さらに DSM-Ⅳ-TR（2000 年）になると両者の違いに言及する記載が増えている。

　ICD や DSM といった操作的診断分類の枠組みが細分化する一方で，Lorna Wing の主張に代表されるように，本質はスペクトラムであり，両者はこれに含まれるとする考えもイギリスを中心に広がっていた。操作的診断分類の中にも，自閉性障害とアスペルガー障害の診断基準は満たさないが，同じカテゴリーに分類するもの（特定不能の広汎性発達障害；PDD-NOS）の存在が許されており，実際はこの "山の裾野" のような対象が大きなボリュームを占めることがわかってきた。世にスペクトラムの概念が浸透する中で，これらの過剰診断も一方で問題とされるようになった。

3. 現在の診断

　神経心理学的な理論仮説（心の理論，中枢性統合など）や生命科学的（遺伝子，脳画像，生化学など）な知見が蓄積される一方で，これらが診断基準に反映されるまでには未だ至っていない。従来通り，養育者や本人からの陳述と行動観察によって得られる情報によって診断基準が構成されている。自閉性障害とアスペルガー障害の異同については，2013年に発表されたDSM-5では両分類の区別が撤廃され，すべてが自閉スペクトラム症/自閉症スペクトラム障害（Autism Spectrum Disorder；ASD）に含まれるという立場に修正された。ICDも2018年には最新版（ICD-11）が公表される予定になっている。

4. 用語の混乱

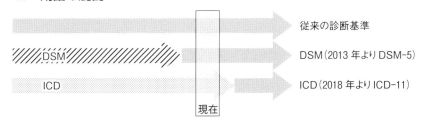

図1-1　様々な診断基準と呼称

　自閉症あるいはそれに関連した診断名を使用する際には，やや混乱が生じやすい。精神科医療の領域では，診断書などの正式な書類を作成する場合に，国際疾病分類（ICD）に則った診断名とコード番号（広汎性発達障害はF84など）が求められる。厚生労働省が「疾病，傷害及び死因の統計分類」にICDを採用していることも関係しているのだろう。ICDの最新版は1990年に採択されたICD-10であり，2016年まで様々なアップデートが行われており，2018年にはICD-11へ改訂され各国が順次導入するよう準備が進められている。

　ICDの他に，国際分類として活用されているのはDSM（Diagnostic and Statistical Manual of Mental Disorders）である。アメリカ精神医学会が出版しており，最新版は2013年に公開されたDSM-5である。いずれも操作的

診断基準といわれ，明確な基準（例えば診断基準を構成する複数項目から3つ以上が該当すると診断して良いなど）を指標に診断を行う形式である。これによって，評価者間の違いを最小化されることが目指されている。ただし注意すべきは，ICD-10とDSM-5の診断基準は共通するところも大きいものの，完全に一致している訳ではない点である。また，それぞれが改訂の度に修正され（例えばDSM-Ⅳ-TRからDSM-5へ），概念自体が変遷しているため，これにも留意する必要がある。

　操作的診断基準以外に，従来診断ともいうべきカテゴリーがある。操作基準ほどの明確な指標はなく，例えばWingのアスペルガー症候群を診断する際に要請される「三つ組み」についても，その精神病理学的あるいは神経心理的な性質の説明はあっても操作的診断基準のようにチェックする項目はない。診断の際には，箇条書きの表現には収まりきらない性質を同定することが求められるため，より本質的な診断が出来る反面，解釈の余地が広がってしまい，評価者間の一致率が下がるデメリットがある。加えて，従来診断にも複数あり，お互いに共通するところも大きいが，それぞれが想定している障害の本質が少しずつ異なっている。

　現代は上図のように，複数の診断基準が併存していること，またICDとDSMの改訂が重なり，根拠となる基準がより多くなっている状況である。さらに「アスペルガー障害」「アスペルガー症候群」など類似した表記もあるため，代表的な表記を列挙して簡単な説明を加えた（下表参照）。

従来診断など	
呼称	説明
自閉症	古典的な「カナー型自閉症」あるいは「カナータイプの自閉症」を示して用いることが多い。Leo Kannerが発表した「情緒的接触に関する自閉的障害」に記載されている症例をイメージして用いられる。即ち，言語発達やコミュニケーションの相互性が重度に障害され，同一性保持や興味の限局も強く認められる。知的能力の障害を伴う一方で，端正な顔つきをしている者もいる。 付）「カナー型自閉症」を「カナー症候群」として呼称する場合もある。
アスペルガー症候群	Hans Aspergerが発表した「小児期の自閉的精神病質」に記載されている症例と，これを後の時代に世に広めたLorna Wingが示

1章・自閉スペクトラム症の定義と分類 *25*

	したアスペルガー症候群と，国際診断基準（ICD-10 と DSM-Ⅳ-TR）のアスペルガー（症候群，障害）は，それぞれ異なることに気をつけたい[1]。Wing のアスペルガー症候群は，所謂「三つ組み（社会性の質的差異，コミュニケーションの質的差異，イマジネーションの質的差異）」を満たし，カナー型自閉症と連続あるいは移行することもある。独立した診断概念ではなく状態像を表す名称と考えて良い。また，知的障害を伴う場合もあるため，「アスペルガー」の用語を用いる際には注意が必要である。
高機能自閉症	文部科学省によっても定義されている[※]。医療の領域では，知的能力の遅滞はなく，なおかつ言語発達の遅滞がないタイプはアスペルガー症候群（ICD-10）（あるいはアスペルガー障害（DSM-Ⅳ-TR））であり，言語発達の遅滞がある場合は「高機能自閉症」と呼称することが多かった。 [※]：「3 歳位までに現れ，他人との社会的関係の形成の困難さ，言葉の発達の遅れ，興味や関心が狭く特定のものにこだわることを特徴とする行動の障害である自閉症のうち，知的発達の遅れを伴わないものをいう。また，中枢神経系に何らかの要因による機能不全があると推定される。」と定義されている。
自閉症スペクトラム	自閉症的な性質がある者に対して，医療の診断基準をあえて厳密に運用せず，また健常発達との境界を意識せずに，むしろ診断閾値下のグループを積極的に含んで，この呼称を使用することがある。

1）吉田友子. 高機能自閉症とアスペルガー症候群　臨床家のための概念整理.
　　医学のあゆみ vol.217（10）：984-989, 2006.

操作的診断基準	
（呼称後につけた括弧には，定義されている診断基準を記載した）	
呼称	説明
広汎性発達障害 （DSM-Ⅳ-TR）	DSM-Ⅳ-TR の診断基準に記載されている。自閉性障害，アスペルガー障害，特定不能の広汎性発達障害（いずれも DSM-Ⅳ-TR）の上位概念である。
自閉性障害 （DSM-Ⅳ-TR）	DSM-Ⅳ-TR の診断基準に記載されている主たる性質（対人相互反応の質的な障害，コミュニケーションの障害，活動と興味の著しい限局性）が満たされると自閉性障害と診断される。DSM-Ⅳ-TR では，自閉性障害の上位概念として広汎性発達障害がある。
アスペルガー障害 （DSM-Ⅳ-TR）	DSM-Ⅳ-TR の診断基準に記載されている診断名で，上位概念は広汎性発達障害（DSM-Ⅳ-TR）である。自閉性障害

	（DSM-Ⅳ-TR）との違いは，言語発達の遅滞がないこと，社会的相互作用以外の能力（知的能力も含む）に障害が無いことである。
特定不能の 広汎性発達障害 （DSM-Ⅳ-TR）	DSM-Ⅳ-TR の診断基準に記載されている診断名で，対人相互反応の質的障害があり，それ以外の項目（コミュニケーションの障害，活動と興味の著しい限局性）は自閉性障害ほどには満たさないものである。
自閉スペクトラム症／ 自閉症スペクトラム障害 （DSM-5）	DSM-5 に記載された診断名である。自閉性障害，アスペルガー障害，特定不能の広汎性発達障害（いずれも DSM-Ⅳ-TR）などの下位項目を撤廃して，全て共通のスペクトラムに含まれるとした。日本精神神経学会の DSM-5 病名・用語翻訳ガイドラインによれば，スラッシュの前段は新たに提案された日本語訳であり，後段は DSM-Ⅳ から引き継がれた疾患概念で普及しているものである。
広汎性発達障害 （ICD-10）	ICD-10 の診断基準に記載されている。小児自閉症，アスペルガー症候群，特定不能の広汎性発達障害，非定型自閉症などの上位概念である。
小児自閉症 （ICD-10）	ICD-10 の診断基準に記載されている主たる性質（相互的な社会関係とコミュニケーションのパターンにおける質的障害，限局した常同的で反復的な関心と活動の幅によって特徴づけられる一群の障害）が満たされると小児自閉症と診断される。
アスペルガー 症候群 （ICD-10）	ICD-10 の診断基準に記載されている診断名である。上位概念は広汎性発達障害（ICD-10）である。小児自閉症（ICD-10）との違いは，言語発達の遅滞がないこと，運動面の不器用さを伴うことがあるが，それ以外の（知的能力も含む）に障害はない。
非定型自閉症 （ICD-10）	ICD-10 の診断基準に記載されている診断名である。上位概念は広汎性発達障害（ICD-10）であり，小児自閉症（ICD-10）の診断基準は満たす程ではないが，その性質を有する場合に用いる。その特徴はある所見とするほどの強度はない，特徴の一部のみ満たす，発症年齢が遅い（小児自閉症の「3 歳未満で特徴が現れる」を満たさない）ケースなどが想定されている。DSM-Ⅳ-TR の特定不能の広汎性発達障害に相当する。
広汎性発達障害， 詳細不明， （ICD-10）	ICD-10 の診断基準に記載されている診断名である。残遺診断カテゴリーで，広汎性発達障害（ICD-10）の一般的記載に合致するが，十分な情報を欠いたり，矛盾する所見があるために広汎性発達障害の下位分類を特定出来ない場合に用いる。

参考文献

1 ）Kanner L：Autistic disturbances of affective contact. Nervous Child 2：217-250, 1943.
2 ）Asperger H：Die "Autistischen Psychopathen" im Kindesalter. Archiv für Psychiatrie und Nervenkrankheiten 117：76-136, 1944.
3 ）Asperger H：Das psychisch abnorme Kind, Wiener Klinischen Wochenzeitschrift 51：1314-1317, 1938.
4 ）加戸陽子, 他：ハンス・アスペルガーの 1938 年講演論文とウィーン大学の治療教育. 関西大学人権問題研究室紀要 66：1-21, 2013.
5 ）東島 仁：指摘された差異と, その波紋：自閉症スペクトラム障害 概念の変遷を辿る. 京都大学人文學報 100：129-144, 2011.

（渡辺慶一郎）

8. 国際的診断基準と分類

1. DSM-5（Diagnostic and Statistical Manual of Mental Disorders；DSM）の特徴 [1]

2013 年に公表された DSM の最新版（DSM-5）は, その前版（DSM-Ⅳ-TR（Text Revision：2000 年）と比較していくつかの点で大きく異なる。

1）診断基準を構成する症状項目群が 3 つから 2 つへ

DSM-Ⅳ-TR に記載された自閉性障害の診断基準では,「社会的相互交渉の質的障害」に示された特徴を最低 2 つ,「コミュニケーションの質的障害」「常同的・反復的な行動や限定された興味」のそれぞれから最低 1 つずつが含まれて合計 6 個の症状項目に合致することで求められていた。DSM-5 の自閉スペクトラム症/自閉症スペクトラム障害（Autism Spectrum Disorder；ASD）では「社会的コミュニケーションおよび相互関係における持続的障害」と「限定された反復する様式の行動, 興味, 活動」の 2 つの領域に症状項目群が集約され, 前者で示された項目すべて（3 つ）に加えて後者で示された特徴のうち 2 つ以上が求められるようになった。これまで興味関心の限局がそれほど目立たないために特定不能の広汎性発達障害（Pervasive Developmental Disorder Not Otherwise Specified；PDD NOS）と診断されていた一群は,

今後は社会的（語用論的）コミュニケーション症/社会的（語用論的）コミュニケーション障害（Social（Pragmatic）Communication Disorder；SCD）として区別されるようになった。

2）　感覚に関する特徴が診断項目へ

感覚入力に対する敏感性あるいは鈍感性などが含まれるようになった。視覚，聴覚，嗅覚，味覚，前庭覚，痛覚などが著しく過敏となれば日常生活に支障をきたすことは想像に難しくない。DSMとは別の診断システムであるCARS（The Childhood Autism Rating Scale）にはすでに採用されていたものである。

3）　下位分類の撤廃

DSM-Ⅳ-TRまでに整理されてきた自閉性障害，アスペルガー障害，特定不能の広汎性発達障害などの下位分類は撤廃された。また，これまでの上位概念である広汎性発達障害は，自閉スペクトラム症/自閉症スペクトラム障害とされた。DSM-5の日本語訳については，日本精神神経学会　精神科病名検討連絡会の報告書が詳しい[2]。病名に「障害」が示されることで当事者や家族に大きなダメージを与えるため，「症」を使用することが提案された。スラッシュの前段は新たに提案された日本語訳であり，後段はDSM-Ⅳから引き継がれた疾患概念で普及しているものである。

4）　発達障害の併存診断を許可

自閉スペクトラム症/自閉症スペクトラム障害（ASD）で合併が多く認められる注意欠如・多動症/注意欠如・多動性障害や発達性協調運動症/発達性協調運動障害などとの併存診断も可能になった。これまでは注意欠如・多動症/注意欠如・多動性障害の特徴があっても，自閉スペクトラム症の診断基準に合致していればこれを優先するルールであった。臨床上は合併している例は多いので，実地に即した変更といえるだろう。

5）　成人例診断が比較的容易に

臨床の実践では，成人例を診断する際に必ずしも発達早期の症状が確認できるわけではない。DSM-5の付帯条項に，「（早期の症状について）しかし，社会的な要求が，制限された許容量を超えるまで完全には現れないかもしれず，後に人生の中で学んだ方法によって隠されているかもしれない」と記載

されたことは重要である。環境との良好なマッチングで自閉スペクトラム症の特徴が認められないことも経験する。

2. DSM-5 の内容 [3]

自閉スペクトラム症/自閉症スペクトラム障害の診断基準に記載されている内容は表の通りである。

AからEを全て満たすこと
A. 対人的コミュニケーション・相互作用の障害
現在または過去から以下のように示される，複数の状況にわたる社会的コミュニケーションと社会的相互性の持続的な欠陥（例は説明上の実例であって，それら以外もありうる）：（下記の1～3をすべて満たす必要がある）

1. 対人的情緒的操作
例えば，通常の会話のやりとりにおける失敗と社会的な接近における異常，関心や感情や情動の共有の少なさ，社会的交流の開始や応答の失敗といった，社会的・感情的相互作用の欠陥。

2. 対人相互的な非言語的コミュニケーション
例えば，言語的そして非言語的コミュニケーションにおける調和の取れなさ，アイコンタクトやボディランゲージの異常やジェスチャーの使用や理解の欠陥，表情の表出や非言語コミュニケーションの完全な欠陥といった，社会的交流に用いられる非言語のコミュニケーション行為の欠陥。

3. 状況にあった関係づくりの障害
例えば，様々な社会的な文脈に適切な行動に適合させることの困難，創造的な遊びの共有や友人をつくることの困難，仲間への関心の欠陥といった，関係作り，その維持，そしてその理解の欠陥。

現在または過去から，少なくとも以下の2つで示される，制限された反復される行動や興味や活動の様式（例は説明上の実例であって，それら以外もありうる）：（下記の1～4のうち2つを満たす必要がある）

1. エコラリア，常同・反復行動
常同的または反復的な運動性の行動，物体の使用，または発言（例，単純な常同運動，玩具を並べたり弾いたりすること，反響言語，特有の言い回し）。

2. 同一性保持
同じであることの強要，ルーチンへの頑固な固執，または，言語語的または非言語的な行動の儀式化された様式（例，小さな変化に対する過度な悩み，変化に対する困難，頑なな思考様式，儀式的な挨拶，毎日必ず同じ食べ物を食べたり同じ道を選んだりすること）。

B. 限局された反復する行動や興味

3. 著しく限局された興味
　強さ，または対象において異常な，強く制限され固執した興味（例，普通ではない物体への強い愛着またはとらわれ，過度に枠にはまった，または固執した関心）。

4. 感覚領域の問題
　感覚入力の過剰または過少，または環境に対する感覚への普通ではない関心（例，熱や痛みに対する明らかな無関心，特定の音や感触に対する嫌な反応，物体を過度に嗅いだり触ったりすること，光や動きに対して視覚的に魅惑されること）。

C. 顕在化の時期
　発達の早期に症状が必ず出現している（しかし，社会的な要求が，制限された許容量を超えるまで完全には現れないかもしれず，後に人生の中で学んだ方法によって隠されているかもしれない）。

D. ディスオーダーであること
　症状は，社会的・職業的・他の現在の機能の重要な領域における臨床的に著しい障害を引き起こしている。

E. 除外診断
　これらの障害が，知的な障害（知的発達障害）または広範な発達遅延でよりよく説明されない。知的な障害と自閉症スペクトラム障害はしばしば併発し，自閉症スペクトラム障害と知的障害の併存を診断するには，社会コミュニケーションが全体の発達水準から期待されるよりも低い必要がある。

　DSM-IV で十分な確認のもとで自閉性障害，アスペルガー障害，特定不能の広範性発達障害と診断された人は自閉症スペクトラム障害と診断されるべきである。社会コミュニケーションの著明な欠陥がありながらも，その症状が自閉症スペクトラム障害の基準に合致しない人は Social（Pragmatic）Communication Disorder（実用的な）社会コミュニケーション障害と診断されるべきである。

参考文献

1）渡辺慶一郎：発達障害の概念— DSM-5 診断と大学生活で生じる問題の理解—．CAMPUS HEALTH 52：9-14, 2015.
2）DSM-5 病名・用語翻訳ガイドライン（初版）：日本精神神経学会 精神科病名検討連絡会．精神神経学雑誌 116（6）：429-457, 2014.
3）日本精神神経学会（監修），高橋 三郎（翻訳），他：DSM-5 精神疾患の診断・統計マニュアル．医学書院，東京，2014.

（渡辺慶一郎）

2章
自閉スペクトラム症の医療

1. 医療・診断の重要性と役割

はじめに

　自閉スペクトラム症（ASD）と一口に言っても，個々がもっている発達特性のバランスや強弱は様々であり，また障害特性の要素に関わらず，それぞれに豊かな個性や持ち味をもっている。そして各々は，家庭や所属するコミュニティに影響を受けたり与えたりしながら，揺らぎ，成長し，変化していく。自閉スペクトラム症という診断がついたからといって，個々の支援計画は画一的に決められるようなものではない。発達特性は長所にも短所にもなりうるものであり，成長や環境変化によってその長短の出方も変わることがある。個々の特性を，環境の変化や本人の心理状態も汲みながら包括的にアセスメントし，いかに活かすかを考えること，それによって自閉スペクトラム症児・者とその家庭の生活の質（QOL）を向上させ，それぞれの児・者なりの自立と社会参加をアシストしていくことが，医療・診断（アセスメント）の非常に重要な役割である。

　医療・診断において，診断という名のスティグマ（烙印）をつけるだけとなり，支援の視点を欠くことは，あってはならない。また，医療の目標は，「能力の偏りを矯正し平坦化させて，『普通』の対応で済ませられるようにさせる」

ことでは決してない。自閉スペクトラム症児・者の能力には強みも弱みも混在し，大きな乖離（ディスクレパンシー）が目立つことも多い。とかく弱みや不適応行動に目が行きがちであるが，強みや適応行動にも目を向け，それらを生活の中でより活かし，伸ばしていく方法や環境調整を考えることが，自閉スペクトラム症児・者の自尊感情を育て，持ち味を発揮させるための支援の基本となる[1]。

1. 医療的介入と役割について

　詳細は後の項で述べるが，まずは初期的な医療的介入として，それぞれの発達特性・個性を包括的に理解し，必要な支援につなげるためのアセスメントを行っていく。そして周囲が特性理解を土台とした育て方・接し方について共通理解を深めつつ，可能なかぎり本人自身にも自らの特性と必要な支援についての理解を促していく。そのプロセスが「障害についてのオリエンテーションと，支援のはじまり」である。支援者・支援機関と情報を共有し，具体的に支援プランを作り，実行していく。

　この初期介入が一定の成果を上げ，当事者がコミュニティの中で安定して生活できる状況になれば，高頻度の医療的介入は必要とされなくなる。ただ，自閉スペクトラム症児・者は，様々な転機やライフイベントをきっかけに，支援プランの伝達がうまくいかなくなったり，今までのプランでは対応できない問題が生じたりしやすい。支援の中断や二次障害を防ぐための検診（予防的介入）の機会をつくっておくことが望ましい。

　そしてもしも精神症状の出現や適応の問題が生じた時には，できるかぎり速やかにその問題についてのアセスメントを行い，適切な治療を加える。必要な薬物治療も含め，再発防止を含めた改善のための介入（環境調整と支援プランの再立案）を行っていく。

　上記のような介入を通じて，常に当事者を中心として支援者・支援機関と医療とが質の高い支援のための連携を行い，コミュニティに根ざした生活を支えていけるように，日頃から関係機関との連携を深めていくことや，広く知識の啓発に努めていくことも，医療の担うべき重要な役割である。そしてよりよい支援・治療のため，精度の高いアセスメント方法や介入方法・治療

プランについて，当事者や家族の協力を得ながら医学的研究を重ねていくことも，医療が担う重要な役割である。

（森　栄美子）

2. 早期発見・早期介入

1. 早期発見・早期介入の意義

　自閉スペクトラム症（ASD）における障害の早期発見は，児と家族が必要とする支援・サービスをなるべく早く温かく適切に受けられるようにすることを目的として行われる。

　早期発見と早期からの適切な介入によって，家族の児の特性に対する適度で適切な気づきを早期から促すことができる。その気づきを踏まえて，家庭と支援者は早い時期から十分に相談を重ね，障害特性の理解を深めていくことができる。親が早くから特性理解を深め自信をもって児に関わることができれば，家庭のメンタルヘルスは向上し，児の健全な自己肯定感が育まれ，行動・情緒面への二次障害を早期から予防することにもつながる。また支援機関との連携のもと，児の特性に応じた環境調整を早期から十分に吟味して行えるようになると，周囲は児の支援ニーズをより早期に的確に捉えられるようになり，必要な支援が適切なタイミングで得られる機会が増える。結果として，児の能力の育ちを十分に促すことがより期待しやすくなるのである。

2. 早期発見・早期介入の現状

　知的障害は1歳6か月検診までに把握され，自閉スペクトラム症についても，知的障害を伴う場合，やはり1歳6か月検診までに把握されて幼児期早期からの支援開始につなげることが可能である。知的障害が少なく発達特性が薄いほど，事例化・顕在化は遅くなり，知的障害のない発達障害については学童期に入り集団生活や学業で問題を生じてから初めて相談・受診につながるケースも多い。

　ただ，昨今は知識の啓発もあり，知的障害のない／少ない自閉スペクトラ

ム症についても，集団場面での行動や他児との遊び・やりとりにおける特徴に注目することによって，幼児期前期に障害特性の存在に気づかれることも増加している。保育園や児童館での活動などを通して，2歳半〜3歳児検診前後での発見と相談ニーズが増加傾向にある。この時期が知的障害のない／少ない自閉スペクトラム症の「早期発見・早期介入」のスタートの時期として重要となってくる。

　その時点で保護者にも「他の子と関われない」「他の子よりこだわりが強くかんしゃくを起こす」など何らかの特性への気づきや悩みがあることも多い。しかし一方で，かかりつけ医や園の保育者などの誘導で診断機関への受診につながることも多く，保護者自身に困り感や特性への気づきが乏しいこともこの時点では少なからず見受けられる。子どもの遊びの経験の不足の可能性や，保護者の育児知識の問題，育児支援・助言者の有無なども考慮しつつ，倫理性に配慮し注意深く，障害特性についての検討がなされるべきである[2]。

3. 早期スクリーニング・診断と早期介入のためのツール

　発達障害の早期スクリーニング・診断と早期介入のためのツールは国際的に精力的に開発されて運用されており，日本でもすでに用いられ始めているものも多い。以下，自閉スペクトラム症に特化した早期評価・早期介入ツールの主なものについて記す。他の包括的な支援につながるアセスメントツールについては後の「医療の実際」の項で記す。

１）早期スクリーニングツール

　　① M-CHAT（乳幼児期自閉症チェックリスト修正版）：乳幼児検診など，一般集団の中から自閉スペクトラム症の可能性がある児を抽出する「一次スクリーニング」の手段として用いられる。16〜30か月の乳幼児を対象とした，親が評定する質問紙である。通常1歳6か月までに芽生えが期待される共同注意（ジョイントアテンション）行動，模倣，対人的関心などの非言語的な対人行動に関する項目が多く含まれる。

　　② PARS-TR（広汎性発達障害自閉症スペクトラム障害評定尺度改訂

版）：一次スクリーニングを経たのち，自閉スペクトラム症特性の有無を絞りこむ「二次スクリーニング」で使われる，日本オリジナルの親面接尺度。3歳から成人期まで利用できる。実施所要時間は30〜60分と比較的短く，また検査実施を通して親の特性理解の程度や具体的な支援ニーズを把握しやすいのがメリットとなる。

③ SRS-2（対人応答性尺度第2版）：二次スクリーニングに用いることができる，自閉スペクトラム症児・者に特徴的にみられる双方向的な対人コミュニケーション行動における特徴やこだわり行動について評定する質問紙。対人応答性に関する行動を詳細に把握しやすい。

2）早期診断・特性評価ツール

① ADI-R（自閉症診断面接尺度改訂版）：発達早期および現在の行動特性や強みとなる能力，DSMの診断基準に沿った対人コミュニケーション行動や反復的行動・限局した興味を中心に詳細に尋ねる。親との面接で行い，2歳から成人まで利用できる。診断の精度を高めるとともに，児の障害特性をより具体的に把握し，支援プラン立案にも役立てやすい。所要時間が90〜150分と長いのが体制によってはネックとなる。

② ADOS-2（自閉症診断観察尺度第2版）：あらかじめ決められた検査用具や質問項目を用いた面接を行いながら，本人の行動を直接観察する検査である。時間をかけて行動を直接観察することで，行動・コミュニケーション特性を具体的にあぶり出して程度を評価し，理解を深めることができる。生後12か月から行うことができる。所要時間は30〜50分である。

3）早期介入プログラム

詳細は「自閉スペクトラム症の療育」の章（☞ p.71）も参照されたく，ここでは介入のベースとなる理論と介入プログラムの一部について概要のみ記す。

① ABA（Applied Behavior Analysis：応用行動分析）：自閉スペクトラム症児への早期介入手法のベースとなる理論のひとつ。人間の行動は個人とその環境の相互作用を通じて学習されるという学習理論に基づく。行動の先行条件（Antecedent）・行動（Behavior）・後続

事象（Consequence）のABCフレームで行動を分析し，望ましい行動についてはプラスの強化子によって強化し，望ましくない行動については強化子をとりのぞくことで問題行動を減らしていく。多くの早期介入システムは，ABAの理論を用いつつ，構造化や関係発達的アプローチなど様々な手法・理論を盛り込み，複合的・包括的に編み出されてきた。

② TEACCH（Treatment and Education of Autism and Related Communication Handicapped Children）：米国ノースカロライナ大学で開発された，自閉スペクトラム症児本人や家族の視点に立ち，本人と家族のQOLを高め，将来的に自立することをゴールとする，包括的支援プログラムを含んだコミュニティーシステムの総称である。自閉スペクトラム症の特性に沿って生活しやすいように環境を整える「構造化」を行い，視覚情報・構造・予測可能性を提供することによって本人たちの理解を助け，主体的な行動を支援していく。

③ ESDM（Early Start Denver Model：早期介入デンバーモデル）：ABAを基本とする，12〜48か月までの児への包括的な超早期介入プログラム。神経可塑性と感受性の高いできるかぎり早期の段階から適切で豊富な経験という強化子を与え，初期の経験を最適化し効果的に修正してその後の学習を良い方向に増幅することで，長期的に発達の軌跡を改善できるという仮説に基づいている。自然な遊びの流れの中で，大人が子どもの反応に感度よく応じながらプラスの感情に基づく関係性に焦点を当てて言語やコミュニケーションを教えていくことで，児が親や周りの大人に興味の焦点を当てて言葉やコミュニケーションを学びとり，人と関わる力を伸ばせるように働きかけることを目標としている[3]。

4. 早期発見・早期介入の課題

1）早期発見・早期介入の基本はどうあるべきか

知識の啓発もあって，昨今は周囲が早期に児の自閉スペクトラム症特性に気づき，早期診断・早期介入を保護者に働きかけるケースが多くなってきた。

しかしそのようなケースの中に，診断機会を推し進める一方で支援体制はないままにおかれてしまうケースが多く存在し，不安がつのるまましばらく児と外出する機会を控えて引きこもってしまっていたというケースにもしばしば出会う。家庭の不安を増大させ自尊感情を損なわせる「マイナスからのスタート」では，発見・介入の手法がいかに充実しようとも，介入の質が向上したとは言い難い。では，精度と質の高い自閉スペクトラム症の早期発見・早期介入とはどうやって成立するのか。考察を加える。

2) 早期発見・早期介入に必要な体制とは

　まず必要なのは，障害かどうかの診断の場と診断名を早期に提供することよりも，早期から診断の有無に関わらず児と保護者が必要な育児支援を継続的に受ける機会を提供すること，つまり子どもがのびのびと持ち味を発揮できる機会を提供し，保護者には我が子の持ち味を活かした関わり方を学ぶ機会や子育ての悩みを相談できる機会が，早期から必要に応じて十分に提供されることである。乳児期～幼児期前期から，発達特性の有無にターゲットを絞るよりまずは対象を広くした育児支援・家庭支援の提供をなるべく早期に行うことが基本となろう。支援者はその中で児の経過を追い，児の特性把握の精度を高め，保護者のパーソナリティーや家庭内力動も洞察し，家庭へのエンパワーに向けた理解と配慮を深める。そのうえで，保護者のメンタルヘルスなどに配慮しながら保護者に子どもの発達特性についての気づきを促し，特性に基づいた支援に目を向ける動機付けを丁寧に行っていく。そのうえで児と家庭にとって適切なタイミングで診断を告げ，さらに継続して児と保護者への支援が加えられ，フォローアップされていくべきである。

　このような「保護者と支援者がともに児の特性理解を深め共有するオリエンテーションの時期を含めた，継続的サポート体制の整備」が，自閉スペクトラム症の早期発見・早期診断および早期介入に必要であろう。このような継続性をもった育児支援サポートの枠組みの中でこそ，十分に倫理性に配慮されつつ精度の高い早期発見・早期介入は成立しうるものである。

3) 体制づくりへの課題

　しかし，上記のような早期からの育児サポート体制に基づいた早期発見・早期介入とフォローアップのシステムの構築が十分に進んでいるとは言い難

い。

　医療機関は，保険医療のシステムにのせる以上，すべてのケースについて診断がなされることを前提とする必要があり，「まず育児支援と特性理解を深めたうえでの診断機会の提供」という枠組みを単独で担うことがそもそも困難であるというジレンマを抱えている。また専門的なアセスメント・診療を行える医療機関の数は現状では限られており，多数のニーズに応えようとすればするほど，細やかで継続性のあるサポートは非常に困難になってしまう。地域の行政・支援機関と連携したサポートシステムの構築に参与し，そのシステムの中で可能なテンポ・スパンで継続的に寄与するあり方を，十分に模索していく必要があろう。

　その意味では，大規模自治体では，非常に機能的なサポートシステムの構築がすでに進んでいるところが多い。児童発達支援センターに診療所としての機能を併設することで，早期発見・早期介入・継続診療と保育・教育との連携までの機能を担える大規模な医療・療育施設として機能させ，専門家を集約させたサポートの場を実現させている。診断前の早期支援・オリエンテーションから，診断後の就園・就学，そして自立にむけてのステップまでを縦断的に支援しうる体制として最善のものを期待できる。ただし，自治体ベースでは必ず予算と定員の問題がつきまとう。すでに定員オーバーをきたしサービス受給可能な児とそうでない児との対応の格差が生じることが問題となってきている。

　また，小規模な自治体では，中〜重度の知的障害の子どもたちのための既存の発達支援センターを受け皿として活用していくしかなく，知的障害のない自閉スペクトラム症児については保健師などと医療機関が連携して発見・診断にむすびつけ，地元の園で定型発達児とのインクルージョン（統合保育）を進めていくしかないところも多い。各支援者の能力と対応のキャパシティーに頼らざるを得ない部分が大きく，支援ニーズの増加に対応しきれない状況が目立ってきている。

　どの地域においても自閉スペクトラム症の知識の啓発が十分に行われ，資源を最大限に活用した育児支援体制が構築されて，自閉スペクトラム症児の早期発見・早期介入がよりよく叶っていくよう，システムの構築と整備が急

がれる[2]。

参考文献

1) 黒田美保：発達障害のアセスメントを知る―発達障害の特性把握のためのアセスメント．臨床心理学 13：473-478, 2013.
2) 本田秀夫：発達障害の早期支援．精神療法 40：299-307, 2014.
3) Bradshaw J, et al：Feasibility and Effectiveness of Very Early Intervention for Infants At-Risk for Autism Spectrum Disorder：A Systematic Review. Journal of Autism Developmental Disorders 45：778-794, 2015.

(森　栄美子)

3. 治療アプローチ

1. 生物学的アプローチ

　自閉スペクトラム症は脳機能の発達の障害であり，脳に直接的に働きかけて基盤にあるメカニズムの改善を図ることが望まれるが，現時点で十分なエビデンスのある方法はない。ましてや自閉スペクトラム症を引き起こすと考えられる遺伝要因や環境要因に対するアプローチで確立したものはない。たとえば，重金属によって自閉スペクトラム症が引き起こされるとの仮説からキレート療法が行われたが，重大な副作用があると明らかになった一方で効果は立証されなかった[1]。現時点では，自閉スペクトラム症の病態や病因に対する根本的な治療としての生物学的アプローチはない。

　そもそも一般の精神医療で広く行われている生物学的アプローチには，薬物療法と電気けいれん療法がある。DSM-5 における自閉スペクトラム症の診断でカタトニアを伴うか否かを特定することが求められるようになり，統合失調症でカタトニアに対して電気けいれん療法が行われてきたことから，自閉スペクトラム症に併発するカタトニアに対して電気けいれん療法を行う可能性が検討されてはいるが，結論は得られていない[2]。

　以上より，自閉スペクトラム症治療における生物学的アプローチでエビデ

ンスがあるのは対症的な薬物療法になる。この場合に薬物療法の標的は，自閉スペクトラム症に併発する様々な精神・行動症状である。自閉スペクトラム症をもつ本人に対する働きかけと周囲に対する働きかけを有機的に統合した治療・支援において，薬物療法は，心理社会的アプローチを行いやすくして治療・支援全体の効果を高めること，家庭や学校や社会などにおける本人の適応を改善して生活の質の向上に寄与することをねらいとする。

2. 心理社会的アプローチ

心理社会的アプローチには，本人に対する働きかけと周囲に対する働きかけがある。

本人に対する働きかけには療育や精神療法が含まれる。

療育は教育的手段を用いた治療である。多様な技法があり，十分なエビデンスが確立しているものは少ないが，自閉スペクトラム症の治療の中心的な存在である。療育の目的は，認知や情緒の発達を促すこと，個々の適応の領域の発達を促すこと，行動の異常と偏倚の減弱と予防という3つの次元で考えることができる[3]。個々人によって時期によってこれらのうちでどれに重点を置くかは異なるだろう。いずれにしても，本人の苦手なことばかりに着目せずに得意なことをいかして安心を得て生活スキルを高めることが有用である。そして，発達的観点に立って本人の精神機能の理解を図り，構造化によって本人がどう行動したらよいかの見通しをつきやすくすると共に，応用行動分析を活用して効果的な行動の介入を進めるというように，包括的なアプローチをすることが望まれる。詳細については3章を参照されたい（☞ p.71）。

精神療法では，本人の生きにくさを理解して苦悩に共感することが大切である。そのうえで，本人が自身の認知や行動の特徴を理解して気持ちや行動を適切にコントロールできることを目指す。自身の発達特性とそれに伴う得意と苦手について腑に落ちるように，本人の気持ちに寄り添いながら心理教育を進めることが基本になる。

最近では自閉スペクトラム症をもつ若者における不安に対する認知行動療法の有効性を示す報告が蓄積しつつある[4]。不安や怒りのように特定の症状や問題を標的にして自閉スペクトラム症でも効果が上がるような方法の開発

もされている[5,6]。強迫症（OCD）の一部には基盤に自閉スペクトラム症を有している場合があり，自閉スペクトラム症の併発を考慮した OCD の認知行動療法の工夫が必要であると指摘されている[7]。本格的に自己省察をするには小学校高学年以上の認知発達が必要と思われるが，本人の発達の水準やプロフィールを把握したうえでそれに応じた方法を工夫して認知行動療法的アプローチをする余地があると思われる。同時に，知的に高い青年や成人でも感情の理解を助けるためには視覚的な教材などを要することがある。

　環境に対する働きかけは，家族，園や学校，地域社会などが対象になる。発達早期には親の理解を促して適切な対応ができるように支援することが重要である。医療における親への支援は，子どもの状態についての情報を整理して適切な対応につながるように伝えることから始まるといえる。その際には，自閉スペクトラム症という診断の意味が適切に伝わるような配慮が必要である。まず，親が困っている症状を確認してその対応について相談することから始めることもある。そして，診断を知った親の驚き，戸惑い，悲しみなどの感情を受け止めると同時に，その反応からも親の特徴をさらに把握して，心理教育を進めていく。医療の枠組みの中で標的を比較的明確にしたペアレント・トレーニングのプログラムが行われることがあるが，親への支援はむしろ医療以外で行われる比重が大きいと思われる。医療では診断に即してどのような支援が考えられるかについて丁寧に情報提供することに重きが置かれることになろう。詳細については本章の別項や9章を参照されたい（☞ p.203）。年齢が上がって生活の場が広がるにつれて，働きかける対象は親をはじめとする家族だけではなくなっていく。親，場合によっては本人の了解を得たうえで園や学校に本人の状態やみたてを伝えて共通理解を図ることも少なくない。たとえば教育との連携については4章を参照されたい。

参考文献

1) James S, et al : Chelation for autism spectrum disorder（ASD）. Cochrane Database Syst Rev 5 : CD010766, 2015.

2) DeJong H, et al : A systematic review of interventions used to treat catatonic symptoms in people with autistic spectrum disorders. J Autism Dev Disord 44 : 2127-2136, 2014.

3）太田昌孝：自閉症の治療と治療教育（太田昌孝，永井洋子，武藤直子：自閉症治療の到達点第2版）．日本文化科学社，東京，pp33-51, 2015.
4）Ung D, et al：A systematic review and meta-analysis of cognitive-behavioral therapy for anxiety in youth with high-functioning autism spectrum disorders. Child Psychiatry Hum Dev 46：533-547, 2015.
5）トニー・アトウッド：ワークブック アトウッド博士の〈感情を見つけにいこう〉1 怒りのコントロール．明石書店，東京，2008.
6）トニー・アトウッド：ワークブック アトウッド博士の〈感情を見つけにいこう〉2 不安のコントロール．明石書店，東京，2008.
7）Murray K, et al：Outcomes of cognitive behaviour therapy for obsessive-compulsive disorder in young people with and without autism spectrum disorders：A case controlled study. Psychiatry Res 228：8-13, 2015.

（金生由紀子）

4. 薬物治療 [1]

1. 薬物療法の実際

1）開始にあたっての考慮点

　薬物療法を検討するには，当然ながら精神・行動症状が重症であることが前提となる。同時に，他のアプローチが十分になされても症状の改善が認められなかったことも必要である。療育や教育を含めた他の働きかけに不適切なところはないか，家庭や学校などの環境が本人を不安定にさせていないかを点検して，調整が可能なところに取り組むことが先決である。

　また，薬物療法は包括的な治療・支援の中でその効果を高めることが期待されるので，他の働きかけとの組み合わせを考慮する。適応行動を習得するポテンシャルがかなりあっても精神・行動症状のために実際には習得されていない場合，薬物療法によって状態が改善すると療育や教育を行いやすくなり，習得が進むと期待される。家庭や学校での適応が改善すると共に療育や教育がさらに行いやすくなるというよい循環が回りだすかもしれない。また，身近な特定の人との関係が望ましくないまま膠着状態になっている場合に，それを打開するきっかけとして薬物療法を考えてもよいかもしれない。その際には，薬物療法で精神・行動症状を少し軽減させたら周囲がどのように働

きかけるかを十分に検討しておくことが望まれる。

さらに，親や教師などの周囲の人々が薬物療法をどのように受け止めているかを考慮することも必要である。薬物療法に対して否定的な感情をもっていたら開始しづらいのは当然であろう。一方，過度に期待をもっている場合も，薬物療法の効果が把握しづらく，当初の期待に沿わないと急に否定的になることもあり，注意を要する。

2）共有が望まれる認識

薬物療法の効果を高めるために，親を中心とする周囲の人々の間で認識を共有しておくとよいと思われることがある。本人も年齢や発達水準から見て可能な範囲で理解しておくことが望ましい。

まず，薬物療法の標的症状，期待される効果，副作用およびその対策という基本的な情報を知っておく。副作用には，頻度がやや高めでも軽微であり軽快しやすく経過観察で十分なものもあれば，早急に対処しなくてはならないものもある。強い副作用と思われることが生じたら早急に医療機関に連絡することも大切である。

次に，服薬は決められた通りにすることが原則である。症状が軽快したからといって服薬を急に中止すると，症状がかえって激しくなることもある。服薬が決められたようにできなかった場合は，その理由と実際の服用量などを医師に報告する。

そして，服薬開始後の症状や状態の変化の予測は必ずしも容易ではない。そもそも同じような症状に対して同じような薬物療法を行っても個々人によって効果や副作用が異なることが稀ならずある。同時に，薬物療法開始後の症状や状態の変化には他の働きかけや環境の変化なども影響する。しかも自閉スペクトラム症をもつ人の行動は場面や対応する人によって大きく異なることがある。したがって，薬物療法の効果を適切に評価するためには，医療機関と家庭や学校などが情報交換を適宜できるようにしておくことが望まれる。その際に，共通の症状評価尺度を用いて異なる場面の情報を総合することも有用かもしれない。

3）薬物療法の主な標的

先述したように自閉スペクトラム症の薬物療法の標的は併発する精神・行

動症状である。それらには，自閉スペクトラム症の病態との関連が想定されて比較的早期から出現する場合もあれば，発達の経過中に周囲からの不適切な働きかけに伴って出現して周囲との関係で悪循環を形成していく場合もある。後者では抑うつや不安などの内在化問題や攻撃行動などの外在化問題が反応性に生じていると考えられ，まさに二次障害といえるであろう。自閉スペクトラム症児童・青年の27％が薬物療法を受けており，注意欠如・多動症（ADHD），双極性障害，強迫症（OCD），うつ病，不安障害の併発が薬物療法と強く関連していたとの報告がある。また，薬物療法を要する併発症にはてんかんも含まれる。

主な標的について概説する。

(1)てんかん

てんかんとは，大脳神経細胞の過剰あるいは同期した電気的活動異常に由来する一過性の徴候（てんかん発作）が繰り返し出現する状態である。てんかん発作は多様であり，必ずしもけいれん性ではないし，必ずしも意識消失するわけではない。てんかんの有病率は一般には0.6～0.8％とされるが，自閉スペクトラム症では8～30％であるという。報告間で開きがあり，てんかんの頻度は知的な遅れを伴う自閉スペクトラム症でより高くなるというが，知的な遅れのない自閉スペクトラム症でも8％と一般よりも明らかに高い。てんかんの発症時期については，一般には乳幼児期が多いとされるが，自閉スペクトラム症では幼児期と思春期に2つのピークがある。

(2)チック症（群）

チック症は，突発的，急速，反復性，非律動性の運動あるいは発声であるチックという症状によって特徴づけられる症候群である。チック症の中でも，運動チックと音声チックの両方を有して，チックが1年以上続くと，トゥレット症と診断される。一般には子どもの10～20％がチックを体験し，トゥレット症の頻度は0.3～0.8％とされる。知的な遅れのない自閉スペクトラム症の児童・青年ではチック症の割合は28％であり，トゥレット症に限っても10％であったという報告がある。

(3) OCD および強迫症状

OCD は，考えを繰り返してしまう強迫観念や行動を繰り返してしまう強

迫行為を有し，苦痛や生活の支障をきたす場合に診断される。強迫観念と強迫行為をまとめて強迫症状と呼び，典型的な場合には，自分ではやりたくないと思っていてもやってしまうという自我違和性，ばかばかしいと思っていてもやってしまうという不合理性の認識があり，不安や不快感を伴う。DSM-5 ではこの強迫症状の特徴が必須とされなくなったために，自閉スペクトラム症の中核症状の一つであるこだわり行動との鑑別がしづらくなった。とはいえ，強迫症状に有効な薬物がこだわり行動には効かないと示唆されており，薬物療法を考えるうえでも典型的な強迫症状の特徴を有しているか否かは重要である。自閉スペクトラム症に併発する OCD で，強迫症状はこだわり行動とは別個に生じる場合もあれば，こだわり行動から強迫症状に発展する場合もあるとの指摘もある。知的な遅れのない自閉スペクトラム症成人で OCD が 24 ％と高率であったとの報告がある。

⑷ ADHD（Attention-Deficit/Hyperactvity Disorder：注意欠如・多動症）

ICD-10 では自閉症の診断が多動性障害の診断に優先することになっているが，DSM-5 では自閉スペクトラム症と ADHD の併発が認められるようになった。知的な遅れのない自閉スペクトラム症児童・青年では ADHD の割合は 65 ％であり，その 6 割近くが不注意と多動性 − 衝動性が共に明確である混合型であったとの報告もある。

⑸気分障害：うつ病，双極性障害

気分障害は，気分の変動に加えて，思考や意欲や行動の障害や身体症状を伴う。気分や活動性が下がっているうつ状態が中心となるうつ病，うつ状態に加えて気分などが上がっている躁状態も伴う双極性障害がある。自閉スペクトラム症は自分の気持ちを省みたり適切に表現したりすることに困難があり，気分の変動は行動の変動として表れやすい。睡眠や食欲の変化を含めた身体症状の形をとることもある。知的な遅れのない自閉スペクトラム症児童・青年におけるうつ病の頻度は 1.5 〜 10 ％，診断閾値下のうつ症状の頻度は 10 〜 14 ％との報告がある。知的な遅れのない自閉スペクトラム症成人では 1 回以上うつ病を経験する割合が過半数であったという報告もある。

⑹不安症および不安症状

不安症状を中心とする症候群が不安症である。不安症状は，はっきりと確

認できるストレス因子に反応して起こる適応障害でもしばしば認められる。また，不安が自覚されないままに身体症状化して身体症状症と診断されることもある。自閉スペクトラム症で不安症状はうつ症状と並んで高率に認められる。自閉スペクトラム症児童・青年の40％が何らかの不安症を有しており，その中で社交不安症が30％で最も高率であったという報告がある。知的な遅れのない自閉スペクトラム症成人の50％が何らかの不安症を有しており，その中で全般不安症が最も高率であったという報告もある。

(7)精神病症状

当初は自閉症が統合失調症の早発型であると想定されたが，経過や発症年齢や器質的障害や家族歴などの相違から否定された。しかし，最近になり，知的に遅れのない自閉スペクトラム症の中には，相手の気持ちや状況が理解できずに被害的になったり，極端に興奮するなど精神病症状を示す者が稀でないとわかってきた。自閉スペクトラム症も統合失調症もスペクトラムとされて，重複が問題になりやすくなっているかもしれない。統合失調症の診断は，経過を追って能力の低下などを認めて確実になると思われ，一時的な精神病症状のみでは決め難い。

(8)カタトニア

カタトニアは，奇異な姿勢のままであったり動作の途中で固まってしまったりして動かそうとしても硬直して動かないなどを示す状態である。以前は統合失調症や気分障害と関連づけられてきた。しかし，自閉スペクトラム症でも，特に思春期以降で，カタトニアを認めることが稀ならずあり，DSM-5ではその有無を特定することが求められるようになった。

(9)易刺激性

いらいらしたりかんしゃくを起こしたり，時には自傷行為や攻撃行動を呈する易刺激性は，自閉スペクトラム症の生活に支障をきたすと同時に，治療による変化を評価しやすいので，1970年代から薬物療法の標的の一つとされてきた。薬物療法のエビデンスと経験が国内外で蓄積されてきている。

4）薬物療法の概要

中枢神経系に作用して精神活動に影響を与える薬物を向精神薬という。自閉スペクトラム症における薬物療法で用いられるのは，主として向精神薬で

あり，①抗精神病薬，②抗うつ薬，③気分安定薬，④ADHD治療薬，⑤抗不安薬，⑥睡眠薬がある。併発するてんかんに対して，抗てんかん薬を用いることもある。

　エビデンスのある薬物を中心としつつ，一定の使用経験があると思われるものも加えて，カテゴリーごとに，①薬物の概要（一般での適応も含む），②自閉スペクトラム症における適応，③主な副作用について述べる。

5）抗精神病薬

(1)薬物の概要

　幻覚や妄想などの精神病症状の改善のために開発された薬物であり，従来は，神経伝達物質の中でドパミン2受容体の遮断作用が特に強い；高力価の定型抗精神病薬が中心であった。低力価の定型抗精神病薬はより鎮静的であり，クロルプロマジン，レボメプロマジン，プロペリシアジンなどがある。

　定型抗精神病薬の副作用の軽減を図るべく非定型抗精神病薬が開発されてきた。リスペリドン，オランザピン，アリピプラゾールなどが該当する。アリピプラゾールは，ドパミン受容体の部分作動薬（活動が強まっていると抑制して，活動が弱まっていると賦活するように作用する薬物）である。

　定型薬のハロペリドールとピモジドおよび非定型薬のアリピプラゾールは，アメリカ食品医薬品局（FDA）からトゥレット症の治療薬として認可されている。リスペリドンもチックに対する効果のエビデンスが得られている。

(2)自閉スペクトラム症における適応

　ハロペリドールが自閉スペクトラム症の易刺激性に対して偽薬よりも有効であると1970年代に確認された。我が国でもハロペリドールとピモジドの有効性が示されて，ピモジドが自閉スペクトラム症の行動症状に対する治療薬として認可を得た。しかし，最近では抗精神病薬を使用する場合には定型薬よりも非定型薬から開始することが多い。

　リスペリドンについて，自閉スペクトラム症児童・青年101名を対象とする8週間のランダム化比較試験を行って，平均1.8mg/日の服用で異常行動チェックリスト（Aberrant Behavior Checklist；ABC）の易刺激性得点が57％改善して偽薬（14％）よりも有意に高かったとの報告がある。自閉ス

ペクトラム症小児 124 名を対象とするリスペリドンとペアレントトレーニングとを組み合わせたランダム化比較試験を行ったところ，ABC の不服従および易刺激性得点の改善率が併用群で有意に大きかったが，1 年後には両群間の有意差は消失すると同時に，両群共に過半数が服薬を継続しており，リスペリドンの効果は安定していると示唆された。

アリピプラゾールについて，自閉スペクトラム症児童・青年 218 名を対象とするランダム化比較試験を行って，ABC の易刺激性得点の改善が偽薬で平均 8.4 点であったのに対して，5mg/日で平均 12.4 点，15mg/日で平均 14.4 点と有意に改善したとの報告がある。アリピプラゾールで改善した自閉スペクトラム症児童・青年 85 名を対象にしてアリピプラゾールまたは偽薬を服用し続けて再発するかを調べるランダム化比較試験を行ったところ，16 週での再発率が 35 ％であり偽薬（52 ％）よりも低く，アリピプラゾールの維持療法によって利益を得る場合があると示唆された。

このようにエビデンスが蓄積する中で，2016 年に我が国でもリスペリドンとアリピプラゾールが「小児期の自閉スペクトラム症に伴う易刺激性」に対する適応追加の承認を得た。

自閉スペクトラム症に伴うチックの薬物療法は一般と変わらず，アリピプラゾールやリスペリドンが用いられることが多いが，薬物療法への反応がやや鈍い印象がある。なお，アリピプラゾールは，ドパミン受容体の部分作動薬であることに加えて，鎮静や体重増加の副作用がリスペリドンより軽度であり，やや選択されやすいかもしれない。

自閉スペクトラム症に伴う精神病症状に対しては，比較的少量の抗精神病薬が有効なことがあり，逆にいえば，抗精神病薬による過鎮静などの副作用に留意する。

(3)主な副作用

急性ジストニア，薬剤性パーキンソニズム，アカシジア，遅発性ジスキネジアという錐体外路症状がよく知られている。ジストニアは身体が捻じれたり固くなったりすることである。パーキンソニズムは振戦（ふるえ）や筋強剛（筋緊張が亢進して身体の曲げ伸ばしがしにくくなる）などを含む。アカシジアは足が勝手に動いてしまってじっとしていられないことである。遅発

性ジスキネジアは不可逆的な不随意運動であり，多くは長期間かつ大量の服薬に伴って生じる。過鎮静となり，眠気や意欲減退を生じることもある。抗プロラクチン血症に伴う乳汁分泌や月経異常，体重増加，代謝異常，肝機能障害，心毒性（心電図の QT 延長を含む），てんかん発作，さらには頻度が低いものの重篤である悪性症候群も副作用として挙げられる。ピモジドによって QT 延長を生じる可能性があり，選択的セロトニン再取り込み阻害薬（Selective Serotonin Reuqtake Inhibitors：SSRI）との併用で血中濃度が上昇して危険性が高まるので，併用禁忌となっている。

　錐体外路症状は，定型抗精神病薬で生じやすく，非定型抗精神病薬ではその危険性が低くなる。一方，非定型抗精神病薬では，耐糖能異常，脂質代謝異常，体重増加が生じやすいことが問題である。特に，オランザピンとクエチアピンは，糖尿病で禁忌であり，アリピプラゾール，リスペリドン，ペロスピロン，ブロナンセリンは，慎重投与となっている。

6）抗うつ薬

(1)薬物の概要

　抗うつ薬は，うつ病やうつ状態に対する薬物である。化学構造から三環系抗うつ薬と呼ばれるものは，うつに加えて，夜尿，多動，強迫などに対して用いられてきた。しかし，三環系抗うつ薬は子どものうつ病には効果が乏しいとされる。三環系抗うつ薬の中でもクロミプラミンはセロトニンという神経伝達物質のシナプスでの再取り込みを阻害する作用が強い。この作用を選択的に高めた薬物が選択的セロトニン再取り込み阻害薬（SSRI）であり，フルボキサミン，パロキセチン，セルトラリンなどがある。SSRI は，子どもでは，うつよりも不安や強迫への効果が期待される。強迫に対して SSRI よりもクロミプラミンの方がいくらか効果が高いというが，副作用を勘案して SSRI から開始することが多い。抗うつ薬にはセロトニンに加えてノルアドレナリンに作用する薬物もある。

(2)自閉スペクトラム症における適応

　自閉スペクトラム症に併発したうつ病の薬物療法は一般と変わらず，主として SSRI が用いられる。

　自閉スペクトラム症に併発した不安症や不安症状の治療でも，心理社会的

アプローチを軸にしつつ SSRI が用いられることがしばしばある。

SSRI について，自閉スペクトラム症の反復行動を標的として有効性が検討されてきた。シタロプラムは，多施設共同のランダム化比較試験によって自閉スペクトラム症小児における有効性が否定され，副作用の方が大きいとされた。一方，自閉スペクトラム症成人ではエビデンスが十分ではないもののフルオキセチン，フルボキサミン，セルトラリンが反復行動に有効な可能性があるという。自閉スペクトラム症における強迫症状または反復行動には，"まさにぴったり"感覚をしばしば伴うので，同じ特徴のあるチック関連 OCD と同様に SSRI に抗精神病薬を併用することも考えられる。

(3)主な副作用

口渇，便秘，尿閉，眠気などは SSRI よりも三環系抗うつ薬で目立つ。SSRI では服用初期や増量時に吐き気を認めることがある。いずれの抗うつ薬についても，24 歳以下で服用初期や増量時における自殺関連事象の危険性の増加に注意が喚起されている。

7）気分安定薬

(1)薬物の概要

気分安定薬は，双極性障害に対する薬物であるが，衝動性や攻撃性に対する効果も期待される。炭酸リチウムの他に，抗てんかん薬でもあるバルプロ酸，カルバマゼピン，ラモトリギンがある。最近，オランザピン，クエチアピン，アリピプラゾールという非定型抗精神病薬の一部にも気分安定化作用があるとされるようになった。

(2)自閉スペクトラム症における適応

炭酸リチウムについて，自閉スペクトラム症小児における躁状態をはじめとする気分障害症状に有効であると示唆する報告がある。非定型抗精神病薬が，自閉スペクトラム症小児に併発した双極性障害に対して併発のない双極性障害と同様の効果を示したとの報告もある。自閉スペクトラム症成人では併発した双極性障害に対しては気分安定薬が第一選択薬であり，非定型抗精神病薬が行動症状のコントロールに有用とされる。

バルプロ酸について，易刺激性に対して有効であったとする報告と否定する報告があり，一貫しない。

(3)主な副作用

リチウムの副作用としては，口渇，多飲，多尿，手指振戦，嘔吐・下痢などの消化器症状が挙げられる。バルプロ酸の副作用としては，消化器症状の頻度が高く，その他に肝障害，白血球・血小板減少，体重増加，振戦，高アンモニア血症などがある。カルバマゼピンおよびラモトリギンでは，スティーブンス・ジョンソン症候群などの重篤な皮膚症状に注意が必要である。カルバマゼピンの重篤な副作用としては，再生不良性貧血，汎血球減少，白血球減少，薬剤過敏症症候群などがある。その他の副作用としては，眠気，めまい，ふらつき，倦怠・易疲労感，運動失調，脱力感，発疹，頭痛・頭重，立ちくらみ，口渇などがある。

8）ADHD 治療薬

(1)薬物の概要

ADHD 治療薬としては，中枢刺激薬であるメチルフェニデートおよび選択的ノルアドレナリン再取り込み阻害薬であるアトモキセチンが，我が国で認可を得ている。なお，認可されているメチルフェニデートは徐放錠（コンサータ®）である。メチルフェニデートは ADHD の約3分の2で行動を改善させ，効果の発現は速やかである。アトモキセチンはメチルフェニデートよりも効果の発現に時間がかかる。また，メチルフェニデートは報酬系を改善する一方で，依存の形成やチックの誘発の危険性があるが，アトモキセチンはこれらが認められないという。この2種類の ADHD 治療薬の他に，α2受容体アゴニストの降圧薬であるクロニジンが ADHD に使用されることがある。

(2)自閉スペクトラム症における適応

自閉スペクトラム症に併発した ADHD でもメチルフェニデートは有効であるが，自閉スペクトラム症を併発しない ADHD と比べると有効率がやや低く，興奮などの副作用が起きやすいとされる。特に，知的な遅れが重い場合には，副作用が生じやすい。アトモキセチンおよびクロニジンについては，エビデンスがより乏しいが，多動性—衝動性を中心に ADHD 症状に有効である可能性がある[2]。

⑶主な副作用

メチルフェニデート徐放錠の副作用は，我が国での臨床試験では約80 ％で認められ，食欲不振が最多であったという。その他に，不眠，体重減少，腹痛，悪心，チック，発熱などがある。アトモキセチンの副作用は，我が国での臨床試験では70 ％以上で認められ，その主なものは，頭痛，食欲減退，傾眠，腹痛，悪心であった。クロニジンの主な副作用としては，口渇，眠気・鎮静，めまい，倦怠・脱力感などが挙げられている。

9） 抗不安薬

⑴薬物の概要

抗不安薬の多くは，化学構造からベンゾジアゼピン系薬物に属する。非ベンゾジアゼパムの抗不安薬には，タンドスピロンがある。

⑵自閉スペクトラム症における適応

自閉スペクトラム症に併発した不安症や不安症状に対して用いられることがあるが，脱抑制を起こしてかえって情動不安定になる恐れがあるので，慎重に使用する。特に服用量が多くならないように留意する。

⑶主な副作用

眠気，ふらつき，めまい，倦怠感である。

10） 睡眠薬

⑴薬物の概要

睡眠薬の多くは，化学構造からベンゾジアゼピン系薬物に属する。非ベンゾジアゼピン系の睡眠薬には，ゾルピデム，ゾピクロンなどがある。睡眠薬には作用時間が短くて睡眠導入剤と呼ばれる薬物から長時間作用する薬物まである。さらにメラトニン受容体に作用して睡眠リズムを調整するラメルテオンも睡眠薬に含まれる。

⑵自閉スペクトラム症における適応

自閉スペクトラム症でも睡眠障害に対して用いられることがある。自閉スペクトラム症の睡眠障害に有効というエビデンスがあるメラトニンが我が国で承認されていないので，代わりにラメルテオンを用いることがある。

⑶主な副作用

多くの睡眠薬の主な副作用は，眠気，ふらつきである。重大な副作用とし

ては，呼吸抑制，依存，興奮などがある。ゾピクロンでは，時に翌朝まで続く苦味が問題になる。

11）抗てんかん薬

（1）薬物の概要

全般発作に対してはバルプロ酸が，部分発作に対してはカルバマゼピンが，第一選択薬になる。比較的新しい抗てんかん薬にトピラマート，ガバペンチン，ラモトリギン，レベチラセタムがあり，さらに2016年になりペランパネルが我が国で承認を得た。

てんかん治療においては，抗てんかん薬による薬物療法が重要である。薬物療法は2回目の発作から開始することが多いが，てんかん発作重積の場合などは初回の発作から開始する。てんかん発作型を参考にして薬物を選択して，血中薬物濃度を測定しながら服用量を調節していく。

（2）自閉スペクトラム症における適応

自閉スペクトラム症に併発したてんかんであっても抗てんかん薬の使用方法に変わりないが，行動面の副作用にいっそう留意することが望まれる。すなわち，フェノバルビタールやクロナゼパムによる多動，ゾニザミドやトピラマートによる精神症状や認知機能障害を念頭に置く。

（3）主な副作用

代表的な抗てんかん薬であるバルプロ酸，カルバマゼピンの副作用については，気分安定薬の項を参照されたい（☞ p.50）。

2．脳科学の進歩と薬物療法の展望

自閉スペクトラム症には異質性がある。その基盤にある病因や病態が明らかになれば，それぞれに対応する薬物療法が可能になるかもしれない。

自閉スペクトラム症の10％は原因が明確になっている遺伝症候群とされており，それらを対象にした検討がされている。たとえば，結節性硬化症は，知的能力障害（知的発達症／知的発達障害），てんかん，自閉スペクトラム症を伴いやすく，自閉スペクトラム症の頻度は25〜60％とされる。TSC1とTSC2という遺伝子の変異による疾患であり，哺乳類ラパマイシン標的たんぱく質（mTOR）経路の調節異常をきたして，その結果として，細胞内

のシグナリングに始まり，細胞増殖，神経細胞移動，さらには軸索や樹状突起やシナプスの形成と維持に至るまでの幅広い異常を生じる。遺伝子欠損マウスにラパマイシンを投与したところ，けいれんや行動面の問題に効果があったという報告もあり，結節性硬化症に起こる自閉スペクトラム症の根本治療につながることが期待されている[3]。

　社会的コミュニケーションの障害という自閉スペクトラム症の中核症状に焦点を当てた薬物療法として，最近，オキシトシンという子宮収縮や乳汁分泌刺激の作用をもつ下垂体後葉ホルモンが注目されている。オキシトシンによって定型発達者で信頼感が増したり，「まなざしから心を読む」テストの成績が改善したりすることが報告されたことなどから，自閉スペクトラム症への効果が期待されるようになった。オキシトシンの使用によって言葉ではなくて表情に基づく判断が増強し，それに対応して内側前頭前皮質の活動が高まったという報告がされた。自閉スペクトラム症に対するオキシトシンの効果は現在，検証中の段階である。自閉スペクトラム症青年 50 名を対象とするオキシトシンの 1 日 2 回 8 週間投与のランダム化比較試験（オキシトシン群 26 名，プラセボ群 24 名）では，対人認知および反復行動の改善を確認できなかったという。一方，自閉スペクトラム症成人 20 名を対象としてオキシトシンを 1 日 2 回 6 週間投与する二重盲検クロスオーバー試験を行ったところ，オキシトシン投与期間に ADOS の社会相互作用得点の改善を認めたという[4]。オキシトシンが有効であるとしたらどのような場合であるかを含めてさらなる検討が求められている。

参考文献

1 ）金生由紀子：自閉症スペクトラム障害における薬物療法（太田昌孝，永井洋子，武藤直子：自閉症治療の到達点第 2 版）．日本文化科学社，東京，pp305-328, 2015.

2 ）岡田俊：自閉症スペクトラム（広汎性発達障害）　薬物療法．精神科治療学 29 巻増刊号：277-282, 2014.

3 ）Davis PE, et al：Tuberous Sclerosis：A new frontier in targeted treatment of autism. Neurotherapeutics 12：572-583, 2015.

4 ）山末英典：自閉スペクトラム症とオキシトシン．精神医学 58：29-36, 2016.

（金生由紀子）

5. 医療の実際

はじめに

　ここでは自閉スペクトラム症児・者が医療機関を訪れた時に行われる診療のおおまかな流れについて述べる。自閉スペクトラム症児・者が医療機関を受診する目的と頻度は様々であるが，受診するのは大きく分けて以下の3つの時期である。①診断・アセスメントの時期，②経過観察・長期的フォローアップの時期，③適応状態の変化・破綻や精神症状発現など，速やかな集中介入を要する時期となる。

1.　受診時の流れ・概要

1）診断・アセスメントの時期の受診

　発達の問題で医療機関を訪れる初めての機会であることも多い。受診者・同伴者は「自分たちはどう評価されるのか」という不安でいっぱいである。気持ちを汲みねぎらう姿勢で話を聞いていく。また，問題点ばかりに目が向きがちにならないように，必ず「今できていること」をも評価する。本人にも同伴者にも「自分が尊重されている」という感覚をもってもらい，つながる支援に期待と信頼をもってもらうようにしなくてはならない。

① 問診

　まずは主訴（問題点，受診の目的）と受診動機について尋ね，生活・養育状況，現病歴（問題の経過や相談歴など），発達歴や既往歴，家族歴（遺伝負因など）について聞き取っていく。

(a) 主訴について：出現している症状・徴候は，「情緒的な問題」「行為・行動の問題」「発達の遅れ」「社会的な関係の困難さ」の4領域に大別できる。この4領域を意識して聞き，現状の多角的な把握に努める。また，それぞれの症状の生活への影響（どの程度の苦悩と障害をきたしているのか）を見極め，問題に付属する危険因子（素因・誘発因子・持続因子・欠如している保護因子）について検討する。さらに，持ち合わせている強みについても把握する。また，現状について，本人や家族が彼らなり

の説明モデルをもっていることも多い。「どうしてこうなったのでしょうね」という問いかけから，彼らなりの説明・理屈や信念，希求するものを引き出し，その妥当性を評価することで，彼らの問題把握の程度やスキル，今後の働きかけ・動機付けの方向を探っておくこともできる。

(b) 受診動機：誰が受診を発案したのか，なぜ今受診したのか，診察について支援機関などの後押しがあるのか，あるとしたらなぜなのか，などを確認する。学齢期までは周囲の発意で受診していることが多いが，本人なりに気にして困っていること，相談したいことがあるかどうか，あるとしたらどんなことなのかを，可能な限りきちんと尋ねておくことは，今後組まれる支援プランに本人の主体的な参加と動機付けを得るためにも，とても大切なことである。

(c) 現病歴・発達歴の聴取：聴取者は定型的な発達の里程（メルクマール）を頭に入れておき，それをおさえながら養育者の話を聞いていく。定型例とのずれがあれば，その意味を考える。発達の経過の中で，どのように問題が顕在化したかを整理する。発達の経過を知るうえでは，母子手帳や通知表，作文，描画など，客観的な資料の活用を図ることも大事である。必ずおさえておくべき情報を**表2-1**に挙げておく。

(d) 家族歴：遺伝的負因として発達・精神医学的問題を聞くことも大事だが，本人の生育環境や，両親との関係，祖父母との関係，本人と両親への支援体制などを理解する手がかりとなる情報を聞き出し整理しておくことも大切である。

(e) 本人への問診・養育者への問診：本人が会話可能であれば，親とは別に話をしたいかを必ず尋ね，分離面接の希望があれば取り入れるが，必ず養育者と一緒の面接も行い，相互関係を見ていくことも大切である。養育者への問診では養育者の精神医学的特性の把握にも留意し，親の心理特性も考慮してその陳述内容を吟味する。家族は素因，誘発因子，持続因子，保護因子のいずれとしても機能しうる存在であることを念頭に置く。診察室に呼び入れる前の待合室でリアルな家族の関係・力動が垣間見えることがある。

2章・自閉スペクトラム症の医療　*57*

表2-1　発達歴の項目

胎生期，周産期の問題	妊娠中の飲酒・喫煙・服薬 切迫流早産，妊娠高血圧 鉗子・吸引分娩，緊急帝王切開，臍帯巻絡，早産，低出生体重，仮死，光線療法など
運動発達	定頸，寝返り，お座り，はいはい，つかまり立ち，始歩
言語発達	初語，二語文の出現時期
コミュニケーション	指さし，人に物を示す（共感を求める）
人見知りと愛着	特定の人への意識を含む
睡眠覚醒リズム	夜泣きを含む
活動量	多動，寡動
神経過敏などの育てにくさ	聴覚過敏，触覚過敏，偏食など
習癖	指しゃぶり，爪噛み，遺尿など
行動特徴 対人関係	集団参加の苦手さ，登園・登校渋り 同年代の他児と関わらない
行動特徴 コミュニケーション	一方的に話す，妙に丁寧で気持ちがこもりにくい話し方 身振りや視線など言葉以外の表現（特に言葉の遅れがある時，それを補えるか）
行動特徴 落ち着き	迷子になる，物をなくす・忘れるなど

② 面接と行動観察を通じた現症のチェック

　支援プラン作成のためには，自閉スペクトラム症特性に特化したアセスメントだけでなく，知的水準・認知特徴，行動，感覚や運動機能，併存疾患のアセスメントも行っていく必要があることを念頭に置き，多面的・包括的に現症を把握する。現症のチェックポイントを**表2-2**に記す。

　子どもには種々のおもちゃを提示し，どのように遊んでいくかを観察する。さらに遊びに介入し，アイコンタクトや呼名への反応，ことばや概念の理解，要求のサインの出し方や共同注意（ジョイントアテンション）の入り方，他者とのやりとりへの理解・興味，感情の共有の程度，注意の持続性や多動性，不器用さや特定の感覚刺激への没頭の有無などを見ていく。また，見立て遊び・ごっこ遊びができるか・誘いに乗るか，まねっこ遊び（模倣）への興味・スキルなどを観察していく。知的な遅れが少なく動作模倣のできる水準の児には簡単な運動模倣課題を行い，協調運動や Neurological soft signs（未熟性と関連するごく軽度の神経学的異常所見であり，軽度の発達障害の存在を

表2-2 現症—発達水準・認知／適応水準・生活状況をみる目安[1][2]

言語表出	喃語／単語／二語文／文章
言語理解	言葉だけの指示で理解できるかどうか／ものに名前があることを理解しているかどうか／「〜取ってきて」に応じられるか／「〜どれ？」に指差しで答えられるか／ものの用途で聞いても理解しているかどうか／大小などの比較が概念として理解できているかどうか
模倣	真似をしない／バイバイなどの単純な動作を真似できる／体操やお遊戯など一連の動作を真似できる 　模倣課題の例）静止で左右同じ：グーチョキパー，リング，きつね／静止で左右分化：片方がパーで片方がグーなど／静止で両手組み合わせ：チェーン，前後や左右や対面での組み合わせ／協応動作：左右の手の交互開閉，回内・回外（ディアドコキネシス）
遊び	おもちゃを機能に合わせて遊べない／機能に合わせて遊べるが，そのものでなくてはならず，見立て遊びができない／見立て遊びができる／役割をもったごっこ遊びができる
運動	得意，苦手：不器用さも含めて 　Neurological soft signs のチェック例）目つぶり立ち，片足飛び，継足歩行，指鼻試験，踵脛試験，指-指対立運動，筋緊張，微細不随意運動など
身辺自立	食事，排泄，着替えの自立の程度など
学校生活	好きなこと，嫌いなこと，好き・得意な教科，嫌い・苦手な教科，休み時間の過ごし方，友人関係（親友の有無・友人の具体的な名前と遊びの内容があがるかどうか），教師との関係（ほめられること・しかられること），部活など
家庭生活	遊び（好きなテレビやゲーム，屋外遊びの有無，誰と一緒に遊ぶか），勉強（宿題，塾など），家庭内での役割（お手伝いなど）
情緒	安定度，不安や落ち込み，イライラ，かんしゃく
身体	体格，身体症状の有無など

示唆する）についてチェックできるとよい。

　親の協力を得ながら身体診察も行う。年少児なら抱っこさせてもらうと，筋緊張や感覚過敏性は瞬時に汲み取ることができる。小奇形の有無もチェックしておく。また，身長・体重が月齢に比してかなり小さく伸びも不良でありそうな場合，子どもの服装が汚れたままになっているような場合などは，虐待・ネグレクトの可能性も考える必要がある。

　青年期以降の例では，「行動観察」という枠組を診察の中でことさらに作るのは難しいが，待合室での状況から入室時の反応，問診時の視線の動きや

体動，会話での情緒交流のしやすさ（ラポールのつきやすさ）など，診察時の反応を細やかに感知しながら検討を加えていく。

③ 検査

問診・面接ののち，診断確定と包括的なアセスメントと支援プランの作成のためにさらに必要な検査を行っていく。

(a) 自閉スペクトラム症に特化した検査

学童期～成人期の患者には，質問紙によるスクリーニング検査AQ（Autism Spectrum Quotient）を活用して，自閉スペクトラム症の主徴候や認知特性を捉えるとともに，自らの特性への自覚的評価を推察することができる。

より精密な吟味が必要な場合には，「早期発見・早期介入」で挙げたスクリーニングツールや診断・評価ツールなどを活用し特性把握の精度を上げる。

(b) 知能・認知特徴についての検査

知能検査・発達検査・認知検査に大別される。知能検査ではIQ（知能指数）が算出される。WAIS-Ⅲ，WISC-Ⅳなどのウェクスラー式知能検査と，田中ビネー式の知能検査がよく用いられる。発達検査としては，新版K式発達検査が運動機能も含めた発達水準の評価法として乳幼児によく用いられる。認知検査は知能検査より既得知識の影響を受けにくい基礎的な認知機能や学習能力を測定し，知能検査の結果をさらに掘り下げるための検査として行われることが多い。KABC-ⅡやDN-CASなどがある。

基本的にはまず知能検査・発達検査の中から適応年齢などを考慮して一つを選択し，ついで必要時に認知検査を施行する。5歳未満では新版K式発達検査が最もよく用いられ，5～8歳では推定される児の知的発達水準に応じてWISC-Ⅳ，新版K式発達検査，田中ビネー知能検査を使い分ける。9歳以上ではWISC-Ⅳを使うことが多く，16歳以上ではWAIS-Ⅲを使用する。

WAIS-Ⅲ，WISC-Ⅳはそれぞれ14種類，15種類の課題（下位検査）で構成されており，下位検査それぞれ評価点といわれる得点が算出され，

これらをまとめて合成得点を算出する。一般にイメージされる「IQ」とは全検査 IQ のことであるが，自閉スペクトラム症児・者では能力プロフィールの偏りが大きく，全検査 IQ はあくまで参考の値にとどまる。むしろ下位検査それぞれの評価点や他の合成得点を見て，個々の知能・認知特性の特徴・偏りを推察することが大事である。

　全検査 IQ 以外に算出される合成得点は，WAIS-Ⅲでは言語性 IQ，動作性 IQ，言語理解，知覚統合，作動記憶，処理速度であり，WISC-Ⅳでは言語理解，知覚推理，ワーキングメモリー，処理速度となっている。合成得点間に大きな差があれば，たとえば「言語理解 >> 知覚推理」であれば「ことばで考えることが得意」，「言語理解 << 知覚推理」であれば「ことばを使って考えるより視覚イメージや直観で判断しやすい」など，認知能力の偏りからくる特徴，強み・弱み，働きかけが定着しやすいパターンなどを推察し，本人への対応のヒントにつなげられる可能性もある。

(c) 適応行動・不適応行動についての検査

　不適応行動のアセスメントツールとしては，質問紙法である CBCL (Child Behavior Checklists) が多く使われている。「ひきこもり」「身体的訴え」「不安／抑うつ」「社会性の問題」「思考の問題」「注意の問題」「非行的行動」「攻撃的行動」の 8 つの下位尺度から，「内向尺度」，「外的尺度」と「総得点」の 3 つの統合尺度を評定する。子どもの情緒面および行動面の発達や問題の特徴を包括的につかむことができ，反抗挑戦症，素行症，うつ病，社交不安症など，小児期から青年期までの様々な行動と感情の問題の合併のアセスメントにも用いることができる。

　一方，生活スキルと自立能力に直結する適応行動（言語，社会的手続き，セルフケア，日常生活スキル，就学・就労スキル，余暇活動など）の評価も生活支援プランの作成において重要となることが多い。自閉スペクトラム症児・者の場合適応行動レベルが知的機能レベルより低い場合がある。国際的には養育者・支援者への半構造化面接によって適応行動能力を評価する Vineland-Ⅱ適応行動尺度が多く活用され，日本でも近年日本版 Vineland-Ⅱ が開発されて使用が始まっている[3]。

（d）感覚や運動機能についての検査

　　主に臨床所見から感覚の偏りや運動の問題（低緊張・不器用）を推察することが多いが，感覚面には感覚プロフィール日本版，運動面には日本版ミラー幼児発達スクリーニング検査（JMAP）や感覚処理・行為機能検査（JPAN）などによる評価が行われている。

（e）併存疾患についての検査

　　幼児期早期で特にことば・知的発達の遅れを伴うケースでは，聴力・視力の問題や，脳・神経筋疾患の可能性を検討しておく。

　　自閉スペクトラム症児・者にてんかんの合併が多いことは昔から知られており，自閉スペクトラム症における2つの発症のピークとされる幼児期・思春期には脳波検査を行い，脳波異常があれば2～3年に一度のフォローアップ検査を行うことが推奨されてきた[4]。

　　その他，年長児・者では精神科的疾患の合併の鑑別が必要なケースもある。スクリーニング検査として M.I.N.I.（精神疾患簡易構造化面接法）なども利用できる。

④ 診断・支援プラン作成

　①～③の情報が出揃ったところで，担当者はその情報を統合し，診断と支援プランを検討する。自閉スペクトラム症特性の強さ・バランスを吟味するとともに，認知・行動特性，本人と家族をとりまく心理社会的環境，本人や周囲が希求する状態・価値観・人生観までも含め，得られた情報を多角的に整理し，本人と周囲が抱える困難がどのようなもの・程度で，どのようなメカニズムにより生じているかを推論し，仮説を立てる。次にその仮説に基づいて，本人と周囲の困難が緩和され，暮らしやすくなるための支援プランを練っていく。

　支援プランには，「目的・目標」と「誰からどこで支援をうけるのか」を明確にしておくことが必要である。「目的・目標」は，基本的に本人と家族の受診目的に適うものであるべきだが，一方で，本人と家族が「難しいこと・できないこと・苦手なことを，なくす・減らす・克服する」という方向にばかり目を向けず，「本人の強みをのびのびと活かし伸ばす」「苦手な部分をうまく補う」「支援者を選んで相談できる・ヘルプを求められるようになる」

という方向にいかに目を向けていけるかがとても重要である。

⑤ 診断・アセスメントについての説明・フィードバック

本人の特性・個性・強みを伝え，本人と周囲の人が生きやすくなるための指針を伝え，支援プランを提示する。

担当者のみたてと仮説を提示し，感想や意見を求めながら進めていく。

苦手な点や障害について明らかにされること，適応面での厳しさについて告げられる状況は，不安・怒り・嘆き・反発といった感情を伴う方がむしろ自然かもしれない。それらを引き起こさせないようにあいまいな説明に終わらせてはいけない。不安になりつつもきちんと向き合おうとしている姿勢を常に尊重し敬意を払いながら，冷静に率直に，そして温かく，説明を行うべきである。このプロセスそのものがひとつの心理療法である意識をもつ必要がある。

診断が確定しない，あるいは自閉スペクトラム症特性を有するが診断閾値下であり経過をみる必要があることもある。その場合は，その理由を説明するとともに「いつまで経過をみるのか」の目安も提示する。また支援プランは診断の有無に関わらず，アセスメントを通じて理解された困り感・支援ニーズに合わせて必要なものを提示する。

診断・アセスメント・支援プランの説明は，発達・認知特性に合わせて理解しやすいかたちで進められるとよい。視覚的な補助資料（文書やスライドなど）を用いて行うとよい。例を図2-1に示す。また，資料の必要な部分は持ち帰って読み返し，支援者と共有できるようにするとよい。

⑥ 初期介入後フォローアップ

⑤の終了後，家で本人と家族は改めて診断・アセスメント結果を反芻し，改めて疑問や不安が生じてくることも多いだろう。専門機関での診断・アセスメント後にかかりつけ医に戻る場合でも，診断機関でのフォローアップ受診を設定し，質問や意見交換ができることが望ましい。

また，⑤の終了後，支援プランが正式に実行に移される。支援機関としっかり情報共有し，安心できる状況で実行に移せているか，うまくいっているかを定期的に聞きとり，必要に応じて支援プランを調整していく。

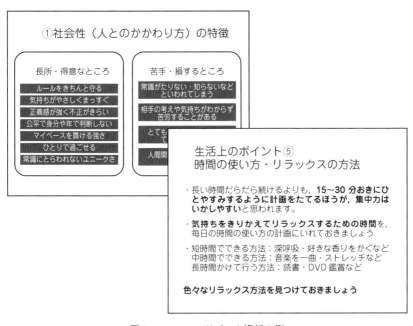

図 2-1 フィードバック資料の例

2) 経過観察・長期的フォローアップの時期の受診

1) の診断・アセスメントの時期の介入がうまく進めば，本人・養育者は支援プランのもとで安定し，支援プランの中に薬物療法や定期カウンセリングなどが入っている場合をのぞき，医療機関の定期受診は不要となってくることも多い。

ただし，前項でも述べたように，自閉スペクトラム症児・者は環境変化に弱く，環境が変わるたびに支援プランの伝達がうまくいかなくなったり，今までの支援プランでは対応できない問題が生じたりしやすいため，学童期なら「長期休みや進級の時期」，青年期以降なら「年1回」とか「ライフイベントの前後に」など，節目には検診を受けるよう勧めておくとよい。検診では健康状態や就学・就労状況，家族の状況を含めた心理・社会的状況を聞き，余暇には本人なりのストレスケア・リラクゼーションの方法がもてているかを確認する。先の見通しについて本人の把握の程度をはかり，変化が予測で

きるときは対応策についてあらかじめ話し合っておく。

3）速やかな集中介入を要する時期

　適応状況が崩れ，うつ，不登校や出社拒否・ひきこもり，不安・パニック症状，強迫症状やチック，幻聴や幻視などの精神病症状，ヒステリーや退行，興奮や暴力・自傷など，様々な精神症状・徴候を呈した時は，速やかに受診し，アセスメントと治療的介入を行うことが必要となる。

　心理社会的環境の変化などによる二次障害を呈した結果と判断されれば，速やかに環境調整と支援プランの調整を行い，安定を確認して2）のフォローアップ検診に戻れるようにすることを目標とする。症状の激しさや葛藤の強さのためそのままではさらに適応状態を悪くし悪循環をきたすと判断される場合は，緊急避難的入院も検討される。

　統合失調症の好発年代と重なる思春期・青年期の患者の精神病症状の経過は保護的に注意深く見守る必要がある。精神病症状（幻覚・妄想など）は，自閉スペクトラム症児・者のストレス反応としての一過性の症状に留まることもあるが，統合失調症の発症が重なっている可能性もあり，症状のみでそれらを区別することは不可能である。また，特に環境因の変化がないのに適応能力・生活能力が急速に落ちる（退行する）時には，精神病症状を伴わずとも統合失調症の可能性を検討する必要がある。若年期の統合失調症は介入時期を逸すれば予後の重篤化が避けられなくなるため，早期の薬物療法開始やストレス回避のための休養をより積極的に考える必要もある。中長期的に見守りの目を離さないことが必要である[4]。

参考文献

1）宮尾益知，他：精神発達と機能の診かた．鴨下重彦（監修）：ベッドサイドの小児神経・発達の診かた．第3版，南山堂，2009.

2）宮本信也，他：子供の心の診療シリーズ2 発達障害とその周辺の問題．中山書店，2008.

3）村山恭朗，他：適応行動をアセスメントする：Vineland-Ⅱ 適応行動尺度（特集 発達障害のアセスメント）―（その他の有用なアセスメント）．臨床心理学 16：57-60，2016.

4）桑原斉：子どもの自閉症スペクトラム障害（ASD）（特集：現在の児童精神科臨床における標準的診療指針を目指して）．児童青年精神医学とその

近接領域,54,99-118,2013.

(森　栄美子)

6. 関係諸機関との連携

　様々な連携先とその概要を示す。連携する機関は，自閉スペクトラム症児・者とその家族を中心として手を結び，セーフティーネットを張っていくイメージをもつことが大事である。子どもの連携例として図2-2を示す。

1. 行政機関との連携
1) 発達障害者支援センター

　自閉スペクトラム症児・者の地域支援体制を確立する柱となる専門機関として，関係機関と総合的な支援ネットワークを構築しながら，発達障害児・

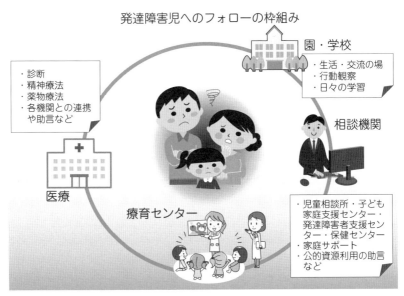

図2-2　関係諸機関との連携イメージ

者とその家族からの様々な相談に応じ，指導と助言を行う総合相談窓口としての機能をもつ。都道府県・指定都市自ら，または，都道府県知事等が指定した社会福祉法人，特定非営利活動法人などが運営する。自治体の人口規模，面積，交通アクセス，既存の地域資源の有無などによって，各センターの事業内容には地域性がある。

　医療側からは，支援についての総合的なインフォメーションを求める患者・家族に対して発達障害者支援センターの利用・相談を勧め，連携・情報提供を行っていくことが多い。

2）区市町村役所福祉課・福祉事務所

　自立支援医療制度の活用，精神障害者年金・障害者手帳の申請や，ショートステイや移動支援などのサービス活用に関して相談する場所である。自閉スペクトラム症児・者への対応については，地域差もあり，また障害の軽重・生活能力の程度が千差万別であるため，スムーズな手続きには医療側のソーシャルワーカーからのサポートがあるとよい。

3）児童相談所・児童家庭相談センター

　児童相談所は児童福祉法に基づき18歳未満の児とその家庭の相談機関として各都道府県に配置されている児童福祉の専門機関である。児童家庭支援センターは児童相談所の支所的な役割として，福祉サポート機能をもち，児童相談所，幼稚園・保育園，療育施設や児童福祉施設などとの連携機能を担っている。家庭機能の脆弱さや虐待が伺われるケースでは特に，子育て全般への助言者・支援リソースの提供者として，児童相談所・児童家庭支援センターと児・家庭の結びつけを行っておきたい。

2. 保育・教育機関との連携

1）児童発達支援センター・児童発達支援事業所

　児童発達支援センターは発育全般に手助けの必要な児を集め，身辺自立やリハビリテーション，地域生活・集団活動への適応サポートを行っていく，通所施設と福祉相談施設の合体した総合的な療育相談センターである。医療機関と福祉サービス提供機能を総合的に併せもつ「医療型」と，地域の福祉サービス提供に特化した「福祉型」がある。児童発達支援事業所は未就学児

への通所療育のための施設である。

　元来，身体障害児・知的障害児へのサービスを念頭に展開されてきたが，発達障害児・者への療育ニーズが爆発的に増え，ケア・対応を模索している。通所療育やOT・STなどの機能訓練の場として活用する自閉スペクトラム症児は多い。医療機能をもたない福祉型センターで自閉スペクトラム症の可能性を指摘され，診断や継続的な医療介入を求めて外部医療機関につながるケースも多い。この場合，自閉スペクトラム症の診断・告知・その後のフォローアップの期間を共有していく中での連携が非常に重要である。

2）幼稚園・保育所

　自閉スペクトラム症児が本格的には初めての集団活動の場として通う場所であり，知的障害のない／少ない児とその養育者にとっては「初めての特性の気づきの場」となることも多い。特にベテランの保育士・教諭は定型発達児との違いによく気づいていることが多いが，インクルーシブな対応に慣れていることが逆に「様子を見ましょう」という対応にとどまらせることもある。個々のケースの特性をくわしく伝えて理解を求め，支援プランについて十分な協力と定期的な情報共有を求めていく必要がある。

3）小学校・中学校・教育センター（教育委員会）

　就学前に発見・介入された自閉スペクトラム症児は，教育センターでの「就学相談」を通して支援学級・通級制度利用などの必要性を検討し，教育における支援プランを練って入学する。就学の問題は養育者にとって大きな節目であり，家庭のメンタルヘルスに大きな揺らぎが出やすい時期となる。医療側は必要十分な医療的アセスメントの情報を教育側に提供し，親子が自己肯定感を伸ばすための体制と支援プランについて考える手伝いを行う。

　就学後の発見例や，進級していく中で困難が強まる例では，担任・養護教諭・スクールカウンセラー・教育センターの担当者などと十分なディスカッションをして支援プランを検討していく。いじめ・不登校などの問題が生じた時は，学校・学級に近づくことにこだわるより教育センターの「適応指導教室」など他の居場所を利用することが好ましい場合も多い。連携しながら支援の体制を丁寧に考える。

4）高校・大学等の高等教育機関

　連携の取りやすさは千差万別である。いわゆる進学校でも発達特性のある生徒が多く集まり，強みを生かして学力を伸ばしのびのびと生活していけるような指導に非常に熱心な学校もあれば，いわゆるサポート校（様々な理由で適応困難なケースに対応し，通信制・単位制などの体制をとるところが多い）でも不登校の生徒に合わせたフリーな対応が多く，一定の枠やガイドラインに沿う方が安心できる自閉スペクトラム症者にとっては適応が困難となる高校もある。大学では保健管理センターや学生相談室・キャリア支援室など相談システムが充実している大学の方が，履修計画や就労支援についてサポートを受けやすい。高等教育を受けることができる自閉スペクトラム症児には，自らの特性の理解をもたせ，進路選択として十分な理解・連携を得られやすい学校の選択を助言しておくことが望ましい[1,2]。

3. 自立支援・リハビリテーション機関との連携

　保護的な環境で高等教育を受けてきたが，いざ就労と自立を考えるようになった時点で初めてつまずきを経験し，そこで初めて自閉スペクトラム症特性に気づかれる者も非常に増加している。

　就労が継続できているがうつ・適応の問題を感じ始めたケースについては，なるべく早い段階で職場の上司や産業医と連携し，本人の特性や強みについて情報共有し，適応の改善と就労の継続をはかる。適応できず休職に至っているケースについては，発達特性について理解を深めつつ，リワークプログラム（医療機関などで行われるうつ患者などへの職場復帰支援プログラム）を活用し，そこでのCBT（Cognitive behavioral therapy；認知行動療法）プログラムやSST（Social Skills Traning；ソーシャルスキルトレーニング）を経験することで，適応能力の伸びをみせ，職場復帰と再適応が良好に進むこともある。

　就労できていないケースについては，社会的ひきこもりを防ぎつつ，現実的な自立プランと適応の場所を探っていく手伝いが必要である。一般就労または障害者枠就労にむけて就労移行支援事業所などでトレーニングを行えることが望ましい。就労が現実的に困難なケースでは，とりあえずの居場所と

自立訓練，職業訓練の場所として，精神科デイケアや就労継続支援 A 型事業所・就労継続支援 B 型事業所（いわゆる作業所）などの利用を検討する。しかし本人・養育者のプライドの面もありなかなか利用が進まないケースもある。その場合は，心理サポートを進めつつ，ハローワークで職業訓練や障害者枠就労へのステップアップについてアドバイスをもらったり，自治体の保健師との相談を並行してもらったりしながら，現実的な適応場所と就労可能性・求職の方向性を探っていくことが多い[1,2]。

参考文献

1） 本田秀夫：子どもから大人への発達精神医学—自閉症スペクトラム・ADHD・知的障害の基礎と実践．金剛出版，2013.
2） 本田秀夫：アスペルガー症候群のある子どものための新キャリア教育．金子書房，2013.

（森　栄美子）

7. 医療機関の合理的配慮

　最後に，医療機関における自閉スペクトラム症者への合理的配慮の状況とあるべき姿について考察する。

1. 予約と受診における合理的配慮

　自閉スペクトラム症者は医療機関の予約と受診手続きからつまずくことも多く，オンライン予約など対人的関わりを少なくした予約システムの広がりを期待したい。視覚的な手がかりを加えて情報を整理しやすくするために，医療機関が WEB サイトなどで予約のしかた，初診時の手続きから受診までの流れなどを図・写真を用いてわかりやすく提示していくことも大切である。また，待ち時間の見通しが立たず待合室で不安定になりやすい者は多い。受付後は待合室外でも待機でき，順番が近づいたら携帯電話やポケットベルで呼び出せるようにするなど，待機時間・場所に対する配慮の普及が望ましい[1]。

2. 医療行為における合理的配慮

自閉スペクトラム症児・者は，自分の体のポジションの感覚がうまくつかめなかったり，不器用だったり，感覚が鋭すぎたり鈍すぎたりすることが多い。そして全体的にイマジネーションをもつことが苦手なため，初めてのこと・慣れないことにとても怖がりである。そのため普通の患者以上に，自閉スペクトラム症児・者の医療行為に際しては，図や写真なども用いながら具体的に丁寧に説明し，きちんと同意をとり，呼吸を合わせて施行していく配慮を要する。検査では慣れない部屋・状況での流れ作業に反応しパニックを起こす例もある。まずは場所に慣らしておいたり，慣れた場所で順番を待てたりするように協力を求めておくとよい。

治療プランの提示や助言・指導はできるだけ具体的な内容にし，症状の聞き取りにおいては，漠然とした問いかけに終わらせず，具体例を挙げて選択させる・痛みを数値化して表現させるなどの工夫をすると，より的確な把握を行うことができる。

薬を処方する時は，処方薬の剤型や飲み方によって服薬アドヒアランスが改善する場合があり，配慮を要する。

3. 他科・他医療機関との連携における配慮

他科・他医療機関を受診する場合に，発達特性についての情報提供を必要に応じて行っていく。たとえば歯科へ「聴覚過敏のため，処置中にイヤマフを使用したい」など，特性に応じた具体的な支援を依頼する。配慮の合理性について，本人・家族とよく話し合っておく。求めすぎず，我慢しすぎず，必要な配慮を求められるように，想定しうる状況や不安材料をよく確認し，求める配慮について十分コンセンサスを得て情報提供を行う。

参考文献

1）堀口寿広，他：広汎性発達障害の認知特性がある保護者に向けた医療機関における配慮．臨床精神医学 39：1117-1125，2010.

（森　栄美子）

3章

自閉スペクトラム症の療育

1. 医療と療育

1. 医療と療育の連携

1）早期発見から早期療育，医療機関の受診へ

　自閉スペクトラム症を早期に発見し，必要な療育や医療につなげるには，1歳半検診・3歳児検診を実施する区市町村の保健センターや地域児童センター，子ども家庭支援センターなどの子育て支援機関，幼稚園・保育所の保育機関，さらに地域生活を見守る児童委員などが重要な役割をもっている。これらの機関の職員が，障害の可能性に気づき保護者の気持ちを考慮しながら専門療育機関につなげたり医療機関への受診を勧めたりして，早期療育につながる。だが実際には子どもの状態や保護者の子どもの理解の程度，家族の状況によって，たとえば，専門療育機関を紹介することで，かえってその機関との関係が途切れてしまう，関わることを避けてしまうといった状態を生み出すことがある。紹介することでそのような状態が生じる可能性がある場合には，保育機関であれば，「幼稚園・保育所でどのようにその子どもを保育したらよいかわからないので専門療育機関で聞いてきてほしい」といった保育機関でより適切な保育をすることを目的として勧めることも一つの方法である。その後，専門療育機関では療育の必要性を保護者の気持ちに沿い

ながら理解を促すと共に，必要な場合は医療機関につなぐことが可能となっ
てくる。医療機関を受診することで保護者の障害理解を促し，その後医療と
いう立場からの継続的な助言を受けることができるようになる。医療と療育
の連携は，子どもの発達課題を見立て，集団生活や日常生活への配慮を総合
的・全体的に見定めるためだけでなく家族への支援を協働して行うという観
点からも重要である。

2）医療と福祉制度

　児童福祉法による児童発達支援センター（児童発達支援事業）で療育を受
ける際や放課後などのデイサービスの利用では，医療機関での診断・療育の
必要性への意見書は，必須条件となっておらず，専門療育施設での療育の必
要性についての意見書で，利用が可能となっている。このことによりまだ保
護者の子どもの障害への受け止めが十分ではなく受診に至らない，あるいは
障害かどうかまだわからないが療育を受けることが必要と思われる子ども
が，専門療育機関につながりやすい制度環境となっている。その他の福祉制
度では，精神保健福祉手帳・療育手帳の取得や各種経済的な優遇措置などを
受ける際には，医師の診断書が必要となってくる。

2. 療育現場での医療との関わり

　療育の場では，医師の判断・治療，助言など医療との関わりが必要な場合
が多い。自閉スペクトラム症の子どもの療育を始める際，子どもの状態像や
自閉スペクトラム症の行動特性からだけでなく，その背景にその他の病因が
疑われる場合，また二次障害を表出している場合，内部障害などを合併して
いる場合，学校など集団生活において暴力行為などの他害が頻繁にあり，他
者評価が低下し，そのことにより自己評価も低下している場合などである。
医療による発達障害への関わりと他の専門分野の関わりの違いについて，太
田が「診断と薬物療法および脳機能に関する検査が挙げられる」と述べてい
るように，脳波，CT，MRIなどの医療的検査や投薬など医師の判断や治療
が必要となり，療育現場は医師からの医療情報を得て療育をしなければなら
ない。

2. 専門療育施設の療育

1. 療育の理念

1）地域療育の拠点としての専門療育施設〜地域での育ちを支える〜

　自閉スペクトラム症の子どもの療育では，地域療育という視点をもつことが重要である。自閉スペクトラム症の人々への支援では，本人に対しての取り組み，周囲の人々へのその特性の理解の促進と生活環境の整備，および地域支援システムの構築など，本人と環境への取り組みを行う。子どもは，家族を育ちの核として幼稚園・保育所の保育士・友達，学校の教員やそこでの友達，近隣の人々，さらに地域の様々な機関や人々との交流の中での様々な体験をしながら育っていく。だが一方，自閉スペクトラム症という障害特性のために周囲の人々から，時には家族からさえもなかなか理解されにくい現状があり，周囲の人々の自閉スペクトラム症への理解を進めていく取り組みが求められる。他方，地域での育ちを支える，地域支援システムの整備の観点からは，専門療育施設は自閉スペクトラム症障害に関しての専門性を有しており，その専門性を基盤として地域療育の中心的な役割を担うという認識が求められる。地域では，幼児期の保育・療育から教育へつなぐ連携，また幼児期の療育と幼稚園・保育所との連携，学齢期の療育・福祉と教育との連携，さらに医療との連携など保健・医療・教育・福祉などの多種多様な機関，多職種の人々による縦横連携・ネットワークが想定される。専門療育施設は，施設での療育にとどまらず地域の多種多様な機関・人々へのスーパービジョンやコンサルテーションなどを媒介に連携，ネットワークを作り出していくのである。

2）「人として生きる」こと〜療育の指針と方向性をもつ〜

　自閉スペクトラム症に関して，早期からの適切な理解や対応がその後の育ちに大きな意味をもつことは明らかである。早期療育の中身は，現在いろいろな立場でいろいろな考え方があるが，何よりも重要なことは，療育に関わる側が，表面的な行動の変化や目先の問題解決のみにとらわれることなく，長期的な視点に立って「何を目指してどのように育てていくか」という療育の

指針や方向性を見失わないようにしながら療育に取り組んでいくことである。

　自閉スペクトラム症の基本的な行動特徴として，対人関係や社会的相互交渉の困難さ（感情や情緒の交流のしにくさなど），コミュニケーションの困難さ，言語発達の遅れ（理解・表出の困難さ），常同行動・執着行動，想像性の欠如，感覚過敏などが挙げられるが，それらが実際の生活の中で，どの程度どのような形で現れるかは一人ひとり様々である。

　このような自閉スペクトラム症の子どもを育てる時，「人としての成長・発達が可能な限り適正に進んでいくこと」を目指し，そのために必要な「人間関係を育てていくこと」を基盤とし，「その子ども自身が主体的に周囲の人や環境と関わりながら成長・発達を遂げていく力，すなわち自我を育てていくこと」が大切である。自閉スペクトラム症の子どもが，その先の人生を人間らしく，人と心を交流させ，自分で決め，自己実現をしながら社会の中で暮らしていけるようにすることである。幼児期の療育では，その後の人生の土台となるものを育てることが必要であり，そういった観点からも早期からの対応が望まれる。

2. 療育の実際

1）療育で目指すもの

　療育は，①発達を促進する，②自己統制力を高める，③生活で役立つスキルを身につける，④人間関係を育てる，⑤自発性・自我を育てる，⑥対処能力を高める，⑦行動異常の軽減・予防，⑧家族の理解と適切な養育などを目的として行われる。①発達を促進することとは，言語理解・表出，理解力を高めるなどの認知・言語発達に関わることや運動機能体や物の操作・協調運動の促進などの身体機能発達に関わることである。②は，①や④とも密接に関係するが，情緒の発達，自己認識や自己理解の内容を含んでいる。③は，身辺自立に関わり，生活環境内で直接役に立つ技能を身につけることである。自閉スペクトラム症の子どもは，学んだことを般化することが難しい。そのため療育室で学んだことを，療育者は，場面を変えてやってみさせたり，人を変えてやってみさせたりなどの工夫が必要である。④⑤⑥は社会性に直接的に関係する。いずれも社会的思考を学び，社会的行動の獲得につながるも

のである。④は他の項目と関係してくることであるが，自閉スペクトラム症の中心的な課題である。⑤は，物事を決めたり判断する時には己の中に意識的あるいは無意識に基準となるもの（自我）を育てることである。自閉スペクトラム症の場合はその基準となるもの（自我）が育っていなかったり，不明瞭な場合があるため，育てていく，あるいは明確化していく関わりである。⑥は，①②および④などとも密接であるが，周囲の人々や状況に対してどのように対処すべきかを知り，実行していく力である。自閉スペクトラム症児では，理解していてもそれを実際の生活場面で実行に移していくことが苦手な場合がある。⑦は，パニックなどの行動異常の軽減と予防であるが，行動の意味や背景分析，さらに他の項目とも関連づけながら解決を目指す。またこのことで二次障害の発生予防につながってくる。⑧は，家族の理解と子育てに関わることである。親は子どもの問題点に目が行きがちであるが，子どもの健康な部分を見て，子どもの言動の意味や背景を理解し，対応の仕方などについて一緒に考えていく。また自閉スペクトラム症の子どもをもつことで生じてくる様々な問題について一緒に考え，励まし，支えていく支援である。

2）専門療育施設での見立て（アセスメント）

　訪れた子どもの状態が，療育の対象か必要ではないかの判断，状態像の理解，さらに療育の方向性の決定などの基礎となる情報をアセスメントによって得ることができる。専門療育施設でのアセスメントは，療育室での参与観察，各種必要な検査，保護者からの聞き取り，必要な関係者からの情報などを総合的に評価し，その後の方針を検討する資料を得ることが目的となる。アセスメントは療育を開始する前に一度実施すればよいというものではなく，その後もモニタリングを繰り返し行い，療育の効果を検討し，次の段階の療育の方針を得ていくものである（☞ p.89，図 3 - 1）。

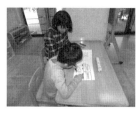
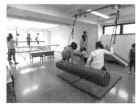
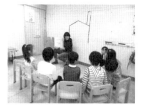

3) 療育の方法

療育を行う機関・施設には，児童発達支援センター（児童発達支援事業），医療機関，民間の専門機関，大学の相談室などがある。それらで行っている療育の方法には，グループ療育と個別療育がある。グループ療育はグループ

表3-1　早期療育での主な訓練・手法

1) 療育機関で通常行われている方法

方法	訓練者	目的・実施方法	
理学療法	PT	粗大運動の遅れ	個
作業療法	OT	道具の使用上の遅れ	個
言語療法	ST	言語発達の遅れ	個，集
構音訓練	ST	構音障害の矯正	個
社会性訓練	＊＊	対人スキル，障害理解，社会的思考・行動の獲得	個，集
グループ療育	＊＊	発達の促進，障害の理解	集
		母子のことが多いが子ども単独のこともある。	

2) 特定の療育機関で行われている手法

方法	実施者	目的・内容	
感覚統合訓練	OT＊	感覚過敏，感覚統合の問題	個
インリアルアプローチ	ST＊＊	相互関係の分析，改善	母子，個
マカトン法	ST＊	サイン言語を通してのコミュニケーションの促進	個
コミュニケーション療法	ST	コミュニケーションスキル一般の獲得	個
ペアレントトレーニング	心理士＊＊	両親の障害理解，対応の習得	母子，個
SST（ソーシャルスキルトレーニング）	＊＊	社会的行動の獲得	個，集
音楽療法	＊	音楽を介しての発達の促進	個，集
TEACCH法	＊＊＊	構造化，視覚補助などの自閉症特有なアプローチを介して，生活の適応状態をレベルアップ	個，集

注）医療行為として実施する場合は，訓練者の資格が問題になるが，基本的にはその手法が実施可能な訓練者が実施することになる。

＊　　　協会などの講習，試験などで資格を受けた訓練者がいる機関でだけ実施可能
＊＊　　実施するのに，特に資格などは必要としない
＊＊＊　講習が必要
個　　　基本的に個別で実施
集　　　集団で実施
母子　　親子あるいは療育担当者と子どもなどのユニットが対象

（石川道子：自閉症スペクトラムの医療・療育・教育，p44　加筆引用）

ダイナミックスを活用した方法で，個別療育は一人ひとりの子どものニーズに合わせた方法であり，どちらの方法をとるかは，機関・施設の機能や子どもの支援ニーズによって選択されている。

4）療育者（支援者）に求められる態度

①個別的に捉える

言うまでもなく，一人ひとり子どもの発達の状況，障害の特性などは異なる。一人ひとりの子どもの行動特性を理解しようとすることであり，さらにその子どもの能力や特性に関係なく，尊厳のある一人の人間として，個人として尊重する態度をもつことである。

②子どもの視点や立場に立って理解する

同じような状況の中でも一人ひとりの子どもによって，感じ方や捉え方は異なり，「安心して過ごせない」「落ち着いて過ごせない」ということの要因は違ってくる。子どもがどのように理解しているか，どのように感じているか，人に対してどのような認識や気持ちをもっているか，その子どもの視点や立場に立ってその子を理解していくことが療育の基本である。

③相互作用の中で捉える

子どもは生きていくうえで，子どもを取り巻く人や環境に働きかけながら，また人や環境に合わせながら，周囲と折り合いをつけながらバランスをとり日々を暮らし，成長発達していく。人間の社会生活は，人や環境との相互作用から成り立っている。その子が周囲にとって困るような言動を示している場合，単に子どもの側に問題があるとか，逆に周囲の側に問題があるとかではなく，その子どもと周囲との相互作用のあり方に問題があると考え，有り様を検討し，その関係を改善することを目指す。すなわち子どもの言動が示す意味を，周囲の人や環境との相互作用の中で捉えていく視点である。

④全体的な視点をもつ

子どもを理解する際，療育室での子どもの様子からだけではなく，家庭や幼稚園・保育所などの様々な生活の側面，さらに発達の側面から全体的，総合的に捉えることが不可欠である。

5）療育の実際～「人間関係と自我を育てる」療育～

人間関係と自我を育てることを目指した療育では，まず①人や状況への安

心感を育てる。子どもが安全で，安心でき，安定できる状態を人間関係，環境において作り出すことが課題となる。その状態を土台として，②人や環境との相互交流の営みを通して，自己認知，環境認知を進め，自発性・主体性を育て，③人への自己統制力を育み，それらの取り組みを通して社会性（対処力）を育てていく。

①人や状況への安心感を育てる

　自閉スペクトラム症の子どもは，多くの場合非常に過敏で不安や緊張を感じやすい状態にある。また，人が不快をとりのぞいたり，なだめたり安心させてくれる存在であることをわかっていない段階では，人がむやみに声をかけたり働きかけることはかえって不安や緊張を助長させかねない。周囲の環境や人が自分にとって恐怖・不安や緊張を強いる存在であったならば，それらを回避しようとし防衛的な態勢を強めていくことになる。したがって，子どもがなるべく不安や緊張を感じ混乱した状態にならないように，安心して落ち着いて過ごすことができるような環境条件を整えていくことと，療育者が子どもにとって安心できる存在であることが療育の出発点となる。具体的な工夫として，行動を制限せず安全を保障できる，さらに子どもから見てわかりやすい状況を整える工夫，不快，不安や混乱を引き起こすような過剰な刺激の制限，わかりやすい日課の工夫，子どもからわかりやすく，脅かすことのない受け入れやすい療育者からの働きかけの工夫などがある。

②自発性・主体性を育て，自己統制力を育む

　子ども自身が安心することで初めて，気持ちにも余裕がもてるようになり，周囲に目を向けることができるようになると共に，療育者の働きかけを受け入れる態度がとれるようになる。そうすると療育者の方から徐々に積極的な関わりを進めていくことが可能となる。子どもが興味や関心がもてる遊びや課題を提供し，人との間で楽しみや喜びを共有していけるように努める。さらに子どもの内面を理解し，無意識的なあるいは曖昧な行動に意味づけ，それを言語化することによって子ども自身の気持ちや要求を明確化し，表現できるようにしていく。さらに意図的に課題場面を設定したり状況を作り出し，療育者からの求めや現実的な対応を求めるなど，療育者と子どもとの間でのやり取りを活発化していく。たとえば選択場面などを設定する際，選択する

ことにポイントをおくのではなく，選択する場面で子どもが思考を働かせる過程に重きを置き，子どもの内面に目を向け，説明したり，気持ちをなだめたり，励ましたりしながら，自発的に子ども自身が気持ちを変えたり，自発的・主体的に状況に関わっていけるようになることを大事にする。

このような人とのやり取りを通して，子どもは自分自身を意識し明確化させ周囲の人や物との関係を理解し，自分の気持ちをコントロールしたり，周囲の人や状況と自分との間に折り合いをつけることを学び，周囲の状況に対処できる力を身につけるのである。

③事例〜対処能力と主体性を育む支援〜

【事例概要】

Ａさん：5歳女児　自閉スペクトラム症（4歳時診断）

家庭の様子：家庭内で些細なことで癇癪を起こすことはあったが，言語や認知，生活や運動といった面において概ね年齢相応の発達であるため，Ａさんの両親は育てにくさを感じつつも障害を疑うことはなかった。

【児童発達支援センター利用の経緯】

幼稚園入園後，間もなくして登園したがらなくなった。幼稚園では，友達と遊ぶことも，笑顔を見せることもなく，常に無表情で居室や園庭の隅のほうで身を強張らせていた。家庭でのＡさんとは別人のようだったので，幼稚園を退園し，センターを利用することになった。

【『安心感』を育むことができる生活条件を整える】

入園当初のＡさんは，表情は強張り，体は硬直し，常に家庭から持参したタオルを口にくわえている状態で，強い緊張やストレスが感じとれた。

当面の目標として第一にＡさんにとってセンターが"安心，安定して過ごせる場所"になるよう個別療育から開始した。担当保育者を固定し，Ａさんが好みそうな玩具や遊具を提示する，興味関心のある話題を提供するなどの配慮を行った。さらにセンターでの過ごし方をＡさん自身に選択してもらい，保育者はＡさんが選んだ遊びや過ごす場所などを保障するようにした。

徐々にＡさんはトランポリンを跳ぶことを楽しみに登園してくるようになった。表情は和らぎ活発に遊ぶ様子がうかがえ，保育者に対して自ら家族

のこと，幼稚園に通っていた時のことなど，話すようになっていた。始終口
にくわえていたタオルは，センターで過ごしている間は手放すようになって
いた。

【『自己肯定感』を育む支援】

　入園後約 1 か月半が経過し，安心，安定して過ごせるようになってきたの
で，次のステップとして個別療育から集団療育へと移行することにした。友
達と楽しく過ごす経験を増やすこと，友達や保育者から認められる，褒めら
れることで A さんが自信をもてるようになることを目的とした。他方，A
さんが不安になる，困るなどのことがあった時は，保育者が即座に対応でき
るよう体制を整え，集団への移行を実施した。

　運動能力が高い A さんは，周りの友達ができないことも容易にこなすこ
とができたため，友達から「すごい！」「上手！」と感心される，褒められ
る機会が多く，一目置かれる存在になった。保育者も A さん自身は何気な
く行っていることでも，意識的に認める，褒めることを心掛けた。すると
A さん自ら「どうして皆，A のこと好きなのかなあ？」と嬉しそうに話し，
新しいことに積極的にチャレンジしたり，自発的に困っている友達の手助け
をするなどの言動が見られるようになり，A さんに自信がつきはじめてい
ることが感じられた。

【『対応力』と『自己制御力』を育む支援】

　集団の中で自信をもって生活する姿がみられるようになった A さんだっ
たが，反面友達との関係が深まっていくと同時に，時折「疲れたから一人に
なりたい」「お家に帰りたい」といった訴えが出てくるようになった。A さ
んの訴えに対して，まずは事情を聞いて受け止め，集団のルールに則った形
で要求を叶えるための手順を伝え，実際にその手順を踏んだうえで要求を叶
えるように関わった。A さんから「一人になりたい」と訴えてきた時は，「今
すぐは難しいけれど，○○時になったら一人になれる場所に連れていくこと
ができる」，また「お家に帰りたい」と訴えてきた時は「お家に帰るにはお
母さんにお迎えに来てもらう必要があるから，今からお母さんに電話して何
時にお迎えに来れるか聞いてみよう」といったように，A さんからの訴え
は否定したり，断ったりはせずに，要求を叶えるための条件や手順を提示す

るようにした。

　その結果，自分の思いや事情は理解されていること，自分の要求が今すぐでなくてもいずれは叶うという見通しがあることの安心感から，保育者が提示した条件を納得して受け入れ，保育者と一緒に手順を踏み，落ち着いて待つことができるようになった。

【『主体性』と『自発性』を育む支援】

　要求を叶えるための条件に選択肢を提示することも同時に行った。Aさんから「B先生と一緒に体育館に行きたい」という要求があった際に，「B先生と一緒に行きたいなら給食を食べた後であれば可能。今すぐ行きたいならC先生だったら一緒に行くことができるけどどうする？」などである。このように，Aさんが安心して気持ちや要求を表出，発信できる環境は常に維持させながら，選択する機会を提示する中で，Aさん自身が考え，決定することを積み重ねるようにした。

　その結果，Aさんは単純に自分の気持ちや要求を主張してくるだけではなく，「一人になれる場所に行きたいんだけど，何時になったら行けるかな？」とか「B先生と一緒がいいんだけど，B先生は今大丈夫かな？」などと確認する，交渉することが増えていった。

3. 統合保育と個別療育

1）統合保育の意義

　障害児の幼児期の保育は，重症心身障害児など常時医療的配慮を必要とする子どもを対象として医療型児童発達センター（児童発達支援事業）とその他の子どもを対象とした福祉型児童発達支援センター（児童発達支援事業）などの通所施設のほか，保育所，幼稚園，特別支援学校の幼稚部など多様な保育機関で行われている。幼児期は，ノーマライゼーションの理念の浸透を背景とした統合保育の推進，また女性の社会参加の促進，それに伴う家族機能の変化など社会文化的な要因を背景として，障害児も幼稚園や保育所で保育を受けることが多くなっている。

　障害をもつ幼児ともたない幼児を一緒の環境で保育することを統合保育と呼んでいる。形態として一日を通して同じ環境で保育する場合と，ある一定

の時間・場所で行う部分的統合保育がある。統合保育の意義は，障害のある子どもにとっては，健常児による社会的な刺激を受けたり，友人関係が広がるなどの成長・発達の促進であり，定型発達の子どもにとっては，いたわりの心や助け合いの心が育ち，自分と異なる友達の存在を知る機会となることである。人生の初期の段階から，障害をもつ子どもと共に育つことによって，障害のある子どもとの交流を通して，一人ひとり違うこと，障害があっても人間であることには変わりないこと，障害があるという違いがあってもわかり合えること，一緒にいてあたり前なことなどを体験する機会となる統合保育というインクルーシブ保育は，これからの共生社会を構築していくうえで意義のある保育形態である。

2）統合保育の促進と課題

　統合保育が公的に位置づけられてから40年が経過するが，2007年より本格実施となった特別支援教育において，障害をもつ幼児・児童・生徒一人ひとりに個別支援計画を作成し教育支援を実施するとされた。幼稚園・保育所においても個に応じた支援を行うことが求められてきている。

　統合保育は，言うまでもなく単に障害のある幼児と定型発達の幼児を一緒にし，同じ対応をすればよいということではない。一人ひとりの子どもの発達の状況をアセスメントし，方針を明確化し，保育士間で共通認識をもち保育実践を行う。だが多くの場合，幼稚園・保育所で働く保育士は自閉スペクトラム症の子どもについて専門的な知識や技術を有しているわけではなく，一般的に定型発達の子どもへの保育環境，保育内容および保育技術が用いられる場合が多く，必ずしも自閉スペクトラム症の子どもに適した育ちの場になっていないことが多い。その子の発達状況，障害の特性を考慮した保育を行うという観点から，児童発達支援センター（あるいは児童発達支援事業を実施している）などの専門療育施設と連携し，専門的な観点からのアドバイスを得る。また区市町村が，障害児地域療育支援事業などを活用した，あるいは独自に実施している巡回相談指導の活用，専門療育施設など専門機関が実施している保育士研修を活用し，障害についての知識や保育技術のレベルアップを図っていくことが必要である。

3章・自閉スペクトラム症の療育　*83*

3）統合保育の方法

　幼稚園・保育所の統合保育では，障害児クラスを設置し，ゆったりとした
プログラムと人員を配置し通常の保育を行い，行事など部分的に定型発達の
子どもと交流する機会を作る部分的に統合する方法や通常クラスに障害児が
在籍し，障害児療育支援加算制度を活用し定員以外の保育士を配置し必要な
個別的配慮を行い全面的に統合する方法がある。また幼稚園・保育所の生活
に適応が難しい子どもを対象とした，一週間の内，3日は幼稚園・保育所に
通園し，2日は専門療育施設を利用し，両施設が連携し協力しながら子ども
の育ちを図る併行通園の方法もある。

4）統合保育と個別療育を併用した自閉スペクトラム症の子どもの育ち

　子ども同士の関わりが子どもの成長発達にとって重要で，集団の中で他の
子どもの存在に気づき関わりがもてれば，情緒的な交流がもつことができ，
他の子どもの振る舞いを見て行動を学び，努力する心が育つ。しかし自閉ス
ペクトラム症の子どもは，このような集団の中で安心感をもち，大人を頼り，
子どもたちとの関わりをもちにくい特徴がある。以下は，保育所での統合保
育に専門療育施設の専門性を活用した事例である。専門療育施設（児童発達
支援センター）の個別療育でわかった子どもの特徴，課題・支援の方法を保
育所に伝え，保育所ではアドバイスを参考に保育環境を整え，保育を工夫し
統合保育を行った。

【事例概要】

《保育所利用から併行通園までの経緯》

　H君はB保育所に2歳の時入園。入園当初は音や人の動きに敏感で，
気になって食事に集中できなかったり入眠しづらい様子がみられた。保育
士や他児からの拒否や否定の言葉に反応し，泣きながら床に体を打ちつけ
たり，他児を叩こうとする姿が多くみられた。保育士の助言により医療機
関を受診し，「自閉スペクトラム症」と診断を受ける。医師より療育を勧
められ，C園を紹介された。H君が保育所の3歳児クラスにあがるタイミ
ングで，療育施設C園との併用利用をすることになった。

《療育施設でのアセスメントと方針》

【情報収集から当面の課題】

　両親からの聞き取りと保育所からの情報提供により，課題として以下のようなことが確認できた。

・気持ちがうまく伝えられないこと，そのためか保育所での他児に対する他害があること。

・登園を拒否する日が増えてきていること。

・家庭での癇癪および母親への暴力が悪化していること。

　小集団の中で療育者が個別に付き添う中で，H君の状態を詳細に把握し，家庭生活および保育所における配慮点などを見い出し，両親および保育所に伝えていくこととした。

【利用形態】

　両親共に常勤の仕事をしていることや保育所生活を中心にしたいとの両親の意向により，週2日のC園利用から開始し様子をみることにした。保育所と話し合い，H君がB保育所に登園後，10時にC園の職員が迎えに来て，午前中の活動をC園で過ごし，昼食後にB保育所に戻ることとした。H君が要求した際どちらの施設も利用できる体制を整え，本人が選択し，気持ちが受け止められていることを実感できる体制を整えた。

《H君の支援目標の設定》

【H君の様子】

　利用開始1か月ほどは，緊張している様子がうかがえ，他児との接点は限られトラブルが起きることもなかったが，他児に玩具を取られそうになると一瞬険しい表情になって，すぐに他児に対して「はい，どうぞ」と玩具を差し出す姿は非常に不自然であった。また，常にH君の側に療育者が付き添い見守っていたが，いざ困った状況が起きた時に頼りにする様子はみられなかった。長い集団生活の中で一見，社会性があるような振る舞いは身についているように見えたが，その内面にあるH君本来の欲求や要求は十分に表出されていないように思われた。また，本児の欲求や要求

は周囲からも理解されないため，人によって満たされる経験が極端に少なく，ゆえに人への頼り方がまだわからない様子であった。

【支援目標の設定と保育所との共通認識】

・C園においては，H君が自分の中にある欲求や要求を気軽に表出できるようになること。

・欲求や要求を人によって満たされる経験を積む中で，人を頼りにできるようになることを目標におき，支援を進めることにした。

・保育所に本児の特徴，課題およびC園での取り組みについて説明し共通認識をもち，本児の保育所の保育士の関わりについてアドバイスを行い，今後も相互に情報を共有することを確認した。

【会議のもち方】

　保育所との会議で，C園を利用してからのH君の状態の変化と，そこに至るまでの支援のポイント，また今後の支援の方向性などを伝え，保育所でどのようにしていくか一緒に考えていくスタンスをとった。

《その後のB保育所とC園での経過　～3歳から4歳》

　C園入園後，約1か月が経過し，徐々にH君自身が自分の気持ちを他児にいえるようになると，他児とのトラブルがみられるようになった。うまくいかないと大声を出して威嚇する，ひっくり返って癇癪を起こすなどがあったが，療育者を頼り，助けを求めていることがわかった。H君により具体的に対応の仕方を提案し一緒にやってみるなどした。一度理解でき経験して成功したことは，次に同じような状況に遭遇した際に自ら実践する姿が見受けられるようになってきた。保育所でも嫌なことがあると泣きながらも「先生，○○君がこういうことをいって嫌だった」と，保育士に訴えることができるようになり，保育士が，状況や他児の気持ちなどを丁寧に説明していくことで，本児の気持ちの切り替えがスムーズになっていった。

《その後のB保育所とC園での経過 〜4歳から5歳》

　C園では，H君は，大人だけでなく，他児に対しても自分の気持ちを伝えられるようになり，他者のこともわかることが増え，他児との交流も徐々にスムーズにとれるようになった。困った時は保育士に助けを求めるなどができるようになり，特別に保育士がつかなくても園での生活を楽しめるようになった。

　4歳になると保育所で過ごすことが多くなった。保育所でも自分の気持ちや希望を言葉で伝えることができるようになり，他児とのトラブルがあっても，保育士に訴えて気持ちを切り替える様子が多くみられた。積極的に他児と関わりながら，コミュニケーションのとり方や誤解のない理解の仕方を積み重ねていった。5歳では，ほとんどの時間を保育所で過ごし，よくわからないことがあると，「これってこういうことだよね」と保育士に確認したり，質問するなど，落ち着いて過ごすようになってきた。C園での様子を見学する，話合いをもつなどH君への理解を深め，保育所での保育士の関わりなど保育環境をよりH君に適したものになるよう工夫していった。

4. 保護者支援

1）自閉スペクトラム症児の親・家族が置かれている状況

①支援での親の位置

　親が療育施設を訪れるきっかけは，第三者に障害を指摘されて，あるいは親自身が子育ての難しさを感じて，また他児との違いに気づいてなど，様々である。だが共通する点は，親自身が子どもの示している状態の背景に障害を想定することに違和感や反発を少なからず感じていることである。親は，これから障害がある子どもを親として見守り育てていく出発点におり，障害を受け止めていくプロセスにいるのであり，親自身が支援を必要としている存在である。一方，親は量的に多くの時間を子どもと過ごし，子どもについての情報をたくさんもっていること，一番子どものことを考えているという意味において一番の子どもの理解者であり，子どものことを一番知っている存在である。支援者はそのことを十分認識したうえで親と共に協働して子育

てをし，親を支えていくのである。

②子ども理解の難しさと家族の困惑

親が自閉スペクトラム症の子どもを理解することはなかなか難しい。自閉スペクトラム症の子どもは，得意なところもあれば苦手な発達の側面があり，発達の凹凸があることが特徴である。さらに障害特性も重なり，親は子どもの言動に困惑し，不安，恐れ，心配を抱き，理解することが難しくなる。

③周囲からの孤立しやすさ

さらに周囲からもなかなか理解されず，「甘やかしているのでは」「しつけができていない」などの非難を受けたり，最初は一緒に遊んでいた親子も徐々に避けていくなど周囲から孤立しがちである。さらに子育てを母親が一人で抱え込んでいることが多く，夫の協力を得られない，他の身近な人々の理解が得られないことにも直面する。

④家族全体の問題

子どもが家庭内でも不可解な言動を取ることが多く，家族全体が精神的にも生活上も大きな影響を受けることになる。自閉スペクトラム症の子どもがいることで生じてくる様々な問題への対応も保護者支援の課題となり，支援者はその子どもがいる家庭生活を想像し，家族全体を理解することが求められる。さらに親の価値観などその考え方を知ることも必要である。

2）保護者支援の目的

保護者が，まず子どもの特徴，障害を理解し，特性に合わせた適切な関わり方を学び，地域の様々な社会資源を活用し，子育てをしていけるようにすること，次いで子育てで困った時，どのようにしたら解決・改善し，より良い方向に向かうことができるかを主体的に考え対処している状態を作り出すことである。言い換えると親が本来的にもっている対処力が障害をもつ子どもをもつことで弱まっていた状態を取り戻していく主体化の過程が，保護者支援ともいえる。

3）専門療育施設での保護者支援の内容

専門療育施設での保護者支援の内容として以下が挙げられる。

①親のこれまでの苦労を労い，子育ての難しさに共感し，支持する。

親が「話せて良かった」「相談して良かった」と思えるような支援者の態

度に触れ，親は安定する。そのためには，「追
い詰めない」「親を評価しない」「親の話した
い方向について行く」などの面接の基本原則
を遵守した態度を保持する。

②親が子どもの「健康な部分」「良いところ」「か
わいいところ」と思っていることを見とり，
支持する。

保護者支援プログラムの一例
＊連絡ノート ＊個別面談 ＊家庭訪問 ＊親子保育・保育参観 ＊学習会 ＊父親の会 ＊動作法の親子セッション

③障害名のみに着目せず，子どもの特徴として捉える作業を親と共に進める。

④親が子どもの状態を客観的に捉え，主体的に考え行動できるようにする。
子どもの示す行動の背景，意味を親と共に考え対応の仕方を考える。

⑤健康に家族の自律機能が働くように支援する。親の精神的な安定が必要である。必要な場合は精神科受診をアドバイスする。
親は保護者としての養育機能と生活者としての機能を有している。そのバランスの維持への配慮が必要である。

⑥親の会の紹介など親の孤立化を防ぐ取り組み。

5. 専門療育施設としての地域支援

　専門療育施設の機能と来所した子どもの療育・家族支援と共に地域の関係機関への専門的立場からの支援，地域の各種委員会への協力，地域住民への普及・啓発などの地域支援がある。地域での子どもの成長・発達を支えるという観点からは，家庭と共に子どもの育ちの中心的な場である幼稚園・保育所や学校への支援が特に重要な機能である。

　幼稚園・保育所や学校への支援の方法として，専門療育施設に来所した子どもが属す幼稚園・保育所や学校への支援会議などを活用した支援と幼稚園・保育所への巡回相談指導が挙げられる。両者とも支援者の支援力の向上を目指す支援者支援として位置づけられる。

1）支援会議などを活用しての地域支援

　知的発達の遅れを伴わない自閉スペクトラム症の子どもの多くは，幼稚園・保育所や通常級に在籍している。しかし幼稚園・保育所や学校が安心・安全な生活の場になり得ていない場合が多く，保育士や教員も保育・指導に苦労

している現状があり，本人だけではなく家族や保育士や教員など関わる人々も支援を必要としている。関わる保育士や教師など関係者が子どもの発達特性を理解し，行動特性にフィットした保育，教育を施すことによって自閉スペクトラム症の子どもにとって幼稚園・保育所や学校が居場所となり，より良い育ちが期待できる。

これらの関係者が子どもの発達特性を理解し，行動特性にフィットした方法を検討していく場が支援会議である。支援会議において保育や学校現場に役立つその子どもについての情報を提示することが専門療育施設の役割である。どのような内容をどのように示していくかがその後に続く保育や教育指導に影響を与える。したがって，専門療育施設に来所した自閉スペクトラム症の子どもについてのアセスメントが重要になる。また支援会議には，担任保育士や教員だけではなく，校長や園長などの管理者，さらに関係する人々の出席を依頼する。これは子どもの問題を担任だけが抱え込むのではなく，幼稚園・保育所や学校全体として取り組むことが必要だからである。

図3-1は専門療育施設への相談から支援会議の開催までの専門療育施設での取り組みの一例である。専門療育施設では，保護者などからの相談を受

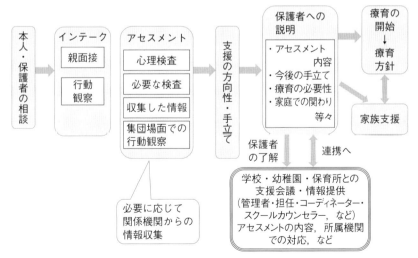

図3-1　専門療育施設での相談から関係機関への情報提供の一例

け付けると，行動観察，保護者から困っていること，保護者から生育歴，家庭での様子，保護者の子どもの理解，所属機関での様子などについての聞き取り，必要な心理検査，所属機関への聞き取りなどの情報を収集しアセスメントを行い，子どもについての見立てをし，手立てなどの方針を導き出し，保護者へそれらについて説明し今後について話し合う。その後，保護者の了解を得て所属機関に支援会議の必要性を説明し，支援会議を実現する。

　このような取り組みの積み重ねによって，幼稚園・保育所や学校は専門療育施設から情報を得ることのメリットを実感し，信頼を得て，幼稚園・保育所や学校からの紹介→専門療育施設でのアセスメント・見立て→学校へのフィードバックという連携が定着するのである。

2）巡回相談指導による地域支援

　巡回相談は，地域の保育所・幼稚園などの保育現場からの相談に対して専門療育施設のスタッフが訪問し，子どもと保育の様子を見たうえで保育者と共に問題解決の手がかりを見出す，いわばコンサルテーションといえる取り組みである。よって巡回相談指導の目的は，保育者を支援することであり，そのプロセスを通して子どもの成長発達を支えるといった特徴をもつ。専門療育施設の専門家が訪問するが，一方的に助言・指導するという態度ではなく，共に考えていくという姿勢をもち，保育者の支援力の向上を目指すことになる。

　巡回相談指導は，子どもの様子や保育者の関わりについて見た後，検討会をもつ方法が一般的である。検討会には担当保育士だけでなく，管理者や多くの保育者が出席することで多様な視点から検討することができるだけでなく幼稚園・保育所全体で検討内容を共有し取り組むことができる。

　さらに巡回相談指導の前に，相談したい子どもについて相談する趣旨，さらにその問題についてどのように考え，今まで取り組んできたかなどを保育現場の関係者と話し合う，あるいは相談者が整理しておくと検討会の焦点が明確化され，短時間で検討することが可能となる。そのための専門療育施設で「巡回シート」を作成し，事前に幼稚園・保育所に記入してもらうことで事前に専門療育施設において他の専門職と検討し，巡回相談に臨むことができる。

3章・自閉スペクトラム症の療育　*91*

巡回相談シート（保育所）

保育所		
記録日：　　月　　日	記録者：	
組	さん（　　歳　　ヶ月　）	

〈気になるところ〉

①_____

　※具体的なエピソード_____

　_____

②_____

　※具体的なエピソード_____

　_____

③_____

　※具体的なエピソード_____

　_____

〈活動〉

遊び：
①興味・関心_____

②遊び方_____

人との関わり：
①対大人_____

②対子ども_____

集団参加：_____

日課の理解：_____

〈ことば〉
聞く：（指示理解など）

話す：（意思表示など）

読み書き：（絵本・お絵かき）

〈運動〉
手先を使った作業：

全身を使った運動：

〈生活〉
※ 食事・排泄・着脱・睡眠など

〈その他〉

3章・自閉スペクトラム症の療育　*93*

巡回相談シート（保育園）　　　　　　　　　平成　年　月　日

児童氏名		性別	男　・　女
保護者氏名			
生年月日	年　　　月　　　日	年齢	歳
住所	〒		
電話番号			

家族構成	氏名	年齢	続柄	同居別	職業・学校

クラス ・担任の先生	組　　　　　（年少　・　年中　・　年長） 　　　　　　先生
保育園以外 の利用機関 （療育機関・ クリニック等）	
その他 （特記事項： 障害名など）	

3. 地域・関係諸機関との連携

1. 連携の意義

　地域での自閉スペクトラム症の子どもの育ちでは，図3-2にあるように子どもの成長発達に関わる支援機関と家族の生活を支える多様な支援機関が関わることになる。それらの機関・人々がつながり，連携・ネットワークを作り出し地域での育ちを支えていくことが連携の目的となる。連携を作り出すには，ソーシャルワークの機能が必要であり，児童福祉法では，障害児相談支援が位置づけられケアマネジメントの手法を用いた計画相談によって連携を作り出す仕組みとなっている。だが一方，相談支援機関ではなくとも連携が必要と考えた機関から他機関へアプローチしていく姿勢も重要である。連携を作り出していく際の前提として家族の了解がある。連携することによって自閉スペクトラム症の子どもの成長発達を助け，家族の子育てを支えることになるかなど，連携の意義を説明し，家族の理解を得ることが必要と

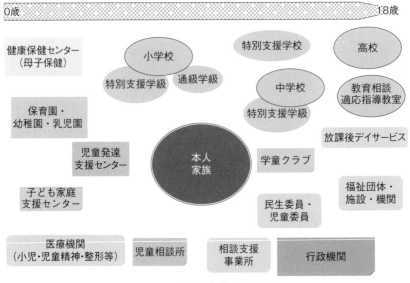

図3-2　地域の多様な支援機関

なる。

2. 地域における縦横連携の必要性

　自閉スペクトラム症の子どもの地域生活支援では，ライフサイクルを通しての切れ間のない縦の支援連携と，ライフサイクルの各ライフステージに関わる関係者のスムーズな横の支援連携を充実していくことが求められる。縦横連携のどちらの場合も，一人ひとりの特性にあった支援を行うこと，年齢やライフステージに即した支援であること，また保健，医療，福祉，保育，教育，就労などの関係者がチームとなって支援を行うことが必要であり，日々の生活を支えるためにはできるだけ身近な地域の支援機関が連携し，ネットワークを構築していくことが大切である。

3. 連携，ネットワークのレベル

　ネットワークには，①個別レベルでのネットワーク，②専門職・実務担当者レベルのネットワーク，③団体・機関レベルのネットワーク，④制度・政策レベルのネットワークのシステムレベルに階層化できる。①のネットワークは子どもや家族に実際に関わる支援機関の人々による「どう支援していくか」を検討する支援会議として実施される。さらに地域での有機的な連携の体制を作り出していくには，②および③レベルを兼ねたネットワークである地域自立支援協議会などを核とした顔の見える現場レベルの密接な連携を地域に根づかせることが重要である。

4. 連携を構築し推進する要素

　連携しネットワークを構築して活動していくには，構成メンバーが以下の点を共通認識とすることが必要である。第1に情報を共有し，共通認識をもち，共通の目標を確認する。子どもや家族について知り得た情報を他機関に提供する際は，家族の了解が必須であることはいうまでもない。第2にそれぞれの機関のもつ「強さ」（Strength）を発揮できるような協力関係を形成すること。連携を作り出し，安定し，信頼関係を形成するためには，互いの属する機関の特性や機能の違い，つまり「強さ」と「弱さ」を相互に理解し，

チームとして「強さ」を凝集し，「弱さ」を補完し合う協力関係を築いていく。第3に役割分担を明確化し，責任分担を交渉する。共通の目標・課題を達成するためには，それぞれの役割を明確化させ，責任を分担することになるが，実際の連携の場面では，様々なコンフリクトや不一致，競合が起こってくる。これらを解決するには，互いの立場を理解し話し合う参加者の態度が求められる。第4にチームとしての協働関係を構築することである。複数の問題があるケースでは，多数の支援機関が連携することになるが，連携会議や事例検討会において高度な会議運営能力とリーダーシップが必要となる。第5にネットワークの運営・管理を行うことである。第4とも重なり合うが，連携しネットワークとして活動していくプロセスにおいて，ネットワーク全体を見守り，ネットワークの強化・維持・発展を進めるための運営・管理が必要である。この役割は，ソーシャルワークの機能であり，多くの場合相談支援機関が担うことが妥当である。

5. 関係機関・人々をつなぐ人々（機関）

　縦横の連携を作り出すためには，つなぐ役割を担う存在が不可欠である。横の連携では，子育ての観点より保健所の保健師が中心となる場合もあれば，家族状況により子ども家庭支援センターが連携を作り出す役割を担うこともある。また子どもの特徴により幼稚園・保育所の巡回相談指導を媒介に連携が図られる場合もある。学齢期では，各学校に配置されている特別支援コーディネーターが地域の他の支援機関との連携の窓口になっている。

　縦の連携では，就学に際しては，就学支援シートの活用，教育委員会の就学相談員が役割を果たす移行支援，就学前の支援機関と学校との情報交換会などの仕組みがあり，小学校から中学校以降では，学校間の情報交換会，特別支援コーディネーターによる，あるいは就学相談員による移行支援などの仕組みがある。一方中学校から高等学校への移行では，両者の管轄が異なることが連携を難しくしている現状がある。さらに福祉の分野においては，障害者総合支援法，児童福祉法で相談支援事業者の相談支援専門員が中心的にその役割を担う法設計がなされている。

　さらに専門療育機関が縦横の連携を推進していく役割を担うことがある。

家族や関係者からの専門療育機関への相談をきっかけに，地域の専門療育機関がその専門性をバックとして関係機関へアプローチすることで連携を作り出すことを容易にしていく。

6. 地域連携の実際

　次の2つの事例は専門療育機関から積極的に関係機関との連携を構築した事例である。

1）自閉スペクトラム症の幼児の就学に向けた連携作り

　母親から「保育所で様々な不適応状態を示し，小学校入学に向けてこれからどうしたらよいか」という療育機関への相談をきっかけに，就学に向けて必要な支援機関との連携を作り出した事例である。

【相談から支援方針の共有へ】

　本児は母親と2人暮らしである。本児は保育所に通っており，入園当初は楽しく保育所生活を送っていた。5歳のころから教室に入れずに，園庭に飛び出してしまう行動が顕著となる。そのころに診断を受け，小児科，療育機関に定期的に通うようになる。年長の夏ごろから登園拒否をするようになった。

　相談を受けた当初は，母親は本児の登園拒否，本児理解，自分の仕事のことなど混乱した状態で，母親も何から相談していけばよいのかわからない状態であった。そこで母親からそのつど状況を聞き，疑問や不安についても話を聞き，精神的サポートを行った。他方，健康保健センター，保育所などの関係機関と連絡をとり，支援の方向性について検討し，小学校入学を数か月後にひかえていることもあり，保育所での登園拒否の問題よりも，「小学校入学，入学後の生活について」の支援に重点を置くことを共通の方針として統一した。

【連携体制の構築へ】

　方針に基づいて，健康保健センターが連絡調整の役割を担い，教育機関にも働きかけ，母親も含めた**図3-3**にある支援機関と支援会議を開催した。支援会議では，関係機関が本児の状態像を理解し，小学校入学に向けた取り組みと課題を検討し，共通認識を作り役割分担を明らかにし具体的な手順な

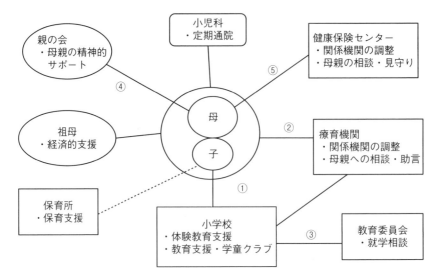

① 小学校入学となり，学校と学童クラブへ移行する。
　小学校では入学式の予行を行い，入学式では担任が寄り添うなど細やかに対応を行っている。
② 小学校入学後，小学校に対しての専門的な支援は専門療育機関が行う。
③ 教育委員会も本児についての見守り体制をとる。
④ 母親に対する相談相手の役割を親の会が担う。日常的な関わりがもてている。
⑤ 身近な地域での継続的な関わりを保健師が担い，母子の生活を見守る。

図3-3　就学に向けた連携作り

どを決めた。小学校入学前に担任との顔合わせ，入学式の予行演習などの提案を通して，入学がスムーズに行われるようにし，安定した小学校生活を始めるために連携体制を図った。また親の会を紹介するなど，母親の社会関係を広げる取り組みを行った。

小学校入学後は，問題はあるものの周囲の人々の理解を得て順調な学校生活を送っており，母親も地域の支援機関をうまく活用しながら地域での子育てをしている。

2）小学校から中学校移行への縦の連携作り

小学校から中学校への移行を専門療育機関である発達支援センターからのアプローチにより円滑に実現した縦の連携の例である。発達支援センターは保護者の意向を受けて小学校へ移行支援を提案し両者が共通認識をもち，役

割分担を明確にし協働して移行支援を行った。
【小学校との協働体制の構築】
　本児は，数年にわたって不登校の自閉スペクトラム症の子どもで「中学でやり直しをしたい」という意志をもち，保護者も本人の気持ちを尊重し実現したいと考えているが，保護者は中学入学後，再度不登校になるのではないかと不安を抱え，発達支援センターに相談していた。そこで，小学校との協働体制を作り，その後中学校，その他の関係機関へ移行支援に向けてアプローチをしていくといった2段階で進めていく戦略を立て，発達支援センターの地域支援担当者が，小学校の学校管理者である校長に連絡をした。小学校に本児の特徴を説明し，本児にフィットした指導が必要なことを専門的な立場から説明した。通常の引き継ぎだけでは不十分であり，自閉スペクトラム症の専門的な観点からの助言が必要なことの理解を得ることができた。校長と特別支援コーディネーターとの話し合いの中で，情報を共有し，移行支援の必要性・共通目標の確認，中学校との支援会議を開催することなどを話し合

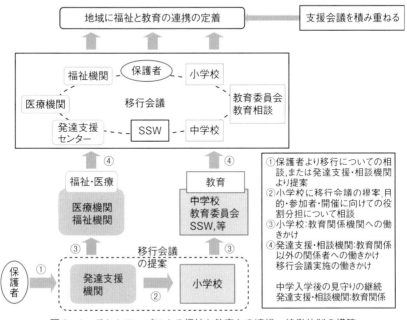

図3-4　ボトムアップによる福祉と教育との連携・協働体制の構築

い，協働して中学校やその他の関係者へ働きかけ支援会議を開催することになった。

【中学への移行に向けての取り組み】

　中学校や教育相談などの教育関係への呼びかけは小学校が担当し，医療関係や福祉関係は発達支援センターが担当し，支援会議を中学校入学前に1回，担任が決まる入学後に1回実施した。その後小学校側は参加しない形で必要に応じて本人の学校生活が安定するまで継続した。学校側は本人の特性を理解し，本人を尊重した指導を行うと共に，担任，スクールカウンセラー，特別支援コーディネーターなど，校内体制を整え本人の学校生活を支えていった。高校進学の際も発達支援センターがつなぐ役割を果たし比較的順調な高校生活，大学生活を送ることができている。

4. 療育機関の合理的配慮

　合理的配慮の基本的な考え方として，障害者権利条約第2条において「障害者が他の者との平等を基礎として全ての人権及び基本的自由を享有し，又は行使することを確保するための必要かつ適当な変更及び調整であって，特定の場合において必要とされるものであり，かつ，均衡を失した又は過度の負担を課さないもの」と定義されている。また障害者差別解消法第6条第1項の規定に基づいた「障害を理由とする差別の解消の推進に関する基本方針」において，技術の発展，社会情勢の変化などにおいて変わり得るものとしつつ合理的配慮の一例として①物理的環境への配慮，②意思疎通への配慮，③ルール・慣行の柔軟な変更を挙げている。自閉スペクトラム症の場合は，特に②が必要となってくるが，これを療育施設における合理的配慮の視点から捉えると，①についてはその子の特性に合わせた刺激の制限，わかりやすく整備された環境，音などの感覚過敏への配慮など，②については，わかりやすく，具体的な言葉を用いた短い表現で丁寧に，イラスト・写真などを用いた情報提供の視覚化など，③については自閉スペクトラム症の特性を考慮すると重要な項目であり，社会的な規範などに関して本人が理解していること

としていないことを見定めた配慮を行っていくことなど，といえよう。

　療育施設を訪れる子どもの多くは，幼稚園・保育所や学校，家庭などの生活の場がその子にとって，安全で安定でき安心できる場になり得ていない状況にある。①②③は自閉スペクトラム症の子どもの支援特性ともいえる事柄であるが，一方子どもが「安全で安定でき安心できる」ことにつながる内容でもある。すなわち支援として自閉スペクトラム症の子どもが「安全で安定でき安心できる」物理的環境と人的環境を整えることが，療育施設における合理的配慮といえるのではないだろうか。人との相互交流が難しい自閉スペクトラム症の子どもは，子ども達に「安全で安定でき安心できる」状態ができることによって人との交流を始めるからである。

参考文献

1）内閣府：障害者白書平成27年度版．内閣府，2015.
2）日本発達障害連盟編：発達障害者白書2016版．日本発達障害連盟，2015.
3）石井哲夫：自閉症・発達障害がある人たちへの療育．福村出版．東京，2009.
4）山﨑順子，他：地域で支える障害者の相談支援．中央法規，東京，2006.

引用文献

1）若子理恵，土橋圭子：自閉症スペクトラムの医療・療育・教育．石川道子監修，篠田達明編集，金芳堂，京都，p44，2005.
2）太田昌孝：発達障害の医療とは何か．石井哲夫監修：発達障害の臨床的理解と支援，山﨑晃資，宮崎英憲，須田初枝編著，金子書房，東京，p148，2008.

追記：2. 専門療育施設の療育の事例は，坂田由紀子（児童発達支援センターめばえ学園）稲垣修（すこやか保育園）から事例提供された。

（山﨑順子）

4章
自閉スペクトラム症の教育

1. 特別支援教育の理念

1. 国内外の障害者政策と我が国の特別支援教育

　我が国は 1979 年 4 月に，障害のあるすべての子どもたちが教育を受けることができる養護学校義務化を「特殊教育制度（障害区分による盲・聾・養護学校：知的障害，肢体不自由，病弱身体虚弱）」という形で結実した。その後，世界的にインクルージョン教育・ノーマライゼーションまたメインストリーミングの考えが高まり，1994 年 6 月ユネスコがスペインのサマランカで採択したサマランカ声明（「特別なニーズ教育世界会議」における原則，政策，実践）が促進するインクルーシブ教育の概念が我が国の障害児教育にも大きな影響を与えた。障害に対する世界的な概念転換と障害者政策により国連が 2006 年 12 月に国連総会において国際人権法に基づく「障害者権利条約」を採択したことを受けて，我が国は 2007 年 9 月に国連総会において署名し，2009 年 12 月から障害者権利条約の批准に向けての国内の法整備を始めた。このような国内外の障害者政策の動向の中，文部科学省は 2007 年 4 月に「特殊教育制度」から「特別支援教育制度（障害種区分によらない特別支援学校：障害は単一また複数の障害種を対象とすることができる）」へ転換を図った。2010 年 7 月に文部科学省中央教育審議会において「特別支援

の在り方に関する特別委員会」が設置され，国の障害者政策を受けて，障害者権利条約に即した特別支援教育のあり方を検討・取りまとめることになった。そして，我が国は障害者基本法や障害者差別解消法など，障害者権利条約が求める障害者政策の水準に達し，2014 年 1 月 20 日に国連総会において世界第 141（140 か国と EU）番目に「障害者の権利に関する条約」の批准書を寄託し，2 月 19 日にその効力を発生した（表 4 - 1）。我が国の特別支援教育の今日までの歴史は，また今後の特別支援教育はさらに一層，障害者の権利条約，国内外の障害政策の動向と深く関わっている。

　障害者権利条約の教育の条文は，表 4 - 1 の通りである。

2. 「共生社会の形成に向けたインクルーシブ教育システムの構築」と特別支援教育の理念

　我が国の特別支援教育は，共生社会の形成に向けたインクルーシブ教育システム構築を目標に，その理念を掲げている。

　我が国の特別支援教育の理念は，下記の通りである。

　　文部科学省は，下記のように述べている。

> 　特別支援教育とは，障害のある幼児児童生徒を対象とする特別支援学校から幼稚園，小学校，中学校，高等学校，中等教育学校の特別支援学級また通常の学級にわたって行われ，自立と社会参加に向けた主体的な取り組みを支援する視点に立ち，障害のあるすべての幼児児童生徒一人一人の教育的ニーズを把握し，その持てる力を高め，生活や学習上の困難性を改善または克服するため，適切な指導および必要な支援を行う。

　障害のある子ども一人一人の教育的ニーズに応じた適切な教育を遂行するにあたっては，保護者の意見や意向・医療・福祉・労働・行政などの関係諸機関との連携による長期的な展望のある教育計画「個別の教育支援計画」と，学校内での授業の指導内容・指導方法などを盛り込んだ教育計画「個別の指導計画」を策定する。

　共生社会の形成に向けたインクルーシブ教育システムの構築と専門性の高い特別支援教育を行うにあたっては，前記の一人一人の教育ニーズに応じた指導のほか，特別支援教育の学校現場を担う教職員などの資質（専門性）の向上，幼児児童生徒の障害特性・教育的ニーズに応じた「合理的配

表 4-1 障害者の権利条約（第24条 教育）

第24条 教育
1 締約国は，教育についての障害者の権利を認める。締約国は，この権利を差別なしに，かつ，機会の均等を基礎として実現するため，次のことを目的とするあらゆる段階における障害者を包容する教育制度及び生涯学習を確保する。
(a) 人間の潜在能力並びに尊厳及び自己の価値についての意識を十分に発達させ，並びに人権，基本的自由及び人間の多様性の尊重を強化すること。
(b) 障害者が，その人格，才能及び創造力並びに精神的及び身体的な能力をその可能な最大限度まで発達させること。
(c) 障害者が自由な社会に効果的に参加することを可能とすること。
2 締約国は，1の権利の実現に当たり，次のことを確保する。
(a) 障害者が障害を理由として教育制度一般から排除されないこと及び障害のある児童が障害を理由として無償のかつ義務的な初等教育から又は中等教育から排除されないこと。
(b) 障害者が，他の者と平等に，自己の生活する地域社会において，包容され，質が高く，かつ，無償の初等教育の機会及び中等教育の機会を与えられること。
(c) 個人に必要とされる合理的配慮が提供されること。
(d) 障害者が，その効果的な教育を容易にするために必要な支援を教育制度一般の下で受けること。
(e) 学問的及び社会的な発達を最大にする環境において，完全な包容という目標に合致する効果的で個別化された支援措置がとられることを確保すること。
3 締約国は，障害者が地域社会の構成員として教育に完全かつ平等に参加することを容易にするため，障害者が生活する上での技能及び社会的な発達のための技能を習得することを可能とする。このため，締約国は，次のことを含む適当な措置をとる。
(a) 点字，代替的な文字，意思疎通の補助的及び代替的な形態，手段及び様式並びに適応及び移動のための技能の習得並びに障害者相互による支援及び助言を容易にすること。
(b) 手話の習得及び聴覚障害者の社会の言語的な同一性の促進を容易にすること。
(c) 視覚障害若しくは聴覚障害又はこれらの重複障害のある者（特に児童）の教育が，その個人にとって最も適当な言語並びに意思疎通の形態及び手段で，かつ，学問的及び社会的な発達を最大にする環境において行われることを確保すること。
4 締約国は，1の権利の実現の確保を助長することを目的として，手話又は点字について能力を有する教員（障害のある教員を含む。）を雇用し，並びに教育のすべての段階に従事する専門家及び職員に対する研修を行うための適当な措置をとる。この研修には，障害についての意識の向上を組み入れ，また，適当な意思疎通の補助的及び代替的な形態，手段及び様式の使用並びに障害者を支援するための教育技法及び教材の使用を組み入れるものとする。
5 締約国は，障害者が，差別なしに，かつ，他の者と平等に高等教育一般，職業訓練，成人教育及び生涯学習の機会を与えられることを確保する。このため，締約国は，合理的配慮が障害者に提供されることを確保する。

（長瀬 修・東條 裕・川島 聡 編，日本政府仮訳：「障害者の権利条約と日本 概要と展望」．生活書院，2008.7）

慮」，合理的配慮の基礎となる環境整備と支援体制の整備，幼児児童生徒へのキャリア教育，卒業後の就職・進学の支援，校内外の特別支援教育の教育相談・巡回指導が，教育，医療，保健，福祉，労働，親の会やNPO法人などの地域との連携，保護者との連携の中で求められている。

　従来の特殊教育が対象としていた視覚障害，聴覚障害，肢体不自由，知的障害，自閉症・情緒障害，病弱・身体虚弱に加えて，発達障害（LD：学習障害，ADHD：注意欠陥多動性障害，高機能自閉症，アスペルガー症候群など）も対象としている。そして，特別支援学校が対象とするLD，ADHD，高機能自閉症児に加え，幼稚園・小学校・中学校・高等学校に在籍するLD，ADHD，高機能自閉症児，アスペルガー症候群などを含めたすべての幼児児童生徒に対しても一人一人の教育的ニーズに応じた適切な指導および支援を行う（**図 4 - 1**）。

　発達障害の障害規定は，WHOのICD-10（疾病及び関連保健問題の国際統計分類）における「心理的発達の障害F80-89」および「小児〈児童〉期及び青年期に通常発症する行動及び情緒の障害F90-98」に含まれる障害であり，発達障害者支援法，発達障害者支援法施行令，発達障害者支援法施行規則に基づく。また特別支援教育では，障害のある子どもが生涯にわたり地域社会の中で豊かに生き生きと活躍・社会参加できるように，地域の障害のない子どもとの交流および共同学習を通して相互交流を図る。人生早期からのこの相互交流・共同学習は，障害のない子どもの障害に対する正しい認識理解を促進し，また障害の有無にかかわらず多様な人々が個々の持てる力を発揮し共に生きる共生社会の形成の基礎となる重要な意味をもつ。

　本書が対象とする自閉スペクトラム症児は，現行の教育制度の中において中重度の知的障害のある自閉症児の多くが特別支援学校（知的障害）の小学部・中学部・高等部に，軽度の知的障害のある自閉症児の多くが通常の小学校・中学校の特別支援学級や通常の学級，また高校生においては特別支援学校の高等部や高等特別支援学校に，高機能自閉症児やアスペルガー児のその多くが通常の小学校・中学校・高等学校などの通常の学級に在籍している。

　自閉スペクトラム症児の特別支援教育の学びの場を，**図 4 - 2**に示す。

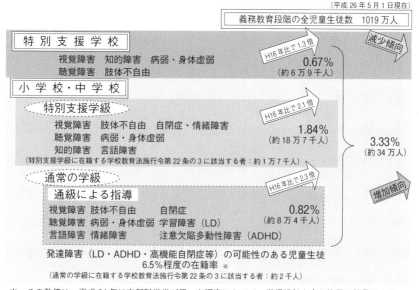

図4-1　特別支援教育の対象の概念図（義務教育段階）（文部科学省）

（土橋圭子）

2. 就学先

1. 就学先決定の手続きの流れ

　就学先の決定は，障害者の権利条約の批准に向けての教育分野の法整備の2012年7月に公表された中央審議会初等中等教育分科会「共生社会の形成に向けたインクルーシブ教育システム構築のための特別支援教育の推進（報告）」の「就学基準に該当する障害のある子どもは特別支援学校に原則就学するという従来の就学先決定の仕組みを改め，障害の状態，本人の教育ニーズ，本人・保護者の意見，教育学・医学・心理など専門的見地からの意見，学校や地域の状況などを踏まえた総合的な観点から就学先を決定する仕組みとすることが適当である」の提言を受けて，2013年9月に学校教育法施行

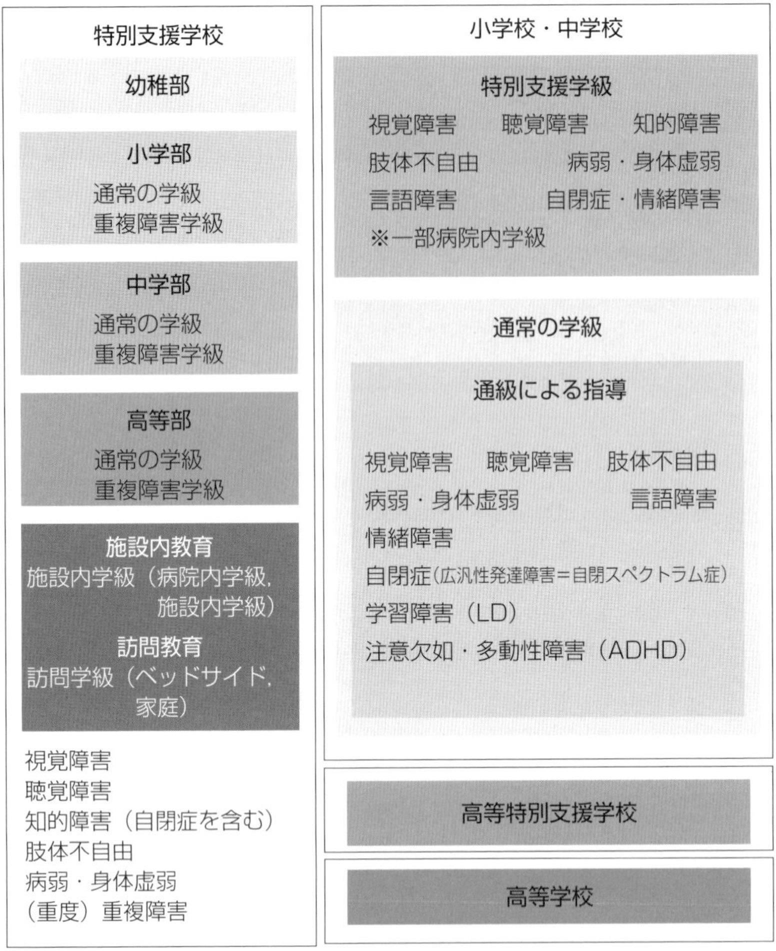

特別支援学校

幼稚部

小学部
通常の学級
重複障害学級

中学部
通常の学級
重複障害学級

高等部
通常の学級
重複障害学級

施設内教育
施設内学級（病院内学級，
施設内学級）
訪問教育
訪問学級（ベッドサイド，
家庭）

視覚障害
聴覚障害
知的障害（自閉症を含む）
肢体不自由
病弱・身体虚弱
（重度）重複障害

小学校・中学校

特別支援学級
視覚障害　　　聴覚障害　　　知的障害
肢体不自由　　　　　病弱・身体虚弱
言語障害　　　　　自閉症・情緒障害
※一部病院内学級

通常の学級

通級による指導

視覚障害　　　聴覚障害　　　肢体不自由
病弱・身体虚弱　　　　　　　言語障害
情緒障害
自閉症（広汎性発達障害＝自閉スペクトラム症）
学習障害（LD）
注意欠如・多動性障害（ADHD）

高等特別支援学校

高等学校

図4-2　自閉スペクトラム症児の特別支援教育の学びの場

令第5条および第11条において就学先を決定する仕組みの改正を施行した（図4-3）。そして，2013年10月に文部科学省は各自治体に「障害のある児童生徒に対する就学手続を含めた早期からの一貫した支援について」を通知した。

　学校教育法施行令第18条の2において，市町村教育委員会が保護者に就学また転学における通知の際に，保護者および教育・医学・心理学その他の

4章・自閉スペクトラム症の教育　109

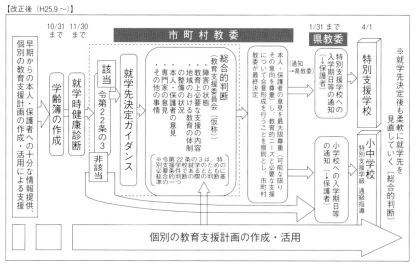

図4-3　障害のある児童生徒の就学先決定の手続きの流れ（文部科学省）

表4-2　学校教育法施行令第22条の3　視覚障害者などの障害の程度

区分	障害の程度
視覚障害者	両眼の視力がおおむね0.3未満のもの又は視力以外の視機能障害が高度のもののうち，拡大鏡等の使用によっても通常の文字，図形等の視覚による認識が不可能又は著しく困難な程度のもの
聴覚障害者	両耳の聴力レベルがおおむね60デシベル以上のもののうち，補聴器等の使用によっても通常の話声を解することが不可能又は著しく困難な程度のもの
知的障害者	1　知的発達の遅滞があり，他人との意思疎通が困難で日常生活を営むのに頻繁に援助を必要とする程度のもの 2　知的発達の遅滞の程度が前号に掲げる程度に達しないもののうち，社会生活への適応が著しく困難なもの
肢体不自由者	1　肢体不自由の状態が補装具の使用によっても歩行，筆記等日常生活における基本的な動作が不可能又は困難な程度のもの 2　肢体不自由の状態が前号に掲げる程度に達しないもののうち，常時の医学的観察指導を必要とする程度のもの
病弱者	1　慢性の呼吸器疾患，腎臓疾患及び神経疾患，悪性新生物その他の疾患の状態が継続して医療又は生活規制を必要とする程度のもの 2　身体虚弱の状態が継続して生活規制を必要とする程度のもの

備考　1　視力の測定は，万国式試視力表によるものとし，屈折異常があるものについては，矯正視力によって測定する。
　　　2　聴力の測定は，日本工業規格によるオージオメータによる。

（http://law.e-gov.go.jp/htmldata/S28/S28SE340.html より）

障害のある児童生徒などの就学に関する専門的知識を有する者からの意見聴取を規定した。また，学校教育法施行令第6条の3および第12条の2において，障害の状態などの変化を踏まえた転学について規定している。また，学校教育法施行令第9条，第17条において，視覚障害などによる区域外就学などについて規定している。

自閉スペクトラム症児の障害が自閉症以外の他の障害を併せ持つ場合(例：知的障害のある自閉症児，視覚障害のある自閉症児など)，学校教育法施行令第22条の3の基準（**表4-2**）の観点からも就学先を決定している。

（土橋圭子）

3. 教育目標と教育カリキュラム

1. 自閉スペクトラム症児の教育目標

特別支援教育における自閉スペクトラム症児への教育目標は，障害特性と個々の発達レベルや障害の状態に即した教育が求められる。

それぞれの自閉症児の教育的ニーズに応じた教育目標と教育カリキュラムは，個々の障害の状態や発達状況において異なるが，大まかには下記の目標が自閉スペクトラム症児の教育目標となる。

(1) 基本的生活習慣の確立
(2) 個々の幼児児童生徒の障害，発達と能力に応じた各領域・教科の知識の習得
(3) 認知力，理解力，物事の概念の発達促進
(4) コミュニケーション能力，対人関係能力の育成
(5) 思考能力，意思決定能力，自己表現能力，自発的行動能力の育成
(6) 気持ちや情緒のコントロール力，社会的適応能力の発達促進
(7) 道徳性，倫理観の育成
(8) 日々の生活に必要な知識や技術の習得
(9) キャリアの発達促進，職業に関する知識と技術の理解と習得
(10) 余暇利用の仕方の習得

（11）成功経験，達成感，成就感の積み上げ

（12）自尊心，自己肯定感，自己効力感，有能感の育成

（13）健康な心身の保持等

そして，これらの目標に向けて下記の教育カリキュラムが準備されている。

2. 教育カリキュラム

自閉スペクトラム症児のカリキュラムは，就学した学校のカリキュラムと幼児児童生徒一人一人の知的能力や障害状態などの教育的ニーズに応じたカ

表 4-3　特別支援学校の授業科目

	各教科別の指導	領域別の指導	領域・教科を合わせた指導
幼稚部	健康，人間関係，環境，言葉，表現	自立活動	
小学部	国語，社会，算数，理科，生活，音楽，図画工作，家庭，体育	道徳 外国語活動 総合的な学習の時間 特別活動 自立活動	日常生活の指導 遊び 生活単元学習 作業学習
（知的障害児の教育）	生活，国語，算数，音楽，図画工作及び体育		
中学部	必履修教科：国語，社会，数学，理科，音楽，美術，保健体育，技術・家庭，外国語 選択教科　：国語等の各教科，学校設定科目	道徳 総合的な学習の時間 特別活動 自立活動	日常生活の指導 遊び 生活単元学習 作業学習
（知的障害者の教育）	必履修教科：国語，社会，数学，理科，音楽，美術，保健体育，職業・家庭，（外国語） 選択教科　：学校設定科目		
高等部	必履修教科：国語，地理歴史，公民，数学，理科，保健体育，芸術，外国語，家庭，情報 専門教科　：農業，工業，商業，水産，商業，家庭，看護，情報，福祉，理数，体育，音楽，美術，英語 (視覚障害者の教育)：保健理療，理療，理学療法 (聴覚障害者の教育)：印刷，理容・美容，クリーニング，歯科技工 学校設定教科：学校設定科目	道徳 総合的な学習の時間 特別活動 自立活動	日常生活の指導 遊び 生活単元学習 作業学習
（知的障害者の教育）	必履修教科：国語，社会，数学，理科，音楽，美術，保健体育，職業，家庭，（外国語，情報） 専門教科　：家政，農業，福祉，工業，流通・サービス，福祉 学校設定教科：学校設定科目		

※特別活動とは，学級活動，児童会や生徒会活動，学校行事，クラブ活動（正規教育課程）である。

（土橋圭子：特別支援教育の基礎．東京書籍，2009）

表4-4　教科・領域を合わせた指導

日常生活の指導	日常生活の自然な流れに沿い，食事，排泄，衣服の着脱などの基本的生活習慣や決まり，あいさつなど，社会生活，集団生活を営むために必要な知識や技能，態度を実際の生活に即して繰り返し学習し，適切な生活習慣の形成を図る。
遊びの指導	遊びを学習活動の中心として，社会性，対人関係，身体運動といった心身両面の発達を，意欲的活動の中で育てる。また，遊びそのものを教える。遊びの形態としては，自由遊び，課題遊びがある。
生活単元学習	児童生徒の生活上の目標や課題となることを，個別にまた集団の中で，生活の発展的展開を意図して活動を組織し，自立的な生活に必要な事柄を実際的・総合的に学習する。 　単元内容としては，日々の生活に即した単元，季節単元，行事単元，偶発単元など，児童生徒の実際の生活に根ざし興味，関心，発達水準に合った内容の課題を設定する。
作業学習	労働的作業を学習活動の中心として，子どもの働く意欲を育て，将来の職業生活や社会的自立に向けて生活力を高める。作業学習の作業種目は，農業，園芸，養鶏，紙工，木工，縫製，織物，金工，窯業，セメント加工，印刷，調理，食品加工，クリーニング，販売，清掃，接客などがある。

リキュラムを準備しなければない。個々に応じた教育カリキュラムを準備するにあたっては，教育・医療・福祉・労働などの関係諸機関と連携し長期的展望のある「個別の教育支援計画」，その長期目標を達成のための日常の授業の目標・指導方法・手立てを計画した「個別の指導計画」を策定して教育が進められることが重要である。また就労にあたっては「個別の就労移行支援計画」を策定し，地域のハローワークなどの就労機関との連携によって卒業後の社会参加と福祉就労・企業就労に向けてキャリア教育・職業教育を行う。

　通常の学校での自閉スペクトラム症児のカリキュラム，知的障害のある自閉症児が主に在籍する特別支援学校（知的障害）のカリキュラムは，**表4-3** の通りである。

　知的障害のある自閉症児のカリキュラムには，教科や領域別に指導を行う「教科別の指導，領域別の指導」（教科別の指導としては，生活・国語・算数・図画工作・音楽・体育，各領域別の指導としては，道徳・特別活動および自立活動）がある。また，知的能力，生活能力，言語能力，運動能力，探索能

4章・自閉スペクトラム症の教育　*113*

表4-5　自立活動

目　標
　個々の児童又は生徒が自立を目指し，障害による学習上又は生活上の困難を主体的に改善・克服するために必要な知識，技能，態度及び習慣を養い，もって心身の調和的発達の基盤を培う。

内　容
　1.　健康の保持
　　　(1)　生活リズムや生活習慣の形成に関すること
　　　(2)　病気の状態の理解と生活管理に関すること
　　　(3)　身体各部の状態の理解と養護に関すること
　　　(4)　健康状態の維持・改善に関すること

　2.　心理的な安定
　　　(1)　情緒の安定に関すること
　　　(2)　状況の理解と変化への対応に関すること
　　　(3)　障害による学習上又は生活上の困難を改善・克服する意欲に関すること

　3.　人間関係の形成
　　　(1)　他者とのかかわりの基礎に関すること
　　　(2)　他者の意図や感情の理解に関すること
　　　(3)　自己の理解と行動の調整に関すること
　　　(4)　集団への参加の基礎に関すること

　4.　環境の把握
　　　(1)　保有する感覚の活用に関すること
　　　(2)　感覚や認知の特性への対応に関すること
　　　(3)　感覚の補助及び代行手段の活用に関すること
　　　(4)　感覚を総合的に活用した周囲の状況の把握に関すること
　　　(5)　認知や行動の手掛かりとなる概念の形成に関すること

　5.　身体の動き
　　　(1)　姿勢と運動・動作の基本的技能に関すること
　　　(2)　姿勢保持と運動・動作の補助的手段の活用に関すること
　　　(3)　日常生活に必要な基本動作に関すること
　　　(4)　身体移動能力に関すること
　　　(5)　作業に必要な動作と円滑な遂行に関すること

　6.　コミュニケーション
　　　(1)　コミュニケーションの基礎的能力に関すること
　　　(2)　言語の受容と表出に関すること
　　　(3)　言語の形成と活用に関すること
　　　(4)　コミュニケーション手段の選択と活用に関すること
　　　(5)　状況に応じたコミュニケーションに関すること

（特別支援学校　学習指導要領　平成21年3月告示　文部科学省）

力などの子どもの発達を生活に即して実際的また総合的に促す「教科・領域を合わせた指導」(日常生活の指導・遊びの指導・生活単元学習・作業学習)がある。抽象的な概念の理解を苦手とする障害特性のある自閉スペクトラム症児にとっては,生活に根ざした実際的な学習は理解をより促進し教育効果が上がる。

　教科・領域を合わせた指導の詳細について,**表4-4**に示す。

　また,教科・領域合わせた指導の一つの「自立活動」の内容を**表4-5**に示す。

(土橋圭子)

4. 特別支援教育の実際

1. 特別支援学校の教育の実際

　領域・教科を合わせた指導の生活単元学習は,知的障害や障害の重い幼児児童生徒の個々の実態に即して,各教科の知識・生活に必要な知識や技術・生活上のルールや道徳観・心身の健康などの幼児児童生徒一人一人の目標を達成したり課題を自立的に解決したりする能力を実際的・具体的・総合的に育成し,豊かで楽しい学校生活が送れるように柔軟に授業計画を策定することのできるカリキュラムである。生活単元学習の学習内容としては,一年間の季節や自然についての「季節単元」,日本の行事や学校・地域などの行事についての「行事単元」,「生活上の課題を取り上げた単元」,突然の友達の転校や地震・台風などの生活上の偶発的な事柄についての「偶発単元」などがあり,それぞれの単元を単独でまた複数組み合わせて授業を構成する。図4-5に,生活単元学習の年間計画例を示す。

　また,時間割の例を図4-4に記す。

　生活単元学習の単元課題である「春の生活」についての,授業教材の例を図4-6に示す。

2. 合理的配慮

　自閉スペクトラム症児の教育にあたっては，その障害特性から，下記の指導内容や指導法また教育環境の合理的配慮が大切となる。

- ・スモールステップでの指導
- ・環境の構造化
- ・課題の単一化などで，活動への見通しをもてるようにする
- ・絵・写真・文字などの視覚的支援
- ・具体物・半具体物また実際的・具体的な教材・教具と授業内容
- ・理解できる短い簡単かつ明瞭な言葉でのコミュニケーション・指導・教育
- ・話し言葉に障害や支障がある場合には，話を丁寧に聞いたり，思いを安心して話せる環境を整えたりするなど学校生活環境への配慮
- ・活動・生活環境の構造化
- ・短期また長期スケジュールにて活動予告
- ・日々の活動の予告・伝達と突然の活動変更の理解支援・指導
- ・聴覚，触覚など五感の過敏性また鈍化への配慮
- ・できたことを褒め，できないことはどうしたらうまくできるかを支援・

小学部3年生　時間割

		月	火	水	木	金
9:00		登 校				
	1	日 常 生 活 の 指 導				
9:40						
9:50		放 課				
	2	朝会	国語/こくばん	算数/じぶんかつどう	国語/こくばん	算数/じぶんかつどう
10:30		放 課				
10:40						
	3	生活単元学習	体育	体育	遊び/自立活動	図工
11:20		放 課				
11:30						
	4	生 活 単 元 学 習				
12:10						
		給 食				
13:10		放 課				
	5	図工	遊び	音楽	遊び	音楽
13:50						
14:00		放 課				
	6	日常生活の指導				
		バス待ち				
14:40		帰りの会・下校				
15:15		スクールバス発車				

中学部2年生　時間割

		月	火	水	木	金
9:00		登 校				
	1	日常生活の指導				
		生 活 単 元 学 習				
9:40						
9:50		放 課				
	2	朝会	国語/じぶん	国語/じぶん	国語/じぶん	音楽
10:30		放 課				
10:40						
	3	保健体育	算数/国・算	算数/国・算	生活単元学習	作業
11:20		放 課				
11:30						
	4	音楽	保健体育	音楽	生活単元学習	保健体育
12:10						
		給 食				
		放 課				
13:10						
	5	美術	職業家庭	作業	職業家庭	総合的な学習の時間
13:50						
14:00		放 課				
	6	美術	職業家庭	作業	職業家庭	総合的な学習の時間
14:40						
15:15		清掃・帰りの会・下校				
		スクールバス発車				

高等部2年生I班　時間割

		月	火	水	木	金
9:00		登 校				
	1	朝会	社会	音楽	理科	音楽
9:45						
9:55		放 課				
	2	国語	国語	数学	国語	数学
10:50		放 課				
	3	家庭/職業	美術	英語	家庭/職業	情報
11:35						
11:45		放 課				
	4	家庭/職業	美術	情報	家庭/職業	社会
12:30						
		給 食				
		放 課				
13:20						
	5	作業	専門	専門	専門	総合的な学習の時間
14:15		放 課				
	6	作業	保健体育	保健体育	保健体育	総合的な学習の時間
15:00		清掃・帰りの会				
15:15		下校				

図4-4　各学部の時間割例

小学部　生活単元学習の年間指導計画

学年		月	4月	5月	6月	7月	9月	10月	11月	12月	1月	2月	3月
全学年	自然		春の自然		夏の自然		秋の自然			冬の自然			
	行事				運動会 ●七夕会 ●社会見学			お祭り 遠足			学習発表会	交流合同学習	
1年			誕生日会 1年生になって		砂・泥遊び 小麦粉遊び	夏の生活 水遊び		買い物ごっこ	ボール遊び ダンボール遊び	冬の生活・伝承遊び		1年間を振り返って	もうすぐ2年生
2年			誕生日会 2年生になって		砂・泥遊び 小麦粉遊び	夏の生活 水遊び		買い物ごっこ	ボール遊び ダンボール遊び	冬の生活・伝承遊び		1年間を振り返って	もうすぐ3年生
3年			誕生日会 3年生になって	交通のきまり	いろいろな仕事	夏の生活 水遊び		買い物・お店屋さんごっこ	会を開こう	冬の生活		1年間を振り返って	もうすぐ4年生
4年			4年生になって	交通のきまり	働く人	夏の生活 水遊び		買い物・お店屋さんごっこ	会を開こう	冬の生活		1年間を振り返って	もうすぐ5年生
5年			5年生になって	交通のきまり	野外活動	夏の生活		買い物学習 バスの乗り方	私の町	冬の生活		1年間を振り返って	もうすぐ6年生
6年			6年生になって	交通のきまり	男の子と女の子 家族の役割	夏の生活		修学旅行		冬の生活 卒業作品づくり		6年間を振り返って	もうすぐ中学生

中学部　作業学習の年間指導計画

		4月	5月	6月	7月	9月	10月	11月	12月	1月	2月	3月
1年		オリエンテーション	野菜の栽培(きゅうり・トマト)			野菜の栽培(にんじん・大根・白菜)					一年のまとめ	
			缶つぶし				袋作り		はしの袋づめ			
2年		オリエンテーション	野菜の栽培(じゃがいも・なす・とうもろこし)			野菜の栽培(レタス・キャベツ・かぶ)					一年のまとめ	
			紙すき				洗濯ばさみの組み立て		マット作り			
3年		オリエンテーション	野菜の栽培(いちご・すいか・メロン)			野菜の栽培(ねぎ・ほうれんそう)					一年のまとめ	
			まき束作り				花瓶作り		のれん作り			

図4-5　生活単元学習の年間計画

4章・自閉スペクトラム症の教育　*117*

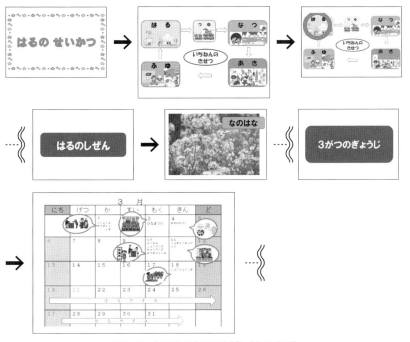

図 4-6　生活単元学習の授業（春の生活）

「生活単元学習：はるのせいかつ」の単元において，電子スクリーンに大きく映したパワーポイントの教材を使って，一年の季節の流れと今の季節，春の自然，また，春の行事内容と活動の日をカレンダーを確認しながら視覚的に学習する。

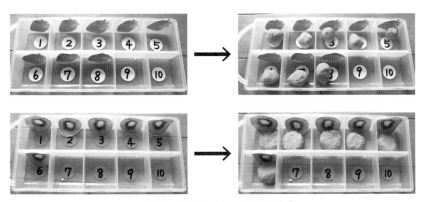

図 4-7　授業における合理的配慮①

図画工作の「粘土でケーキを作ろう：8個のいちごと6個のキウイを作ろう」の課題で，数が数えられなくても指定された数通りに作れる授業環境の工夫。

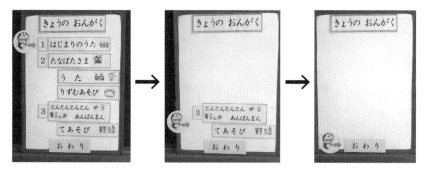

図 4-8 授業における合理的配慮②
音楽の授業において，本時のまた現在の活動の流れを理解できるように活動内容を視覚化する。

指導
・疲労や緊張などの心身の状態への配慮
・情緒的に不安定な時またパニックの時など，心を静めクールダウンができる環境の整備
・学校生活の中で，自分で考えたり自分で決めたりできる教育環境

授業における合理的配慮の授業例を図 4-7，図 4-8 に示す。

（土橋圭子）

3. 小学校の授業のユニバーサルデザイン

　ユニバーサルデザイン（以下，UD）とは，元々は企業の製品開発や，建築における利用者への配慮の視点として導入されてきたものである。対比されて説明されることが多いバリアフリーが「障害のある人にとっての利便性の追求」を目指す視点であるとすれば，UD は「障害の有無に関わらず，すべての人の利便性を追求する視点」とされる。最近になって教育分野で UD の視点を活かしての特別支援教育へのあり方を考える動きが生じている。通常学級に在籍する発達障害のある子への支援のあり方をすべての子への対応の視点として広げていく動きである。

1）授業の UD 化モデル
　ここで，授業を UD 化するためのモデルを提示する。それが図 4-9 である。まず，図 4-9 の左側に，ここまで論じた発達障害のある子がもつ〈授業

におけるバリアとなる特徴〉を列挙した。図の真ん中にある三角形は，通常学級での「授業の階層性」を示したものである。授業の最も土台となっているのは，子どもの〈参加〉である。そして，参加の上に〈理解〉が乗る。参加したうえで理解できることが授業での大切なことである。また，授業において理解したものは，自分のものになっていかなければならない。つまり〈理解〉階層の上には〈習得〉〈活用〉階層が乗る。

この授業の階層モデルを真ん中において，左側の特徴をカバーするための「視点」を配置したのが右側部分である。各視点について，以下に解説する。

2）授業 UD のための視点

(1)参加のための視点

〈クラス内の理解促進〉

この視点は，発達障害のある子のことをクラス内の他の子が適切に理解できるように促すことを目的としている。学習がゆっくりであることをからかうような雰囲気がないのか，クラス全体にそうした子をカバーするような雰囲気が作れているかなどがチェックポイントになる。つまり，学級経営といわれる領域での活動である。こうした視点で発達障害のある子をクラスで支えていくことは，結局，すべての子に対しての配慮にもなる。なぜなら，どの子にも起きてくる可能性のある「間違うこと」「わからないこと」が恥ず

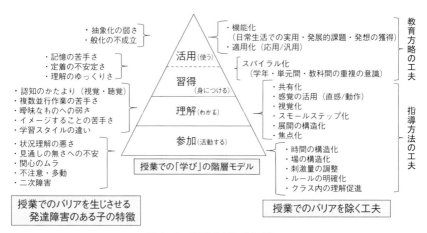

図 4-9　授業の UD 化モデル

かしいことではないということがクラス全員のスタンダードになるからである。そして「わからない」ことがあった時に「わからない」と安心していえる雰囲気のあるクラスでは，担任も授業の工夫の方向性も見出しやすくなり，その結果，授業がUD化されやすくなる。

〈ルールの明確化〉

暗黙の了解事項やルールが極端に苦手なのが高機能自閉スペクトラム症のある子の特徴である。授業内のルールも暗黙に決まっていることも多い。こうしたルールの運用が上手にできずに結果的に授業に参加できていないこともある。質問の仕方，意見の伝え方，話し合いの仕方などある程度のルールがあるほうが，授業での振る舞い（参加）がしやすくなる。全員参加を可能にする授業ルールを設定するとよい。

〈刺激量の調整〉

ADHDの子は周囲の刺激に反応しがちな子である。授業に集中してほしいときに，他に気が散る刺激があれば，当然，授業への集中は低下する。これまで，前面（黒板周り）の壁に，様々な掲示物を張ることは普通に行われていた。大切なことは常に目に見える場所に張っておくべきであるという考えがあったからである。これ自体は悪いことではない。ただし，授業のUD化という文脈では，やはり黒板だけに注意を向けてほしいと考えることになるだろう。子ども目線から，教室前面（黒板）がどのように見えているかを，時々，刺激性の観点からチェックしておきたい。

〈場の構造化〉

特別支援教育での自閉症へのアプローチとして有名なのが教室空間などに一定の規則性を持ち込んで，使いやすくする工夫がある。これが場の構造化である。これを通常学級での応用として導入すると学級における学習活動の効率があがる効果がある。たとえば，教室内のすべての物品に置く場所が決まっていれば，全員が無駄な動きなくその物品を使うことができる。

〈時間の構造化〉

これも特別支援教育ではよく使用される方法であり授業の流れを視覚体に示すものである。通常学級においては一日の流れを黒板に書き出すことはある。しかし，授業の一コマの内容を示さないことも多い。しかし，実際にそ

の配慮をしてみると，授業中での学習活動の「迷子」を防いだり，迷子になったときに戻ることができる。学習活動の迷子とは「あれっ，今，何をしているんだろう」と流れについていけていない子のことである。これは誰にでも起こり得る状況である。学習内容がわからなくなる前に，学習活動の迷子が先に起きていることは意外に多い。時間の構造化をこうした観点から通常学級に持ち込むと，この方法が形骸化しにくくなる。

(2)理解のための視点

〈焦点化〉

理解階層の視点の中でも非常に重要なものが焦点化である。これは授業の〈ねらい〉〈活動〉を絞ることである。フォーカスした〈ねらい〉とシンプルな〈活動〉によって，授業がゴチャゴチャしないようにすることである。発達障害のある子は授業内の活動や説明がゴチャゴチャしたものになると途端についていけなくなる。

〈展開の構造化〉

〈ねらい〉と〈活動〉が焦点化されたら，それに合わせた展開を工夫していく。論理的かつ明示的な展開であると，多くの子が授業に乗れ，かつ活躍しやすくなる。逆に展開がわかりにくい授業では，正しい方向への試行錯誤ができなくなり，思考のズレ，思考活動からの離脱，ついて行くことへのあきらめなどが生じやすくなる。

〈スモールステップ化〉

これも特別支援教育ではさかんにいわれてきた方法である。ある事柄を達成するために，達成までのプロセスに細やかな段階（踏み台）を作ることで，どの子も目標に到達しやすくする。この時に，用意された踏み台を使う子もいれば，使わなくてもよいといった選択の余地があるように工夫するとよい。なぜなら，スモールステップ化が，よくできる子にとって逆にモチベーションを失わす原因にもなりがちだからである。

〈視覚化〉

これは，情報を「見える」ようにして情報伝達をスムーズにする工夫である。授業は主に聴覚情報と視覚情報の提示によって行われる。この二つの情報を同時提示することで情報が入りやすくなる。また，この二つの情報の間

にある違いは「消えていく」「残る」であり，視覚情報の「残る」性質を大いに利用することが記憶能力の弱さも助ける。

〈感覚の活用〉

発達障害のある子の中には「感覚的に理解する」「直感的に理解する」ことが得意な子がいる。感覚的に捉え，認識にしていくという工夫を授業の中で行うと効果的な支援になることがある。たとえば，国語の教材文を読み，それを演じてみると，文字情報からだけではわからなかった，深い内容読解が可能になることもある。

〈共有化〉

たとえば，ペア学習，グループ学習など子ども同士で行う活動を導入する視点である。これは協同学習，学び合いなど，様々な呼称で授業の中ですでに大切にされてきた方法である。全体指導だけでの挙手指名型の授業は「できる子」のための授業になりやすい。子ども同士の相互のやりとりによって，理解がゆっくりな子は他の子の意見を聞きながら理解をすすめ，理解の早い子はほかの子へ自分の意見を伝えたり，説明をしたりすることでよい深い理解に到達できる。

(3)習得・活用のための視点

〈スパイラル化〉

教科教育内容はどの教科でも基本的にスパイラル（反復）構造になっている。つまり，ある段階で学んだことは，次の発展した段階でも再び必要となる。逆にいえば既習事項に再び出会うチャンスは多いのである。こうした教科の系統性と呼ばれる特徴を利用して，前の段階では理解が十分でなかったことや，理解はしたけれど再度の確認を行う必要のあることなどについて，習得の視点から工夫を入れるのである。

〈適用化／機能化〉

活用するとは，学んだことを応用，発展することである。ここで，基本事項を別の課題にも「適用」してみたり，生活の中で「機能」させてみたりすることで，授業で学んだことは，本当の学習の成果となっていく。こうした機会を意識的に作るのがこの視点である。

3）まとめ

ここまでに述べた視点は，機械的に授業に導入されると形骸化が生まれる。つまり，これらの視点を入れて授業を作ることがUD化なのではなく，授業のUD化を目指すとき必要になる主な視点という意味で捉え直す必要がある。こうした視点をベースに，すべての子どもを支える，さらなる新たな工夫が授業の中で生まれることが期待される。

〔小貫　悟〕

5. キャリア教育と就労

1. キャリア能力の育成

卒業後の社会参加や就労に向けて，幼児児童の段階から長期的な展望をもって計画的にキャリアの能力を育成していくことが大切である。いろいろな仕事への関心，仕事をすることの意義，社会でのマナー，頑張って一つのことを成し遂げる力といった社会参加また働くうえで必要となる諸能力を，生活に即してまた課題として単元を構成し，障害の状態と発達段階に応じてステップ・バイ・ステップで，活動の成就感や達成感を味わわせながら育成

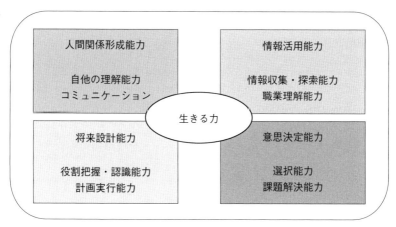

図4-10　4領域8能力

表 4-6 基礎的・汎用的能力

人間関係形成・社会形成能力	多様な社会で他者を認めつつ適応，参加し，また新たな社会を創造・構築していくことができる力。
自己理解・自己管理能力	自己肯定感をもって「自分もできる」と感じ，主体的に行動できる能力。また多様な社会の中で自分の思考や感情を律し，自ら研鑽できる力。
課題対応能力	仕事をする過程で自ら課題を発見・分析し，適切な計画を立て課題を解決していく力。
キャリアプランニング能力	働くことを理解し，生涯にわたり社会人・職業人として必要な情報を選択・活用しながら自ら主体的に判断してキャリアを形成していく能力。

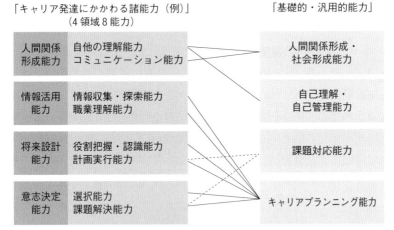

図 4-11 キャリアの諸能力「4領域8能力」と「基礎的・汎用の応力」の関係
※図中の破線は両者の関係性が相対的に見て弱いことを示している。「計画実行能力」「課題解決能力」という「ラベル」からは「課題対応能力」と密接なつながりが連想されるが，能力の説明等までを視野におさめた場合，「4領域8能力」における「課題対応能力」に相当する能力について，必ずしも前面に出されてはいなかったことがわかる。

していくことが将来の大きな成長につながる。自閉スペクトラム症児の教育には，実際的かつ具体的な活動場面で，教育環境を構造化しスモールステップで繰り返し指導を行っていくことが教育効果を上げる。

2. キャリア能力の発達

キャリア能力の発達には，キャリアの発達を促進するといわれる「4領域

8能力：人間関係形成能力，情報活用能力，将来設計能力，意思決定能力」（図4-10）の考えを踏まえたキャリアの諸能力「基礎的・汎用的能力」（表4-6）を育成することが重要である。

キャリアの諸能力の「4領域8能力」と「基礎的・汎用的能力」の関係は，図4-11の通りである。

3. キャリア教育

キャリア教育は義務教育段階において，学校生活全般また日常生活の指導や生活科の中で，また特設した課題として生活単元学習や作業学習，社会科などを中心として行われる。

筆者の長年の教育経験などから，幼児児童の段階でのキャリア教育の課題を表4-7にまとめる。

図4-12にキャリア教育の授業例を示す。

4. 職業教育と就労

特別支援学校，幼稚部，特別支援学校小学部・小学校，特別支援学校中学部・中学校，また特別支援学校高等部・高等学校などで培われたキャリアの能力は，卒業後の就労先の決定に影響を及ぼす。各学校によって開始時期に多少の違いはあるが，高等部・高等学校などの段階頃から本格的な職業教育

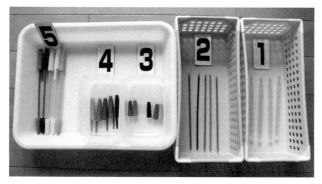

図4-12　キャリア教育の授業
生活単元学習「いろいろな仕事：ボールペン工場」の単元において，ボールペン工場のビデオを視聴した後で，実際にボールペンの組み立てを行う。

表4-7 特別支援教育　幼稚部・小学部のキャリア教育の課題

身辺処理 基本的生活習慣	情緒・気持ちの安定，生活リズム（早寝・早起き等の規則的な起床，規則正しい生活，規則的な排便等），身辺処理（衣服の着脱，靴の脱ぎ履きと正しい履き方，排泄処理と排便時間等），食事（規則正しい食事，偏食，異食，食事のマナー等），持ち物の整理，健康への関心，年月日・曜日・天気の理解，ハンガーなどの生活用具の使用・操作技術，スケジュールの理解・計画，情報の活用
清潔，身だしなみ	手洗い，歯磨き，爪・髪の清潔，身だしなみ，汗の処理，ハンカチやちり紙の携帯と使用技術
意志表現 対人関係 コミュニケーション	返事，挨拶（朝，昼，晩，食事の前後等），気持ちの表出・表現，身体の痛みや不調等の訴え・報告，気持ちの伝達・理解，報告（活動の事前・事後等），人への関心，人との関わりと接し方，表情の理解，人との意志の疎通，人の話を聞く態度・聴く力，会話，困った時に助けを求める力，言葉使い
集団参加	感情や行動のコントロール，耐性，忍耐力，協調性，適応力，持続力，集団参加，他害・自傷行為への対応，パニックへの対応，支援・指導の受け入れ，トラブルへの対応，相手の活動に合わせることができる力
集団や社会のきまり	自分の物と他人の物の区別ができる，物事の善悪がわかる，問題が起きた時に嘘を言わない，自己弁解のための嘘の言い訳をしない，素直な心
役割・分担の理解	共同や分担の理解，最後まで役割を果たす努力，仕事の手伝い
労働	働くこと・仕事への関心，人のために役立つ事への関心，手伝い，仕事を成し得た事に対する周囲からの賞賛の喜び，仕事の受け入れと適応，周囲の人とまたチームで共同作業ができる，家事能力，段取り
金銭の扱い	買い物でお金と商品の交換の理解，お金の理解，お金の計算，電卓の利用，一人で買い物ができる
交通機関の利用	交通機関乗車のマナー，乗車切符の購入・投入等の知識の理解と技術，挨拶，交通機関の時刻の理解，決まったルートでの交通機関の利用，交通機関利用途中で起った問題への咄嗟の対応
活動意識・活動能力 活動の選択 活動のふり返り・評価	活動目標・活動内容の理解，活動目標への意識，活動の選択，活動の広がり，活動のふり返り，活動の切り替え 好みの活動の選択等の自己選択，自己決定 自己の活動の良かった点・悪かった点の理解，活動の悪い点の修正
危険回避	咄嗟の時の危険から身を守る，危険な物・場所を避ける，危険な物から身を守る（転んだときに咄嗟に手が出る等），交通ルールの理解
余暇利用	スケジュールの理解と利用，活動の広がり，自分の好みの活動がある，自分の楽しみとして好きな活動を選択し活動を行う，好きな事をして時間を過ごせる，余暇時間・休憩時間内のリフレッシュ
社会常識	生活上のマナー・エチケット理解と行動，トイレや食堂等の公共の場所の使用，エチケットの理解と行動，社会や集団のルールの理解と遵守，年齢相応の立ち振る舞い，異性との適切な関わりの理解
活動・作業態度	意欲，集中力，適応力，順応力，協調性，持力力，忍耐力，責任感，素直な心，自己の行動のふり返り，質問，報告，連絡，相談，指示理解，指示への応答，集団ルールの理解・遵守，危険の理解・回避
活動・作業能力	手指の巧緻性，心身の健康，身体の運動能力・バランス，姿勢保持，体力，言葉・絵・写真等での指示や活動内容の理解，文字の理解，数の理解，道具の扱い，整理整頓，掃除，時間の理解と管理，活動予定の遵守と変更時の融通性，段取り，作業速度・正確性・判断力・応用力・効率性，メモ等の作業に必要な工夫

4章・自閉スペクトラム症の教育　*127*

が始まる。とりわけ実際的・具体的に職場を体験する教育機会として，学校内で架空の会社を設定して実社会の職場さながらの実習を行う「校内実習」，実際に数週間企業や福祉事業所で実習を行う「現場実習」や「インターンシップ」を計画する。このような就労体験は，自閉スペクトラム症児にとって企業や福祉事業所で働くことを実際的に理解する機会として，仕事のマッチングを行う機会として，さらには福祉事業所や企業側に自閉症の障害を理解してもらいより適切な仕事内容を考えてもらえる機会としてとても有効で貴重な職業教育となる。

　就労に向けての特別支援学校高等部での就労支援システム例を図4-13に示す。

（土橋圭子）

6. 保護者との連携

　自閉スペクトラム症児の発達を教育目標に向かって促すには，家庭との連携が大変重要となる。幼児児童生徒の教育は，保護者から幼児児童生徒の教育への願いを聞いて，また個々の幼児児童生徒の障害特性や実態，教育的ニーズなどに応じ長期の教育展望をもった教育目標を達成するための「個別の教育支援計画」と短期の授業や学校生活上の教育目標を達成するための「個別の指導計画」を策定し進められる。これらの教育計画を策定するにあたっては，保護者の意見や意向とともに，教育・医療・福祉・労働などからの情報を得ることが幼児児童生徒の実態をより確かに把握しより的確な教育目標を考えていくうえで重要である。これらの教育・医療・福祉・労働などの個人情報は保護者を通してまた保護者を介して得ていき，保護者と連携を取りながら情報の収集にあたることが必要である。自閉スペクトラム症児の障害は自閉という一つの疾患名で称されても多様な状態像をもち，障害などの内的要因だけでなく子どもを取り巻く環境といったあらゆる外的要因によって発達が左右されたり課題が浮上したり改善したりする。生活上で問題を呈しがちな精神や情緒的問題，障害上の問題，食生活上の問題などが生活環境，教

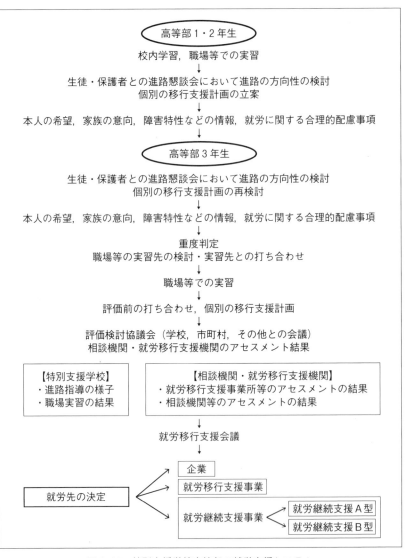

図4-13　特別支援学校高等部の就労支援システム

育環境，教育方法や教育内容，指導・支援のあり方に大きく起因することも多い。学校は家庭の状況をよく理解し，また保護者は我が子の学校での状況の情報を得て，相互に連携し情報や意見を交換する中で，子どもの状態像や

発達状況を相互に把握しながら教育活動を進めることが子どもの課題を改善し発達をよりよく促すことができる。また学校と家庭で相互に情報を交換共有することで，学校でできたことを家庭で褒められ，家庭でできたことを学校で褒められることは，子どもの自尊心や自己肯定感を高め，次の課題への意欲を高める。

　学校と家庭で情報を交換するための手段である「連絡シート」の形式例を，図4-14に示す。

	月　　　　日　　　　曜日		
朝食	・いつも通り食べた　・少なかった　・食べなかった		
体調	・良い ・やや不調（理由　　　　　　　　　）	排便	・　　　　日（　　　時　　　分） ・ない
＜家庭・施設から＞			家庭・施設からの持ち物
			レスパイトの迎え （　　　　　　　　） ・あり　・なし
＜学校から＞			学校からの持ち物
			明日の持ち物
			明日の予定
給食	・いつも通り食べた　・少なかった　・食べなかった		

図4-14　連絡シート

（土橋圭子）

7. 地域，関係諸機関との連携

　保護者との連携と同様に，地域，関係諸機関との連携は幼児児童生徒の発達と生活のクオリティーに関わる。子どもたちが住むそれぞれの地域は子どもたちが将来にわたり生活する場所であり，地域の中で周囲の人々に障害を理解され受け止められながら，また支援されながら豊かに社会生活を送れることは子どもたちの生涯の幸せにつながる。幼少の頃から地域と連携しながら育っていける環境を整備する必要がある。

　また，関係機関との連携においては，保護者は子どもの発達を促すうえでまた障害の軽減や改善・治療のために幼少の頃から医療や福祉との連携は必須である。また，卒業後の社会参加や就労にあたっては，地域の就労機関や福祉機関との連携は必須である。幼い頃から地域の福祉事業所を見学しそこで障害をよく理解されながら福祉事業所の仕事内容のマッチングをしていくことは将来の社会参加を適切に促す結果を生む。適切な方向での学校，保護者，医療，福祉，就労機関，行政などの連携は，自閉スペクトラム症児の発達に大きな効果を上げる。

（土橋圭子）

8. 教育と人権

1. 特別支援教育における自閉スペクトラム症児の人権保障のための法律と条令

　第4章の冒頭でも述べたが，障害者の権利条約批准に向けて2010年12月から内閣府主導の「障害者制度改革推進会議」において医療，労働，教育，福祉などの国内の法整備が始まった。そして法整備がほぼ整い2014年（平成26年）1月20日に我が国は国連総会で「障害者の権利条約」を寄託した。そしてその効力は同年2月19日に発生した。2011年8月に障害者基本法が改正に基づき2012年5月21日内閣府の「障害者政策委員会」が施行され，

4章・自閉スペクトラム症の教育　*131*

障害者基本計画の策定または変更にあたって調査審議や意見具申を行うとともに計画の実施状況の監視や勧告を行っている。文部科学省においては,「共生社会の形成に向けたインクルーシブ教育システムの構築」に向けて特別支援教育について論議されてきた。

　これらの障害児の人権保障のための我が国の政策としては,下記の法律や条令通知において担保されている。

　　・子どもの権利条約

　　・児童虐待防止法

　　・障害者基本法（平成23年8月改正）

　　・障害者虐待防止法

　　・障害者の権利条約

　　・発達障害者支援法（平成28年5月改正）

　　・障害者総合支援法

　　・障害者差別解消法

　　・学校教育法第11条「体罰の禁止」

　　・平成25年3月13日,文部科学省「体罰の禁止及び児童生徒理解に基づく指導の徹底について（通知）」

以下**表4-8**に障害者虐待防止法における虐待の類型を記載する。

2.　特別支援教育における人権的課題

　特別支援教育においては職員による幼児児童生徒への人権侵害行為が起こ

表4-8　「障害者虐待」の類型

虐待項目	虐待内容（具体的要件は,虐待を行う主体ごとに微妙に異なる。）
①身体的虐待	障害者の身体に外傷が生じ,著しく生じるおそれのある暴行を加え,または正当な理由なく障害者の身体を拘束すること
②放棄・放置	障害者を衰弱させるような著しい減食または長時間の放置等による
③心理的虐待	障害者に対する著しい暴言または著しく拒絶的な対応その他の障害者に著しい心理的外傷を与える言動を行うこと
④性的虐待	障害者にわいせつな行為をすることまたは障害者に対してわいせつな行為をさせること
⑤経済的虐待	障害者から不当に財産上の利益を得ること

りやすい。特に知的障害児への，自閉スペクトラム症児への，その知的障害
が重ければ重い幼児児童生徒を対象とする学校ほど，職員による幼児児童生
徒への人権侵害行為は起こりやすい。その人権侵害行為の類型は，「体罰な
どの身体的人権侵害行為，怒鳴る・恐怖感を与える・心理的威圧などの心理
的人権侵害行為，からかい・弄び（もてあそ）などの人権侵害行為，密室で身体を触るな
どの性的人権侵害行為」などがあり，強度行動障害・パニック・フラッシュ
バック・トラウマといった二次障害を引き起こす原因ともなっている。これ
らの特別支援教育における人権侵害行為は，社会的にまた通常の学校では報
道紙，マスメディアが虐待行為として問題視する人権侵害行為も，特別支援
教育においては「指導の一環，子どもと仲良くなりすぎて，甘いことを言っ
ていては社会に出た時に厳しい社会では通用しない，指導には前後関係があ
るから大声でどなったり体罰するにも理由がある，人権侵害行為が外部に漏
れると組織が混乱する・ダメージを与える，教師を傷つける，教師が萎縮す
る，教師の教育活動を制限する，人権侵害行為をした職員を助けることがひ
いては子どものためになる，親が出てくる」などを言い訳・口実として，圧
倒的に多い情報量と関係権力と保護者らを巻き込み職員を煽り事実を隠蔽し
ていく。こと特別支援学校で多発する職員による幼児児童生徒への人権侵害
行為においては，校内でさえも改善のための話し合いを避けたり，話し合い
の機会を管理者と学校運営者また子どもサイドではなく職員サイドを守る団
体が一体となり先導して妨害することで改善の機会を奪う。また最悪なケー
スとしては，職員による幼児児童生徒への人権的課題を心から改善しようと
する教師に組織全体でいじめや嫌がらせを繰り返し，組織の悪人というレッ
テルを貼り組織から排除していくことで，人権的課題に真しに正面から向き
合わず，改善することなく問題をうやむやにし隠蔽していく。勤務中にも連
絡を取り合い，組織全体で運動を起こし保護者や関係諸機関また権威機関を
煽るといった「学校教育紛争」に発展させることで，職員による障害児・者
への人権侵害行為は改善されることなく，組織また拡大させた組織のお墨付
きを得て従来よりも確固としてまた正当化されて障害児の人権を侵害するそ
の教育のあり方が引き継がれていく現状がある。
　下記に，特別支援学校における人権侵害行為の事例を紹介する。

(1) 生活単元「水遊び」で，水鉄砲やペットボトル，ジョウロなどを使って，子どもたちに水遊びを楽しませた。歓声を上げて喜んでいる子もいれば水を嫌がって泣きながら逃げる子もいたが，指導者は水を嫌がる子，喜ぶ子の区別なく，ホースやバケツ，ジョウロで水を子どもの頭にかけて回った。そして，指導者は水が嫌で水を避けている子，泣いている子の様子を見て笑っていた。

(2) プールの指導で，まず最初にプールサイドに子どもたちを座らせて，身体を水に慣らす指導をした。指導者全員で，1メートルぐらい離れたところから一斉に思い切り子どもたちにめがけて水をかけた。子どもたちは全員顔を背け怪訝な顔をした。泣いている子もいた。指導者はその様子を見て笑っていた。また，別の教師は笑いながらバケツで何杯も子どもの頭から水を思いきりかけ続けた。

(3) 生活単元学習でスライムを使って「感覚遊び」を行った。ほとんどの子はスライム遊びを楽しんでいたが，一人の子どもがスライムのぬるぬるした感覚が嫌で，教室から怒りながら走り出てしまった。指導者は，「授業中に出ていかない，皆と一緒にやるの」と怒鳴りながらその子どもを追いかけた。子どもに追いついたが子どもは泣いて怒って抵抗したので，指導者は怒鳴りながら両足をもって身体を床に引きずって教室に連れ戻した。

(4) 嫌いな音が聞こえると急に怒ったりパニックになる自閉症の子どもがクラスにいる。今日もその嫌な音が聞こえてきたので，その子どもが突然怒り出し，指導者に向かって腕を引っ掻いてきた。指導者は怒り，子どもに同じように引っ掻き返した。その後，同僚に相談したところ，「爪を立てられる痛みを教える必要がある」と意見が一致し，引っ掻かれるたびに同様に児童に引っ掻き返している。

(5) クラスには，なかなか素直に自分から物事に取り組めない子どもがいる。しかし，指導者が，怒鳴ったり，怖がるもので脅したり，また体罰などの厳しい指導をすると活動する。このような"指導"は，必要だと感じそのように"指導"している。

(6) 自分の意志に沿わない事があると遊戯室に走って行ってしまう子ども

がクラスにいる。叱っても動かないので，子どもの首に「私は悪い子です。私を放っておいて下さい」という看板をさげ，遊戯室に放置している。

(7)　強い偏食があり，主食のごはんやパン，野菜と給食に出され多くの食材を食べない子どもがクラスにいる。偏食は小さいうちになおさなければならないと思い，子どもが泣き叫んでも身体を拘束して嫌いな食材を無理矢理口に入れ一口は食べさせるようにしている。

(8)　バスに乗る帰宅時間になり，中庭で遊ぶ子どもに教室に入るように声をかけたが，一人の子どもが指示に従えずにいた。反省を促すために，すべての入り口を閉め切り入れないようにして，その子どもを残して他の子どもたちと連れだって玄関に移動した。その子どもは，中庭でずっと泣き叫んでいた。

(9)　一つ一つの行動にとても時間がかかる子どもがクラスにいる。急がせるために「5，4，3，2，1」と強い語調で秒読みをし，時間までにできない場合は「はい時間です。終わり」と言ってその活動をさせなかったり，好きなものを取り上げたりして危機感をもたせている。

(10)　指導者の指示に従えない児童に対して，大声で怒鳴ったり，怖がるものを目の前に置いて恐怖を与えたり，体罰を与えたり，追い詰める厳しい“指導”をすると指示に従えるので，そのようにして集団生活が行えるように促している。

自閉スペクトラム症児においては，とりわけ「心の理論」に代表されるように他人の心の理解が困難な障害である（人の心の理解は3歳から5歳に芽生え，7歳から9歳で他人の心を理解できるようになる）。このような障害特性があるにも関わらず，指導者に「周囲の空気が読めないやつだ」という暴言を吐かれ，「何をやっている，周りをよく見ろ」と怒鳴られたり体罰を受けたりする場面も多くある。自閉症児の世界の空気が読めないのは，自閉スペクトラム症障害の専門家としての資質に欠ける。障害特性・発達・心理などの専門性，または人間感覚と生命倫理観は，必須の知識である。

また最近の「人をいじる」という社会的風潮と相まって「幼児児童生徒を

いじる」という行為も多くある。物事の文脈や因果関係が十分に理解できない自閉スペクトラム症の幼児児童生徒をからかったり弄んだりして，自閉スペクトラム症児が戸惑う様子を見て楽しんでいる指導者の姿を知るにつけ，国が批准した障害者の権利条約またそれを受けての文部科学省が指針を示すインクルーシブ教育システムの構築とはかけ離れた状況が現場にはあり，大変残念な思いである。心に寄り添った教育・指導が求められる。自閉スペクトラム症児の教育に携わる，また携わろうとする職員に正しい人権感覚と生命倫理観を育成することは必須の重要な課程である。

3. 自閉スペクトラム症児を含めた障害児の人権保障のための教育自己チェック

障害児の尊厳を守れる特別支援教育として，障害者の権利条約に根ざし人権侵害行為を起こさないためのまた「適切な指導・支援」を行うための教育自己点検チェック項目を下記に示す。

(1) 本授業課題またその行為の目標は何か，目標を達成できているか

(2) 本授業またその行為の，教育支援計画・個別の指導計画への位置づけ

(3) 特別支援教育が理念とする「個々の児童の実態に応じた教育・指導」とは何か

(4) 障害者の権利条約とは何か

(5) 個々の児童への合理的配慮は実現されているのか

(6) 「子ども自主性・主体性」を育てるには何が必要か

(7) 特別支援教育が重点を置く「心に寄り添った教育・指導」とは何か

(8) 知的障害児，発達障害児，自閉症などの障害特性は何か

(9) 障害児・子どもの心理の理解は十分か

・指導者の理不尽な行為に対して，嫌でも「NO」と表現できない，障害児の人権についてどう考えるのか

・「心の理論」の障害を理解しているのか

(10) 指導者の人権意識，人として教育者としての倫理観が備わっているか

(11) 特別支援教育の専門性は，また専門家としての資質とは何か

障害児の指導・支援理念

① 人権侵害行為は障害児を指導・支援する現場においては，いつでもどこでも起こりうる問題であるという認識を持ち，指導・支援自身のまた他者の人権侵害行為を自覚することが必要です。見て見ぬ振りが，虐待を助長していきます。

② 障害のある人は，自分に起こっていることが理解ができないことから人権侵害行為を受けても自分より権威のある人に同調したり，笑っていることが往々にしてあります。決して心から同調したり楽しい訳ではありません。心の中は傷ついているという認識を持つことが必要です。

③ 虐待や人権侵害行為があった学校長や施設長は，「保護者が『人権侵害や虐待なんかない』と言っているのだから，それでいいのではないか」また「保護者が『少々のことはいいのです』と言っているのだから」と言い訳をします。保護者が学校や施設を擁護したり虐待や人権問題を否定しても，それで虐待がないわけではありません。親は内心不安があることを理解することが必要です。

「障害者虐待防止マニュアル」 NPO 法人 PandA-J 編集を引用

参考文献

1）「特別支援学校　幼稚部教育要領　小学部・中学部学習指導要領　高等部学習指導要領」平成 21 年 3 月告示　文部科学省.
2）中川明編：イジメと子どもの人権. 信山社，2000.
3）土橋圭子，他編，宮本信也，他監：特別支援教育の基礎. 東京書籍，2009.
4）土橋圭子，他編：発達障害児の医療・療育・教育 第 3 版. 金芳堂，2016.
5）長瀬修，他編：障害者の権利条約と日本. 生活書院，2009.
6）勝野正章，他編：教育小六法. 学陽書房，2016.
7）芦部信喜著，高橋和之補訂：憲法，第 6 版. 岩波書店，2016.
8）児玉勇二：知的・発達障害児の人権，現代書館，2014.
9）障害問題人権弁護団編：障害児をたたくな. 明石書店，1998.
10）中根允文，他編：ICD-10 精神および行動の障害. 医学書院，2005.

（土橋圭子）

5章

高等学校，大学における自閉スペクトラム症の支援と合理的配慮

1. 高等学校における支援と合理的配慮

　高校生に対する支援の難しさは様々あるが，高校生活の中で合理的配慮を要する場面は，一般に想像されるより多いのではないだろうか。当事者が小中学校時代との違いに戸惑う様子が散見される。義務教育でないことが大きいのだろうか。ここでは公立の教育相談施設，および公立学校のスクールカウンセラーとしての経験から，実際の支援の方策を考えるものとする。

1. 学校を知る―学校という異文化―

　「高等学校における支援と合理的配慮」を考えるにあたって，まず（高等）学校の仕組みを理解しておく必要がある。自らがかつて児童・生徒として体験し，何となく知っている学校と，支援者（保護者も含む）として接する学校とは全く別のものであることを意識していることが大切である。学校の状況を理解することで支援のための資源を見つけたり，何をもって「合理的」と理解されるかが把握しやすくなるからである。

1）学校組織

　学校にはシステムが作られており，まずはその点を眺めてみる。支援にあたり校務分掌を必ず学校内外で共有するようにしたい。支援の効果を上げる

ためには，組織の構造に働きかける力も必要だからである。キーパーソンは誰であるか，いつ，誰に，どのような働きかけができそうなのか，を分掌に従い考えてみる[1]。

(1)校長・副校長・教頭

学校長が入学を許可し，安全な環境を守り，学習を保証し，最後に卒業を認める。また管理職は，子どもだけでなく，全教職員に対しての人事や職務の監督，校内の設備保全や，時には地域行事まで目を配っており（選挙の時には投票会場に，災害時には避難所にもなる），生徒のための地域連携の際の責任者でもある。

(2)学級担任

学校内で子どもたちが一番意識するのは，やはり担任教諭である。それは発達段階的にも他者に依存する度合いが高いため，毎日，何くれとなく気配りが必要な時に出会う担任は重要な存在となる。

- ・教科指導と生活指導が二本の柱：重みは校種や学齢にもよるが，この二本の柱を中心に子どもたちが身につけるべき内容を教えている。
- ・進路指導の重要性：生徒の能力・適性を基に将来を見越した進路指導が行われている。
- ・保護者との関わり：担任が一番苦労する仕事の一つが保護者対応であることは，よく知られている。理不尽と思われる要求に苦慮する，子どもへの無関心，保護者自身が配慮や支援の必要な人である場合などである。

(3)他の教員

職名としては，主幹教諭，主任教諭，教諭，非常勤教員，講師というように分かれ，そこに役割分担として，教務，生活指導，学習進路指導，教育情報，保健養護などが割り振られる。たとえば「教務主幹教諭」「生活指導主任教諭」「保健養護教諭」という具合である。また，所属学年や担当教科，学年主任，副担任，顧問をする部活なども生徒から見た時の重要なポイントである。誰が何を役割分担しているかをよく承知しておくとよい。いざという時に支援協力を仰ぎやすく，チームの機動力が上がると思われる。

(4)養護教諭

生徒の心身の健康に関する事項に携わる職務である。評価者でないこと，

心身の状態に敏感で，子どもから（時には職員からも）相談を受けやすい立場であること，連携先の情報網などを一般教員とは別にもっていることなどの利点が多くある。校務分掌上は保健養護部，教育相談部，生活指導部などに属していることがほとんどで，子どもには身近な存在である。特別支援教育コーディネーターを兼務していることも少なくない。医療の知識があり，様々な疾患への対応経験も豊富な養護教諭と協力関係を築くことができれば，子どもの支援において効果を上げやすいといえる。

(5)スクールカウンセラー（以下，SC）

職務として生徒・保護者の相談，教員へのコンサルテーションを担っている。養護教諭と重なる部分も多いが，お互いの得意分野を活かした関係が多い。教育相談機能の一部として内部の者でありながら，外部者（指導に関与しない）のため生徒や保護者の個別相談を受けやすい立場である。学校の文脈に添いながら当該生徒について知り得た情報を収集し，報告することで共有し，関わり方についてお願いし，学校とは異なる視点を提供する。教職員の有機的な支援を補助することができる。

(6)司書教諭（または学校司書）

学校図書館の専門的職員であり，図書館資料の選択など運営管理を担う職である。昼休みにいつも片隅で本を読む生徒がいると教えてくれた司書がいた。「決まった図鑑を眺めて誰とも話す様子を見たことがない，迷惑をかけるようなこともなく，時間になると教室に帰っていくが何となく心配である」とのことである。実は教員も気づきかけていたので，そのことを双方に伝えると担任，養護教諭，学校司書，SCの四者での話し合いの機会をもつことになった。さりげない観察者がいたことでその後も教職員が生徒に関わっていくきっかけとなった。図書室は大きな集団を苦手とする子ども，音に敏感な子どもなどが避難場所として利用しやすい。

(7)事務職員

主に財務と庶務に関する事務を行っており，生徒に関する事務・文書作成などでの関わりがある。不登校状態で連絡が取れず，家庭訪問をしても会えない生徒を担任が心配していた時，生徒情報をさりげなく提示して連絡の手がかりを示された。個人情報も生徒の利益（この場合は生徒の生命について

の安否確認）になることなら前記のように共有されるのだと納得したもので
ある。

(8)学習支援員（または介助員など）

学校生活上，学習の困難の他にも物を無くしたり，着替えが遅れたりした
だけで泣き出す生徒らに寄り添っている。その子の特性を理解し対応するこ
とで子どもが落ち着いたり，保護者との会話が増えたりすることで担任の負
担感が減じている。

さらに給食主事，用務主事など校内には生徒と関わりのある職員が働いて
いる。

その他，外部から臨時に，または巡回など頻度の低い形で関わる場合もあ
る（学校医，児童相談所職員，スクールサポーターなど）。

用務主事や，事務職員といった職種の人も生徒と程よい関係をもっている
ことにも注目したい。学校のもつ教育的風土はもちろんのことだが，生徒が
自分と波長の合うタイプを見つけて関わっていると思われる。教職員に共通
しているのは，生徒を受け入れ，その子どもにできそうな具体的な指示をだ
していることである。こういった個別性は大切な条件である。学校ではあら
ゆる場面が子どもたちを支え，励ます機会となり得る。これらは自然な形で
の支援といえるのではないだろうか。

SC として関わる場合，スタッフ間の共通理解，環境の整備，利用可能な
介入方法などのアイディアを提案する際にも，学校の文脈に沿うことで対立
的にならず事態が好転することをしばしば経験している。共通の目的のため
に学校と家庭を根気よくつなぐ作業が必要である。

2. 高等学校では小中学校に比べて特別支援教育への取り組みが遅れがちなのはなぜか？

1）義務教育との違い

以下のような点で義務教育期間とは様子が違っており，一律の方法が通用
しないのが特徴である。たとえば個別の支援計画についても，在籍している
高等学校の特徴によっては支援の内容を柔軟に変更しなければならないこと

5 章・高等学校，大学における自閉スペクトラム症の支援と合理的配慮　*141*

も生じる。生徒本人と彼らを取り巻く環境を適切にアセスメントして支援方針を立てるには，細やかにカスタマイズする努力と習熟した技能が必要となる。

① 教育課程（全日制，定時制，通信制，学年制，単位制など）

② 地域性（都心，工業地帯，商業地，ベッドタウンなど）

③ 学業成績・単位習得（欠時数，現級留置，転学，退学など）

④ 進路選択・進路変更（進学校，中堅校，職業（科）校など）

⑤ 男女比（共学校，男子校，女子校など）

⑥ 他の精神疾患との関連

　平成28年3月現在，東京都はチャレンジスクール（主に不登校や中途退学であった生徒を受け入れ再チャレンジの機会としている），エンカレッジスクール（主に学習面で，つまずきのあった生徒を受け入れ，実習を多く取り入れている）といった特色のある学校を中心に「高等学校における発達障害支援」という事業を実施している。医師やスクールソーシャルワーカー（以下，SSW）などの外部専門家の活用を研究しているところである。

2）特に進学校での認識は薄い[2]

⑴勉強はできるし大丈夫…

　中学校までは多少妙な言動があっても，「勉強はできるし面白い子どもだ」というように見逃されていることが多い。もし，気づいた教員が指摘していたとしても，「保護者や本人もプライドが高く認めようとしないので指導が難しい」と感想をもらす。高校で問題行動を起こした生徒では，事後にこのような説明をされることが多かった。

⑵この子に障害はない…

　「特定の教科は抜群にできるが興味のないことには手を付けず提出物も全く出せない。このままでは留年する可能性もあるが，やる気が見受けられない」「あれだけの能力があるのだからできるはず。高校は義務（教育）ではないのだから，そこまで面倒を見ることはない。不公平になる」

⑶大学受験時の「合理的配慮」は必要ない

　「社会に出たら特別扱いはされないのだから，皆と一緒の条件で受験すべきだ」「これまでの試験（定期考査や模擬試験）もできたのだからそれでよい」

と保護者や本人からも個別支援の提案を拒否されることがある。

　上記のようなやり取りを進学校ではよく耳にする。本人の（主に教科学習に関する）知的機能に比して，あまりにも不適切な言動が目立つ時，思わぬ機会に合理的配慮がもたらされることがある。支援者は「ああ，もう少し早くに気づいていれば，こんなこと（たとえば，留年や進路変更）にならなかった」などと残念がることも多い。だがそこで初めて生徒本人が配慮を希望したのなら，機が熟すまでは実施が難しかったのだ，とも考えられる。

　不登校，非行，リストカットなど問題が大きくなると教育的指導の対象となることがある。校内だけで難しい場合，医療・福祉・司法矯正などの外部機関との連携や地域のリソースにあたる必要が生じる。適切な指導のためにSCも協力する場面がでてくる。たとえばリソースの選択や本人の自己理解への関与が求められる。その際も外部に任せ切りにならないよう校内の連携を密にしておくことが大切である。

3. 困っているけれど，どうしたらよいのかがわからない生徒・保護者・教員

　次に困難が生じた場合の三者の発言を取り上げてみる。三者とは生徒本人，保護者・家族，教員・学校のことである。組み合わせは8通り，誰も困っていない場合から三者とも困っている場合までありうる。三者の困り具合と組み合わせで支援の方向が変わってくる。

1）友達とうまく付き合えない（生徒本人から）

　頼まれると断れないため，パニックになって廊下を走ってしまった，級友の顔が覚えられない，声をかけられるのがいやでにらんでしまう，人が大勢いる場所には居られないので出席できない授業がある。

2）うちの子は仕事につけるでしょうか（保護者から）

　思いやりがない，病気の弟からでも物を取りあげてしまう

　カッとなると手がでてしまう

　不潔でも平気，女子生徒の指摘で匂いに気づく

　「ゲーム中毒」で空いた時間は宿題もせず，ほとんどゲームをしている

3）知能は高いのだろうが生活に困難がみられる（教員から）

　ネクタイが結べない，爪が切れない，体温計で検温できない

　忘れ物が多い，単位習得が危ぶまれても忘れてしまう

　相手がどう感じるかに関係なく，無神経なことを言ってしまう

　ここに示された困りごとは生徒本人を知っている人からは，信じてもらえないようなことなのである。ふざけていると勘違いされるかもしれない。繰り返しになるが，学業などの一定の決まりのある動きの中では能力を発揮できているため幼少期は目立たなかったが，長ずるに従い，その知的能力に比して「困ったこと」での問題が大きくなり，「こんなこと位わかるだろう」的に目立ってくるのである。

　さらに，言語能力に長けているために症状の訴え方に迫力がある。曰く，「耳の奥が詰まったような感じで音が聞こえ，それが続いている。気にしないようにしようとすると余計に長引くので困っている（幻聴ではない）」「息苦しいので窓を開けさせてほしいのだが，今は真冬で皆に駄目だといわれる。わかってもらえるように手紙を書いたのでホームルームで読み上げてほしい」「混乱すると読んでいる本のページが上下に分かれて，それがそれぞれ左右に開くような感じがする」など迫力があって，一方的な主張のように感じられたり，表現が独特でわかりにくいものであるが，生徒は苦しい中で何とかやり過ごしたり，我慢したりしているのであろう。このような症状としてのこだわりや感覚の過敏さは自分でどうすることもできないのではないだろうか。決して怠けたりしているのではなく，不登校や身体症状のような状態が現れた時には，限界に近いのだと想像できるのである。

　生徒の体験をよく理解したうえで，的を射た助言が功を奏することがある。定期試験の前日に，前回より低い順位を取ったらどうしようとパニック様症状になり，救急外来を受診した生徒もいた。投薬を受け，落ち着いてから面接にきていうことには「成績は数字でわかるのでこだわってしまう。僕は，数字とお金が好きなんです」とのことである。〈経済学は向いているかも知れませんね〉と伝えると，次回には高校生のための経済学の本を読んでいると報告を受けた。

また，ある生徒は「先生が行間を読め，といったんです！」と怒っていたので，理由を聞くと「だって行間は白いじゃないですか」と答えた。そこで〈行間を読む，というのは前後の文章の間に文字で表現されていないことを推論するという意味じゃないかな〉と伝えると「それならわかる」といっていた。生活のあらゆる場面で意思の疎通ができずにつらい思いをしているのが察しられた。

SC としては本人の訴えを「わがままだ」と受け取られないよう，生徒の特性や対処方法などを学校向けに「翻訳して」伝えている。教員は，一度生徒との関わりが成功すると特性理解も早く，色々なことを試してみることが多い。方策が増えることで他の場合や他の生徒にも応用されている。

4. 高校生からの合理的配慮に必要な視点

高校生の保護者からの相談で最終的に心配なことは「一人で生きていけるのか」に集約されていくようである。「親が生きているうちはいいのだけれど」と何度も聞く機会があった。その要素は以下のようなものである。

① 生活課題について

② 経済について

③ 進学・就職について

④ 性の問題について

⑤ 理解者を得ることについて

⑥ 相談をつなぐことの必要性について

このうち，②の経済と③進学・就職に関して，質問や相談を受けることが増えたように思われる[3]。

これまでは上級学校を目指していれば何とか過ごしてこられた。しかし，今後は生徒自身が自分で決めた授業を，時間を守り，出席し，試験を受ける。その後は何らかの職について自立してもらわなければならない。結婚もできればしてほしい。他に兄弟姉妹がいれば一人に掛かり切りにはなれないし，お金も掛かる。社会に出て，身だしなみやマナーを守ることができるのか，今までは制服や給食・学食があったので心配せずに済んだことが，もし下宿することにでもなったら…と，不安の種は尽きない。自閉スペクトラム症で

なくとも心配であろうが，社会生活には不利な特性を抱えた生徒は余計にである。

「他の生徒と不公平になるから特別扱いはできない」というのは骨折した生徒にハードルを飛べというのに等しい，と感想を述べた保護者がいたが同感である。そうはいっても，障害として受け入れるにはアンバランスさが甚だしく本人が自覚しづらい場合，障害受容と並行して緩やかに折り合いをつける方がよい場合もあるのだろう。

自閉スペクトラム症の生徒がもてる能力を発揮できるよう，他の生徒と条件が揃うように，構造化した環境を提供するのであれば，それほど不公平なことではないと思われる。ただし，何が公平であるかを一律に答えるのはなかなか容易なことではない。実際には，声高に人権を唱えるのは得策ではないことも多くみてきた。

たとえば，前述（☞ p.143）で例示した，「真冬に息苦しいので窓を開けさせてほしい」と相談にきた生徒は，その後幾度も手紙を書き直したり，担任と相談したり，病院受診したりと苦しい中で試行錯誤をしていた。その間，SCと養護教諭で情報を共有し，校内外で働きかけた。そうするうちに学級内での見方が変化し協力者が現れ，担任の援護が得られ，保護者の理解が進み，ちょうどよい頃合いに落としどころ（配慮事項）を見つけることができた。

これは⑤の理解者を得る，と⑥の相談をつなぐことに自ら取り組み成功した例と考えられる。

保護者のもつこれらの不安を一度に解決できる策はない。本人が確実にできることを見越して軟着陸できるように配慮できれば，そしてそれがさりげなくあって，本人も気づかないうちに受け入れられているのが理想ともいえる。我々自身が，明日にでも事故に遭い，心身の機能不全が生じたらどうしてほしいと思うだろうか，配慮を検討していくうえで，想像力を十分働かせる必要があるだろう。

今後は支援の中での指導や介入方法の評価が重要である。現実的で機動力のある合理的配慮とはどのようなものだろうか。関係者が共通の目的や方向性をもって協力することが大切である。少しでも生活がしやすいようチーム

で試行錯誤を繰り返す余裕をもてるのが学生時代である。この貴重な時期を活かした支援の増えることを願って止まない。

（事例）

　Ａ君の場合（マイペースで周囲を困らせた男子生徒）

　担任の紹介でＡ君の母親から話を伺う。「毎日のように弁当を忘れていく」「提出物が出せないので単位を落としそうな教科がいくつかある」「センター試験の申し込み用紙で卒業予定年度に生年を書いていた」「物を壊して指導を受けることがあった，大学で実験道具など壊したらと不安」などである。起床時間を問うと「朝は早くに起きています，ずっと好きな物理の問題を解いていて，声をかけるとぎりぎりに朝食を掻き込んで…お弁当を忘れていくんです」と答えるという。また，担任の心配は「この人は時間までに試験会場に行かれるのだろうか」「マークシートを間違えずに書くことができるか」ということであった。

　そこで本人，保護者，担任とで何ができるかを検討した。生活リズムに関しては保護者が，各種書類や手続きに関しては担任が，とそれぞれ分担して生徒に予告したり，想起させて，自分で生活をコントロールできるように援助した。短い期間であったが本人も声をかけられることで，するべきことを思い出し何とか定期試験をパスして卒業のめどが立ち，大学の入学試験も私立の理系学部に合格して進学することができた。複数の合格を得た中で選んだ理由を聞くと「家から近い」「保護者説明会で学生にきめ細やかに対応してくれそう」ということが述べられていたのが印象的であった。本人に困ったことがあったら，大学にも相談窓口がある旨伝えるとホッとした様子で「行ってみます」と答えていた。

　余談だが，この母親が「私もワーキングメモリーが少ないと思う，仕事でつまずくことがあるので検査を受けてみたい」と申し出られたことがあった。自身で受診し同様に伝えたところ「お母さまには必要ないですよ」と医師から丁寧に説明された，と笑って報告された。生徒にとっては良き理解者，良き大人のモデルでもあっただろう。

参考文献

1) 柴田恵津子：学校が求めるスクールカウンセラー　アセスメントとコンサルテーションを中心に．村瀬嘉代子監，東京学校臨床心理研究会編：アセスメントとコンサルテーション．遠見書房，東京，pp42-51，2013.
2) 梅永雄二：大人のアスペルガーがわかる　他人の気持ちを想像できない人たち．朝日新聞出版，東京，pp150-162，2015.
3) 平野厚雄：発達障がいの子ども　お金のこと親が亡くなった後のこと．パブラボ，東京，pp48-71，2013.

（柴田恵津子）

2. 大学における支援と合理的配慮

　自閉スペクトラム症（Autism Spectrum Disorders；ASD）は社会的コミュニケーションの障害，常同的・限定的行動（Repetitive and Restricted Behavior；RRB）を主たる特性とした発達障害である。その特性は生涯続くと考えられているが，発達時期や環境との相互作用により，障害水準としての支援が必要な時と必要ではない時があると考えられている。幼児期，児童期，思春期の対応に比較して，成人期の自閉スペクトラム症への対応には不明確なことが多かったが，近年では対応法の整理が遅ればせながら進みつつある。なかでも高機能（知的遅れを伴わない）自閉スペクトラム症の認知が進む昨今において，対応の必要性が注目されているのが大学生の自閉スペクトラム症である。

　本稿では大学（短期大学・高等専門学校を含む）に在学する自閉スペクトラム症のある大学生に関する支援に関連した課題をまとめ，合理的配慮についても論じる。

1.　自閉スペクトラム症の大学生への支援

1）自閉スペクトラム症の大学生の評価

　自閉スペクトラム症の大学生が抱える困難は様々であり，評価する領域は多岐に渡る。自閉スペクトラム症の介入方針を策定するためには，診断的

フォーミュレーションに基づいた包括的な評価が重要である。DSM-5，国際疾患分類（International Classification of Disease tenth edition：ICD-10），国際生活分類（International Classification of Function, Disability and Health：ICF）に沿うことで概ね包括的な評価が可能になると筆者は考えている。以下に筆者が臨床で用いている診断的フォーミュレーションの試案を提示する。

⑴精神障害（disorder），精神症状（symptom）

自閉スペクトラム症の診断には DSM-5 を用いる。DSM-5 を用いた診断にあたって筆者が注意している点は，A 項目，社会的コミュニケーションの障害（相互性，非言語的コミュニケーション，対人関係）と B 項目，RRB；repetitive/restricted behavior（常同行為，強迫思考，興味の限定，感覚過敏）に含まれる 7 つの症状について文意が許す範囲で広く解釈することと，D 項目を重視し，自閉スペクトラム症の症状があるために生活機能の障害をきたしていると包括的な評価を基に判断することで初めて自閉スペクトラム症と診断することである。筆者は，症状項目は満たすが，自閉スペクトラム症症状に起因する生活機能の障害がない場合は，障害のない自閉スペクトラム症（autism spectrum）と捉えている。

また，自閉スペクトラム症以外の神経発達障害，神経発達障害以外の精神障害についても DSM-5 を用いて診断する。特定の精神障害に分類できない精神症状あるいは介入の対象として特筆すべき精神症状があればここで同定する。

なお，ICD-10 も選択肢だが，DSM-5 と比較して古い基準であり，筆者は DSM-5 を基本としている。

⑵精神機能障害（impairment）

自閉スペクトラム症の機能障害は標準化された尺度では測定できない。社会的コミュニケーションの障害は，活動と参加の水準で記述されており，機能障害があるとは確定しがたい。その一方で，ICF に基づくと自閉症に特徴的な精神機能障害として全般的心理社会的機能障害が分類されており，自閉スペクトラム症であれば，全般的心理社会的機能障害が存在するとみなしても概ね妥当だとは考えられる。また，RRB は行動特性として記載されてい

るが，症状に近い記載であり，背景の機能障害は明確ではない。その一方で，DSM-5 の自閉スペクトラム症に関する説明（テキスト）では，ICF に精神機能障害として分類されている組織化と計画の障害について記載があることを根拠にすれば，自閉スペクトラム症であれば組織化と計画の障害が存在するとみなすことができるであろう。

知的機能は機能障害水準ではなくても同定してあることが望ましい。可能な範囲で下位尺度の確認も望まれる。

(3)身体疾患（disease）

ICD-10 を用いて診断する。

(4)身体機能障害（impairment）

ICF を用いて同定する。

(5)活動制限・参加制約（limitation・restriction）

ICF の定義では，機能障害，活動制限，参加制約を合わせて障害（disability）としている。活動制限，参加制約は，仮想の標準的な環境での能力あるいは，特定の環境での実行状況として評価できる。実際に臨床で評価が行えるのは実行状況であり，これは環境因子に影響を受ける。

大学生の自閉スペクトラム症に関する参加制約では家庭生活，対人関係，大学教育，余暇活動を主に評価する。それぞれの参加に，活動の制限が生じる。大学生の自閉スペクトラム症であっても大学教育以外に参加制約が生じ得ることに留意する必要はあるが，本章では主に大学教育の参加に関連する活動について述べる。

活動制限に関しては，学習と知識の応用，一般的な課題と要求，コミュニケーション，移動・運動，セルフケアについて評価する。

大学内では自閉スペクトラム症に直接起因した，移動・運動，セルフケアの活動制限は原則生じない。学習と知識の応用において，組織化と計画の機能障害のために曖昧な課題設定の時に見通しをもてずに，問題解決に制限を生じることが多い。また，感覚過敏のために，大教室での授業・試験において注意して聞くことや思考に制限が生じることもある。一般的な課題と要求に関しては，組織化と計画の障害のために，優先順位が明示されていない複数課題の遂行において，制限が生じる可能性もある。コミュニケーションに

関しては，全般的心理社会的機能の障害のために，集団での議論に重点を置いた課題設定の時などに制限が生じる。また，様々な場面で意思を表明することが必要な時に，教員など相手が自閉スペクトラム症本人の意思を能動的に汲まない時に，意思の伝達に制限が生じる。

概して，大学教育に関して特徴的なのは，曖昧な課題設定と優先順位が明示されていないことである，いずれも自らが情報を組織的に収集して，計画を立案して実行する作業を高等教育として敢えて求めているわけだが，自閉スペクトラム症の組織化と計画の障害があると実行に困難が生じる。また，高校までと比較して学生の自立を求めるので，本人の意思を能動的に汲む作業は行われないことが多く，困難は生じやすいといえる。

(6)背景因子

ICF を用いて i) 個人因子，ii) 環境因子を同定する。

①個人因子

個人因子には様々な要素が含まれ ICF には明確な分類はないが，本人の感じるストレス，本人の自己評価（アイデンティティの安定）は評価することが望ましいと筆者は考えている。また訓練（診断告知・心理教育を含む）の経験についても確認する。大学生までに診断告知をされ，十分な心理教育をされている場合と，大学生で大学特有のシステムのため，活動制限・参加制約が顕在化し，事例化した場合とでは，介入戦略は異なってくる。

②環境因子

環境因子には，物的資源（施設，支援機器），人的資源，制度，自然環境などその他の環境因子，教員を含めた周囲の人間の態度が含まれ，これらはICF で分類されている。しかし，介入に必要であれば ICF に分類されていない要素でも同定するべきだろう。これらの環境因子が自閉スペクトラム症でない人にとっては中立的でも，本人にとっては不利であるときに，"社会的障壁がある"，あるいは"阻害因子がある"と考える。この不利を是正するのが，合理的配慮の考え方である。

2 ）自閉スペクトラム症の大学生の介入

前述した，診断的フォーミュレーションに沿って網羅的に介入戦略を立てる。

(1)精神障害，精神症状

　自閉スペクトラム症の原因は不明である。したがって根本的治療法はない。RRBにリスペリドン[3]とアリピプラゾール[3]が効果的であることが報告されているが，大学生の年齢，知的機能での効果は不明確である。オキシトシン[3]は社会的コミュニケーションの障害に効果があるかもしれないが，現在効果を検証している段階であり，一般的な投与はできない。ESDM（Early Start Denver Model）[3]も自閉スペクトラム症に効果的な治療法かもしれないが，幼児を対象とした治療法であり，年齢による神経可塑性の違いを踏まえると，成人を対象にプログラムをアレンジしたとしても，十分な効果が期待できる根拠は乏しい。

　注意欠如・多動症（Attention Deficit Hyperactivity Disorder；ADHD）が合併している場合は，メチルフェニデート[3]あるいはアトモキセチン[3]による治療により，不注意あるいは多動-衝動性の改善が期待される。限局性学習症（Learning Disorder；LD），発達性協調運動症（Developmental Coordination Disorder；DCD）の合併も多いが，これらの神経発達障害に関して医学的水準で十分効果が検証された治療法はない。トゥレット症（Tourette Disorder；TD）の合併に関しては，定型発達者に準じた薬物療法を行うことが一般的である。自閉スペクトラム症以外の神経発達障害により生じる，障害（disability）に関しては，それぞれの神経発達障害に準じた訓練および配慮を行うことが望ましい。この時に合併する神経発達障害に関する正確な診断がないと関係者間で介入の意図を共有することが困難になるかもしれない。

　うつ病，不安症など，合併する精神障害に対する治療法は自閉スペクトラム症に特化して十分な効果が検証された治療法はなく，原則的に定型発達者と同様に行う。認知行動療法（Cognitive Behavioral Therapy；CBT）を行う場合は，構造化・視覚化を意識し，認知よりも行動に重きを置き，ルールを明確にし，比喩や仮定を避けるなど自閉スペクトラム症向けにアレンジした実施方法が推奨されている。

　Irritability（癇癪，興奮性）はDSM-5では特定の精神障害に分類されていない症状であるが，自閉スペクトラム症で稀ならず生じる症状である。経

験的には適応の問題があることが多いように思われるが，病態は検証されていない。広義にはいわゆる"パニック"も含まれる。治療法は，環境因子の調整が第一選択であり，第二選択は応用行動分析である。環境因子の調整と応用行動分析は実際的には不可分であり，応用行動分析により問題となる環境因子を同定し，環境因子の調整を行い，適切な行動を強化し，不適切な行動の消去を図る。これらの治療法が不十分な時に第三選択としてリスペリドン，アリピプラゾールによる薬物療法を行う。

(2)精神機能障害

自閉スペクトラム症の精神機能障害は測定が困難であり，治療の標的とすることが難しい。その一方で，全般的心理社会的機能の障害および，組織化と計画の機能障害を想定することで，後述する合理的配慮の提供にあたって，身体障害と同じ論理で配慮の必要性を説明することができるため，一応の想定をしておくことは有益ではある。

同様に，合併する神経発達障害を理由に合理的配慮を求める場合も注意の障害，読字の障害，書字の障害，微細運動の障害等の機能障害を想定しておくことが望ましい。これらの機能障害の一部は標準化された尺度で測定できるが，実施が困難な場合，ADHD，LD，DCD の DSM-5 診断を根拠に存在しているとみなしても差し支えないであろう。

(3)身体疾患

自閉スペクトラム症にてんかんの合併が多いことはよく知られているが，原則的に知的障害を伴わない大学生でどの程度てんかんが問題になるかは不明確である。発作がない段階で脳波検査を行う必要はなく，てんかんを合併しているとしても定型発達者と治療法は変わらない。ほかに大学生の自閉スペクトラム症で特記が必要な身体疾患は知られていない。

(4)身体機能障害

合併の頻度について特記すべき身体機能障害はないが，聴覚機能障害，視覚機能障害，肢体不自由など身体障害を伴う自閉スペクトラム症の大学生が存在している可能性はある。社会的コミュニケーションの障害のために自分の意思を適切に伝えることができずに支援を得られない事態が生じる可能性は否定できない。

5章・高等学校，大学における自閉スペクトラム症の支援と合理的配慮　*153*

⑸活動制限・参加制約

　参加制約への直接的な介入は参加の内容を変更することである。これは参加の場自体がストレスの原因となっている時に選択される手段となる。大学教育が原因であれば退学すればストレスは解消される。注意が必要なのは，退学することで，自己評価が低下する可能性が高いことである。大学教育は主要な生活領域であり，社会参加の基本を失うリスクは大きい。将来に見通しをもつことができて，ある程度，自己評価を保てる参加の場を確保する前に退学することは勧めがたい。

　活動の制限に関しては，活動自体を回避することでストレスを減じることが可能である。大学教育においては，選択科目であれば，たとえばコミュニケーションを重視する科目を避けることは可能であろう。

⑹背景因子

①個人因子

　ストレスの解消は，介入の基本である。活動・参加の変更あるいは，環境因子を調整（配慮）することでストレスの原因を取り除くことが最も単純な介入であるが，実際には完全に除去することは困難であることが多い。ストレスが昂じて，精神症状が出現する段階では先に述べた治療としてのCBTを行う。自閉スペクトラム症ではそもそもストレス耐性が低いかどうかは議論のあるところであるが，自閉スペクトラム症症状のために，ストレッサーに曝されやすいことは了解できそうである。したがって，ストレス・マネジメントの訓練を行うことは有益であろう。

　コミュニケーションの制限は自閉スペクトラム症のコアな制限である。精神機能の水準で全般的心理社会的機能を改善させることは不可能でも，活動の水準で訓練を行うことで，会話や意思表明の能力は一定程度向上させることができる。また，同様に組織化と計画の機能障害は改善させられないが，課題を自ら構造化して見通しをもつ能力を訓練することで，曖昧な課題の問題解決や優先順位が明示されていない複数課題の遂行をする能力が，ある程度は向上する。

　筆者はストレス・マネジメントとコミュニケーション，構造化の訓練をすべて合わせて広義の social skills training（SST）と考えている。大学生の自

閉スペクトラム症にはSSTが行われることは望ましい。特に曖昧な課題設定と，優先順位が明示されていない状況に対応できる構造化の能力と，最低限の意思表明ができるコミュニケーション能力の向上は大学教育に参加するうえでは重要である。これらの能力が十分であれば，大学教育での配慮は必要とせず，障害ではない自閉スペクトラム症（autism spectrum）として生活することが可能であろう。

　ここで注意が必要なのは，心理士などの専門家が特定の状況に応じて助言をすることで，困難を解決している場合である。これは，一見自力で困難を解決しているように見えるが，心理士などの専門家が介助することで解決しているのであって，本人の能力が向上しているわけではない。この場合は，心理士などの専門家は自閉スペクトラム症を支える環境因子として捉え，心理士の有無で状況が変化し得ることに留意が必要である。

　個人因子への働きかけで重要なのは，自己評価への働きかけである。これは支持的精神療法により成されるが，明確な技法はなく，専門家のセンスが問われる。

　診断告知と心理教育も重要な技法である，伝え方，タイミングにより自己評価を安定させる方向へ働くこともあるが，失敗すると逆に自己評価を不安定にする。技法には残念ながら明確なコンセンサスはない。筆者は，原則，①聞かれたら答える，②公的な配慮の申請が必要な時には積極的に伝える，③フォーミュレーションに沿って得られる支援をできるだけ正確に伝えることを旨としているが，未だに迷いはある。

②環境因子

　物的資源（施設，支援機器），人的資源，制度，自然環境などその他の環境因子，教員を含めた周囲の人間の態度を調整することで，活動制限・参加制約を緩和することができる。大学が事務事業として実施している活動・参加に関する環境因子の合理的な調整が，障害者差別解消法に定められた合理的配慮の提供である。大学で提供が可能な合理的配慮はそれほど多くはないが，一応の具体例を提示する。

　本人の組織化と計画の障害と曖昧な課題設定のために制限が生じているのであれば，構造化（具体化，視覚化）した課題設定に調整することで見通し

を得ることが合理的配慮になり得る。しかし，曖昧な課題を解決すること自体が学術的要件の本質である場合は合理的とはみなされない。また，この配慮には物的資源（資料），人的資源（教示の調整）を要するが，資料作成，教示の調整における教員の労務的負担が過度であればやはり合理的とはみなされない。一方で，教員の労務は費用が許せばティーチングアシスタントで補う方法もある。

　優先順位が明示されていないことが問題である場合，複数の科目・教員が関与していることが多く，直接優先順位を明示する配慮は難しくなる。実際に可能な配慮としては，教員が担当する科目に関して進捗を管理することであるが，これも実際に課題の提出がなく，独自に学習を進める場合には，管理自体が難しい。卒業論文など教員が密に関わる課題であれば，ある程度は配慮可能であるが，合理的配慮として申請しなくてもユニバーサルに実施される配慮ではある。

　意思表明が必要な場面で介助を行うことも合理的配慮といえる。しかしながら，本人の意思表明を効果的に介助することができる人材は限られるので，実現可能性という面で合理的とみなせないことが多い。文書，メールによる意思伝達を認めることも配慮とはなり得るが，これはそもそも禁止されていないことが多いので，ユニバーサルな配慮とも考えられる。介助に関しては，個人因子の項で述べたように他の活動でも助言として実施できるが，合理的かどうかは助言をする部分が学術的要件の本質に触れているかどうかで判断される。また助言できる人的資源を確保すること自体，過度の負担であることも多い。

　試験時の合理的配慮は難しい。全般的心理社会的機能の障害に基づくコミュニケーションの制限はそもそも，試験とはあまり関連がない（だから入学できているともいえる）。組織化と計画の障害と曖昧な課題設定（論述式の試験が高校時よりも増える）の試験により試験時の問題解決に制限は生じ得る。しかし，試験において敢えて論述式にしているのは，曖昧な課題を解決する能力を評価するためであり，配慮を提供すると学術的要件の本質を変更することになり，合理的とはみなされないことが多い。十分に記憶していれば学術的要件を満たしているとみなし，一問一答の試験を準備することも

あり得るが，稀である。なお，感覚過敏により，大教室での試験で思考の制限などを生じることがあるが，この場合，大教室で試験を受けること自体に本質的な意義はなく，別室での試験は学術的要件には原則，触れない。試験監督の準備など労務的負担に関する判断が合理性を決めることになる。

　前節で，選択科目であれば活動制限が想定される科目を避けることでストレスを減ずることができることを述べたが，必修科目であっても学術的要件の本質として特定の活動，たとえばコミュニケーションを求めていないのであれば，コミュニケーションを要する部分を免ずるか他の活動に代替えすることは可能であろう。これは制度の調整と考えられ，代替えに要する負担が過度でない限りにおいて合理的な配慮と考えられる。これは逆にいえば，特定の活動（たとえばコミュニケーション）が学術的要件の本質である場合は，変更することは合理的ではないということになる。

　自閉スペクトラム症に合併する神経発達障害に関しては，ADHD で別室試験，注意事項の文書伝達，LD で授業時の PC 使用（試験時には漢字の取り扱いを巡って議論がある），DCD に基づく書字の制限で試験時間の延長，TD で別室試験などが学術的要件と過度の負担の問題がクリアされた場合に合理的と考えられる。また合併するその他の精神障害に関しては，うつ病でレポートへの代替え，社交不安症で別室試験などの配慮が一般的だが，いずれも自閉スペクトラム症のみでは合理性を説明しがたい。配慮を申請する時には，合併する精神障害の正確な評価が望まれる。

　なお，障害者差別解消法に基づいて大学で提供する合理的配慮以外に，家庭での配慮は重要である。家族に対する心理教育（広義のペアレントトレーニング）は有益と考えられるが，単身生活の場合は，効果は限定的である。対人関係，余暇活動に関する環境因子への介入は，その妥当性を判断することが難しい。一方で介助者（事実上心理士であることが多い）による助言により，様々な問題が解決されることがある。

　すべての参加の場において，実は最も重要な環境因子は態度ではないかと筆者は考えている。これは定量化も定性化もできず，合理的配慮の範疇では調整ができない。しかし，物事が上手くいく時には，周囲の態度はポジティブであることが多く，周囲の態度がネガティブな時は，残念ながら様々な介

入の努力が十分効果を発揮しないように思われる。

おわりに

　大学生の自閉スペクトラム症の支援には包括的な評価が必要である。これはすべての精神障害でいえることだが，自閉スペクトラム症の場合，関係者が複数になることが多いので，特に重要であるといえる。介入にあたっては，精神障害，精神症状の治療として，薬物療法，CBT の可能性を考える。訓練としては，広義の SST および，診断告知と心理教育が必要である。また自己評価を支える支持的精神療法も考える。配慮としては，大学教育における合理的配慮の提供と家庭における広義のペアレントトレーニング，問題解決を意図した助言は最低限必要であろう。

　合理的配慮の提供は大学の義務だが，他の介入は義務ではない。資源は大学のポリシーにより相当異なるであろう。共通理解に基づいた評価・介入が支援には必要である。すべての介入を網羅した支援体制が学内にあることが望ましいが，合理的配慮以外の対応に関する根拠を整理する必要がある。障害者総合支援法，発達障害者支援法など関連法規を踏まえて，学内外で効果的な支援がシステマティックに提供されることが望ましい。

引用文献

1 ）本田秀夫：自閉症スペクトラム．SB クリエイティブ，東京，2013.
2 ）桑原斉，中津真美：自閉症スペクトラム障害の大学生への支援．リハビリテーション連携科学 15：96-106，2014.
3 ）桑原斉：子どもの自閉症スペクトラム障害（ASD）．児童青年精神医学とその近接領域 54：99-118，2013.
4 ）世界保健機構：国際生活機能分類．中央法規出版，東京，2002.
5 ）National institute for health and care excellence・Autism in adults：diagnosis and management. National Institute for Health and Care Excellence, Manchester, 2012.

（桑原　斉）

6章

社会人自閉スペクトラム症の 支援と合理的配慮

はじめに

　本章では，まず，自閉スペクトラム症の社会人が直面する問題として就労環境での合理的配慮を中心に説明した。合理的配慮の不提供は，障害者に対する差別の一形態であり，我が国では近年注目されている概念である。合理的配慮については，そのプロセスや配慮内容を十分理解することが重要である。そして，後半は就労支援の制度的な枠組みについて概説した。支援者は相談支援機関の性質を理解し，適切に自閉スペクトラム症者を誘導することが求められる。実務上はさらに情報を収集して，地域の各機関・事業所毎の特徴を把握すると良いだろう。

1. 法律による差別禁止

　国連の障害者権利条約への批准に向けた法整備の一環として，「障害を理由とする差別の解消の推進に関する法律」（以下「法」とする）が制定された。法律によって障害者の差別禁止を取り扱うことで，共生社会の実現に歩みを進めたことになる。

　本法によれば，政府に対してその基本方針を策定することが求められている。法の趣旨にそって内閣府が作成した「障害を理由とする差別の解消の推

進に関する基本方針」[1] によれば，①障害者[*1]に対する差別を，"障害者に対する不当な差別的取扱い及び合理的配慮の不提供" と規定し[*2]，②事業主としての行政機関および事業者[*3]に対して差別の解消に向けた具体的取り組みが求められている。そして，③事業主の立場で労働者に対して求める領域は「障害者の雇用の促進等に関する法律」が定めるところとしている。

---

*1：障害者の定義

　　対象となる障害者は障害者基本法第2条第1号に規定する障害者，即ち，「身体障害，知的障害，精神障害（発達障害を含む）その他の心身の機能の障害（以下「障害」と総称する）がある者であって，障害及び社会的障壁により継続的に日常生活又は社会生活に相当な制限を受ける状態にあるもの」と銘記されている。さらに，「障害者が日常生活または社会生活において受ける制限は，身体障害，知的障害，精神障害（発達障害を含む）その他の心身の機能の障害（難病に起因する障害を含む。）のみに起因するものではなく，社会における様々な障壁と相対することによって生ずるものとする，いわゆる「社会モデル」の考え方を踏まえている。そして法が対象とする障害者は，<u>いわゆる障害者手帳の所持者に限られない</u>」と記載されていることは重要である（下線は著者）。

*2：差別の規定

　　内閣府の障害者政策委員会（差別禁止部会）では，差別の4類型が検討された（参考文献2を一部改変して下表にまとめた）。

差別類型	定義	事例と説明
直接差別	障害を直接の理由とする差別	例えば「精神障害者は原則として飛行機の搭乗はできない」といった場合（ただし現在はこうした実例はない）がこれに当たる。障害または障害者に対する無理解や偏見などがあり，そのため障害を理由とする異なる取扱いを行うこと。 ただ，さすがに障害を直接的な理由とはせずに，別の理由が持ち出される場合もある。こうした場合は，外形上，または表面上どのような理由が持ち出されたのではなく，本質的な理由が何であったのかが問われる。
間接差別	外形的には中立であっても，結果的には他者と比較し不利益が生じる差別	就業規則にマイカー通勤禁止という規定がある事業所。これまでは公共交通機関を使って通勤していた社員が，事故で両足を切断した。仕事自体は車いすでもできたが，公共交通機関が利用できないため，マイカー通勤を希望したところ，就業規則を根拠に事業者がこの社員の希望を受け入れなかった。 就業規則の文言は，障害者の就業を直接排除するものではないが，結果として復職の機会を奪われた。

2. 改正障害者雇用促進法の合理的配慮

平成 28 年 4 月に「障害者の雇用の促進等に関する法律」が改正された。これに伴って「障害者差別禁止指針」[4] が示され，障害がある労働者に対する禁止すべき差別が記載されている。主に直接差別について説明されており，募集・採用，賃金，配置，昇進，降格，教育訓練，福利厚生など労務に関す

合理的配慮の不提供	他の者との平等が確保されるには，必要に応じて現状が変更されたり，調整されたりすることが必要であるにもかかわらず，措置が講じられない差別	省略（本文参照）
関連差別	障害に関連する事由を理由とする区別，排除，制限などの異なる取扱いがなされる差別	犬（盲導犬）の同伴を理由に入店を断られた視覚障害者の例を考える。事業所から「犬が困るのであって障害が理由ではない」と説明されたとしても，障害と盲導犬は相互に無関係ではあり得ない。盲導犬を理由とする異なる取扱いがあれば，それが障害に関連する事由であるため，障害を理由とする場合と同様の結果が生じる。※

※ただし，「犬の同伴は一般的に断っている」といった外形的には中立的な規則の適用があり，これにより視覚障害者だけが排除される事態であれば，間接差別の問題として扱うことも可能である。このように，実際は，関連差別は，障害に関連する事由を理由とする間接差別と基本的な部分で重なり合うものと考えることができる。

　同様に，個別の事例について，障害を直接理由とする直接差別なのか，あるいは障害の関連理由による関連差別なのか，区別が困難な場合もある。

　こうした議論を踏まえ，「合理的配慮の不提供」以外の「直接差別」「間接差別」「関連差別」については包括的に「不当な差別的扱い」としてまとめられた。そして，個別の事案が差別であるかという判断は，それぞれの状況に応じて判断するものとされている[3]。

＊3：商業その他の事業を行う者（地方公共団体の経営する企業および公営企業型地方独立行政法人を含み，国，独立行政法人など，地方公共団体および公営企業型以外の地方独立行政法人を除く）であり，目的の営利・非営利，個人・法人の別を問わず，同種の行為を反復継続する意思をもって行う者である。したがって，たとえば，個人事業者や対価を得ない無報酬の事業を行う者，非営利事業を行う社会福祉法人や特定非営利活動法人も対象となる。

るポイントについて言及されている。

　障害がある労働者に関する差別の一形態として「合理的配慮の不提供」がある。厚生労働省が公開している「合理的配慮指針」[5] には，合理的配慮が目指すところと基本的な方針が示されている。そして「合理的配慮指針事例集」の中には，発達障害がある者の雇用に関する取り組みが具体的に掲載されている[6]。それぞれの一部を抜粋・簡略化して前頁にまとめた。

1. 合理的配慮の基本的考え方

　すべての事業主は，労働者の募集・採用について，障害者と障害者でない者との均等な機会を確保するために，障害者からの申出により障害特性に配慮した必要な措置を講じなければならない。また同様に，均等な待遇の確保または有する能力の有効な発揮のために，職務の円滑な遂行に必要な施設の整備，援助を行う者の配置，その他の必要な措置を講じなければならない。ただし事業主に対して過重な負担を及ぼすこととなるときは，この限りでない。

　合理的配慮を構成する際の4つの指針が示されている。概略を下記にまとめた。

> ①合理的配慮は，障害者と事業主との相互理解の中で提供されるべきである。
> ②合理的配慮の提供は事業主の義務であるが，その労働者が障害者であることを知り得なかった場合には，合理的配慮の提供義務違反を問われない。
> ③合理的配慮に係る措置が複数あるとき，より提供しやすい措置を講ずることは差し支えない。また，障害者が希望する措置が過重な負担であるとき，過重な負担にならない範囲の措置を講ずることが求められる。
> ④合理的配慮の提供が円滑になされるように，事業主や同じ職場で働く者が障害特性に関する正しい知識の取得や理解を深めることが重要である。

2. 合理的配慮の手続きと内容

1) 募集および採用時

(1)手続き

(a) 障害者からの合理的配慮の申出

　障害者は，募集および採用に当たって支障となっている事情およびその改善のために希望する措置の内容を，事業主に対して申し出る（その際，希望

する措置の内容を具体的に申し出ることが困難な場合は，支障となっている
事情を明らかにすることで足りる）。

(b) 合理的配慮に係る措置の内容に関する話合い

　申出を受けた事業主が，支障となっている事情を確認した場合，合理的配
慮としてどのような措置を講ずるかについて当該障害者と十分に話合いを行
う（なお，障害者が希望する措置の内容を具体的に申し出ることが困難な場
合は，事業主は実施可能な措置を示し，当該障害者と話合いを行う）。

(c) 合理的配慮の確定

　(b) を踏まえて，合理的配慮の提供義務を負う事業主は，申出があった
具体的な措置が過重な負担に当たると判断した場合には，それを実施できな
い旨を当該障害者に伝える。

　過重な負担にならない範囲で，合理的配慮に係る措置が複数あるとき，指
針の③に沿って考える。措置の内容などを障害者に伝える際，当該障害者か
らの求めに応じて，当該措置を講ずることとした理由または当該措置を実施
できない理由を説明する。

(2)具体的内容[*4]

募集と採用	面接時に支援者らが同席	ハローワークなどの就労支援機関の職員や，家族，特別支援学校の教諭，ジョブコーチが同席し，障害特性を説明したりコミュニケーションの補助を行う。
	面接・採用試験での障害特性に応じた配慮	時間配分を考慮し，わかりやすい質問で聞き取りを行う。口頭での面接を文字によるやりとりに代替したり（書字・読字障害に配慮して），試験時間を延長する。
	その他	通常は行っていない入社前説明会を実施し，本人・保護者・支援機関の職員らに出席してもらい，見学・説明・質疑応答・配慮事項の説明などを行う。

2）採用後
(1)手続き

(a) 職場において支障となっている事情の確認

　労働者が障害者であることを把握した時点で，事業主は，当該障害者に対
して職場において支障となっている事情の有無を確認する。一方，障害者は，
事業主からの確認を待たず，支障となっている事情を申し出ることが可能で
ある。さらに，支障となっている事情だけでなく，事業主は，障害者が希望

する措置の内容を確認することが求められている。

(b) 合理的配慮に係る措置の内容に関する話合い

　1)－(1)－(b) と同様。

(c) 合理的配慮の確定

　1)－(1)－(c) と同様。

(d) その他

　合理的配慮の手続において，障害者の意向を確認することが困難な場合は，就労支援機関の職員等に補佐することを求めても良い。

(2)具体的内容*4

採用後	業務指導や相談の担当者配置	作業ごとに担当者を決めて指示系統を一本化する。 定期的に面談や声かけを実施する。 作業日報を活用して本人の状況を確認する。
	業務遂行を確実にする工夫	業務指示やスケジュールを明確化するため，作業の流れを時間や業務の完結で区切る。 作業手順のマニュアルを作成する。
	出退勤時刻・休憩・休暇に関する配慮	通勤ラッシュを回避するため始業時間を遅くする。 過集中での疲労に対して，積極的な休憩取得，他者と時間をずらして休憩，休憩時間延長を認める。 一人で休める空間や，休憩室にベッドを配置する。 通院日の休暇を認める。
	感覚過敏への配慮	光過敏に対して蛍光灯を減らすなどの環境調整や，サングラス着用を認める。 音過敏に対して，静かなところで作業環境を提供，耳栓やヘッドフォン着用を認める。 視線への過敏に対して，机の周囲に衝立を設定する環境調整や，他者との関わりを少なくする工夫。
本人のプライバシーに配慮したうえで，他の労働者に対し，障害の内容や必要な配慮などを説明する*5。		

---

*4：高齢・障害・求職者雇用支援機構が作成した「障害者雇用マニュアル・発達障害者と働く」[7]を参照されたい。イラストを用いてわかりやすく，実践に即してまとめられている。

*5：合理的配慮の提供は，法律上は事業主に課せられた義務だが，周囲の人々に対しても各自でできる配慮をすることが望まれている。本人の特性や必要な配慮事項などを記載した資料の活用は，職場定着を助けるために有効な手段である。独立行政法人高齢・障害・求職者雇用支援機構が作成した「ナビゲーションブック」[8]がその一例である。

3. 就労に関する支援

　すべての自閉スペクトラム症の社会人が就労を一律に目指すことが，果たして良いことかどうかという議論は一旦棚上げにして，発達障害がある者が職業を得るまでの支援について説明したい（ここでは事業者への支援は紙面の都合上割愛している）。

　発達障害者支援法第2章10条[*6]を根拠に，発達障害がある各個人の特性に配慮した職業リハビリテーションが必要に応じて行われている。職業リハビリテーション[*7]の実施場所は，ハローワーク（公共職業安定所），地域障害者職業センター，障害者就業・生活支援センターである。

1. ハローワーク（公共職業安定所）

　運営の主体は厚生労働省である。同省によれば，発達障害者（と難病者など）の新規求職者数は前年度に比して平成27年度は20.1％増（9,086件），就職件数は21.1％増（3,834件）と需要は急速に増大している[9]。

　ハローワークの取り組みで，就労に一番近い支援（「直ぐにでも働きたい」「具体的な就職先を紹介して欲しい」人向け）としては，多職種が連携したチーム支援がある。ハローワーク職員，福祉施設（地域障害者職業センター，障害者就業・生活支援センターなど）の職員，その他の就労支援者（ジョブコー

[*6]：発達障害者支援法第2章10条
　　都道府県は，発達障害者の就労を支援するため必要な体制の整備に努めるとともに，公共職業安定所，地域障害者職業センター（障害者の雇用の促進等に関する法律（昭和三十五年法律第百二十三号）第十九条第一項第二号の地域障害者職業センターをいう），障害者就業・生活支援センター（同法第二十七条第一項の規定による指定を受けた者をいう），社会福祉協議会，教育委員会その他の関係機関及び民間団体相互の連携を確保しつつ，発達障害者の特性に応じた適切な就労の機会の確保に努めなければならない。

[*7]：職業リハビリテーションの定義
　　障害者の雇用促進等に関する法律　第2条6に「障害者に対して職業指導，職業訓練，職業紹介その他この法律に定める措置を講じ，その職業生活における自立を図ることをいう」と定義されている。

チや発達障害者支援センター，医療機関など）がチームを結成し，就労支援
計画の作成や職場定着・職業生活の安定まで一貫した支援を実施してい
る[10]。

　また，「少しずつ就労に向けて準備を進めたい」というニーズには，若年
コミュニケーション能力要支援者就職プログラムがある。ハローワークの一
般相談窓口に配置された「就職支援ナビゲーター」が，34歳以下の若年求
職者であり，コミュニケーション能力や対人関係に困難を抱えている者，不
採用が連続している者，短期間で離転職を繰り返す者，発達障害の診断を有
する者あるいは疑いのある者を対象に，必要に応じて個別支援（カウンセリ
ングや対人技能トレーニングなど）を行ったり，専門支援機関（ハローワー
クの専門援助部門，地域障害者職業センターなど）に誘導する仕組みになっ
ている[11]。

2.　地域障害者職業センター

　職業評価，職業相談，職業準備支援，職場適応援助などの専門的な職業リ
ハビリテーションを，ハローワークや障害者就業・生活支援センターと密接
に協働して行っている。運営の主体は高齢・障害・求職者雇用支援機構であ
り，同機構の実績報告によれば[12]，自閉スペクトラム症を含む発達障害者
へのサービス提供者数は，平成22年度の3,639名（全体の12.2％）から平
成26年度は6,698名（同21.1％）と増加の一途を辿っている。

1）職業相談・職業評価

　本人や支援者からの相談を受け，必要に応じて各種の作業や能力検査を行
う。得られた情報を総合的に評価して，就職までのプロセスや職場適応を向
上するための個別支援計画（職業リハビリテーション計画）を立案する。

2）職業準備支援

　利用者の目標に合わせて，各種の講習（面接の受け方，履歴書の書き方な
ど），技能体得講座（対人技能，問題解決技能など），センター内作業支援（清
掃，商品管理など）といったプログラムを個別に計画して実施する。一連の
カリキュラムを修了した後は，ハローワークによる職業紹介やジョブコーチ
による職場適応援助に移行する[13]。

3）職場適応援助

　ジョブコーチ（職場適応援助者）による支援が行われている。障害者職業カウンセラーが支援計画を策定し，ジョブコーチが職場に出向いて支援を行う（障害者だけでなく事業所や他の従業員にも助言を行う）。ジョブコーチが当該障害者と事業所に最適化された具体的な助言を行うことで，事業所での支援体制の整備が促進されることが期待されている。支援の期間は1〜7か月と設定されている。

　なお，高齢・障害・求職者雇用支援機構が運営する職業能力開発促進センター（ポリテクセンター）や職業能力開発大学校，職業能力開発短期大学校（ポリテクカレッジ）では，求職者や在職者の職業能力開発を行っている。

3. 障害者就業・生活支援センター

　「障害者の雇用の促進等に関する法律」を根拠に設置されている。運営の実施主体は社会福祉法人，特定非営利活動法人，民法法人などで，都道府県知事が指定した法人である。障害者が生活を営んでいる身近な地域において，就業面と生活面の一体的な相談・支援を行うことを目的としている。

　就業面では，相談，準備支援（職業準備訓練，職場実習の斡旋），就職活動の支援，職場定着に向けた支援を行っている。生活面では，生活習慣の形成や健康管理，金銭管理などの自己管理能力を向上させる助言を行う。その他に住居や余暇活動，生活設計に関する助言など地域生活に関係した幅広いテーマを扱う[14]。名称が長いこともあって，「ナカポツ」と呼称されることもある。

4. 就労移行支援事業所，就労継続支援事業所

　障害者総合支援法に基づく就労系障害福祉サービスには，就労移行支援，就労継続支援がある。就労系に限定しなければ，同法に基づく事業所や施設には生活介護事業所，障害者支援施設，地域活動支援センター，小規模作業所などもあるが，本稿では就労に注目しているため扱わない。

1）就労移行支援

　就労を希望する障害者のうち，通常の事業所での雇用が見込まれる者に対

して，それを目指して就労に必要な訓練や求職活動の支援，職場開拓，職場定着支援を行う。近年，発達障害者を対象とした就労移行支援事業所が増えている*8。

2）就労継続支援

通常の事業所で雇用されることが困難であり，雇用契約に基づく就労が可能な者に対してはＡ型，それが困難な者に対してはＢ型の事業所がある。Ａ型は雇用契約を結ぶため給料が支払われ各種の保険が適用される。一般事業所と比べると給料は少ないが，安定した環境でトレーニングができるメリットがある。Ｂ型は通所して授産的な活動を行い，それに応じた工賃が受給される。Ａ型と比較して短時間労働となることが多い。

参考文献

1）障害を理由とする差別の解消の推進に関する基本方針．内閣府．http://www8.cao.go.jp/shougai/suishin/sabekai/kihonhoushin/honbun.html
2）「障害を理由とする差別の禁止に関する法制」についての差別禁止部会の意見．内閣府 障害者政策委員会 差別禁止部会．平成24年9月14日．http://www.dinf.ne.jp/doc/japanese/law/promotion/bukai_iken.html
3）障害を理由とする差別の解消の推進に関する法律Ｑ＆Ａ集＜地方公共団体向け＞．内閣府障害者施策担当．平成25年6月．http://www8.cao.go.jp/shougai/suishin/law_h25-65_ref2.html
4）障害者差別禁止指針（障害者に対する差別の禁止に関する規定に定める事項に関し，事業主が適切に対処するための指針（平成27年厚生労働省告示第116号））http://www.mhlw.go.jp/file/06-Seisakujouhou-11600000-Shokugyouanteikyoku/0000082149.pdf
5）合理的配慮指針（雇用の分野における障害者と障害者でない者との均等な機会若しくは待遇の確保又は障害者である労働者の有する能力の有効な発揮の支障となっている事情を改善するために事業主が講ずべき措置に関する指針（平成27年厚生労働省告示第117号））http://www.mhlw.go.jp/file/06-Seisakujouhou-11600000-Shokugyouanteikyoku/0000082153.pdf
6）合理的配慮指針事例集【第二版】http://www.mhlw.go.jp/file/06-Seisakujouhou-11600000-Shokugyouanteikyoku/0000093954.pdf

---

＊8：発達障害支援で先駆的な就労移行支援事業所にKaien[15]がある。

7）障害者雇用マニュアル・発達障害者と働く. 高齢・障害・求職者雇用支援機構, 2012.http://www.jeed.or.jp/disability/data/handbook/manual/om5ru8000000bfi1-att/om5ru8000000ngwd.pdf

8）障害者職業総合センター職業センター 支援マニュアル No.4 発達障害者のワークシステム・サポートプログラム. http://www.nivr.jeed.or.jp/download/center/support04.pdf

9）公共職業安定所（ハローワーク）の主な取組と実績. 厚生労働省職業安定局. 平成 28 年 7 月.
http://www.mhlw.go.jp/file/06-Seisakujouhou-11600000-Shokugyouanteikyoku/0000067861.pdf

10）厚生労働省 ハローワークにおける職業相談・職業紹介「チーム支援」
http://www.mhlw.go.jp/file/06-Seisakujouhou-11600000-Shokugyouanteikyoku/0000122347.pdf

11）厚生労働省 ハローワークにおける「若年コミュニケーション能力要支援者就職プログラム」http://www.mhlw.go.jp/file/06-Seisakujouhou-11600000-Shokugyouanteikyoku/0000122348.pdf

12）業務実績（障害者の雇用支援実績）. 高齢・障害・求職者雇用支援機構. http://www.jeed.or.jp/jeed/jisseki/disability.html

13）地域障害者職業センターの職業準備支援のご案内―発達障害がある方へのサービス―. 高齢・障害・求職者雇用支援機構.
http://www.jeed.or.jp/disability/person/om5ru80000000aa2-att/om5ru80000000af9.pdf

14）障害者就業・生活支援センター. 厚生労働省.
http://www.mhlw.go.jp/file/06-Seisakujouhou-11600000-Shokugyouanteikyoku/0000126386.pdf

15）株式会社 Kaien. http://www.kaien-lab.com/

（渡辺慶一郎）

7章

自閉スペクトラム症の発達促進・心のケアのための心理的技法

はじめに

　自閉スペクトラム症を取り囲む社会的環境とその支援の制度は刻々と変化発展している。発達障害者支援法が2005年に施行された後に，2006年に改正障害者雇用促進法が施行され，2007年には特別支援教育に関わる学校教育法の改正があった。2007年には障害者権利条約が署名されている。また，発達障害支援と密接に関わる障害者虐待防止法が2011年に，障害者総合支援法が2013年に施行となった。さらに，2013年に障害者差別解消法が成立し，2016年には新たな改正障害者雇用促進法とともに施行された。法律によって，発達障害を含む障害者の差別禁止と合理的配慮が国民の義務として求められることになる。合理的配慮とは，障害者が社会的活動にアクセスし，参加する際に不利にならないように，つまりイコールアクセスを可能にするための適切な配慮をすることである。

　このような発達障害支援のための法制度が整うのに伴って国の施策としては支援体制の整備が重要な課題となってきている。厚生労働省の「発達障害者支援施策の概要」（http://www.mhlw.go.jp/stf/seisakunitsuite/bunya/hukushi_kaigo/shougaishahukushi/hattatsu/gaiyo.html）では，ペアレントメンターの養成，アセスメントツールの導入，ペアレント・トレーニングとソーシャル・スキル・トレーニングの普及が整備の柱となっている。これらは，いずれも本章のテーマである「自閉スペクトラム症の発達促進・心のケアのため

の心理的技法」と密接に関わるテーマである。これと関連して 2015 年に公認心理師法が成立し，2017 年より施行される。したがって，自閉スペクトラム症を含めて発達障害支援の施策においては，国家資格化された心理職が心理的支援という重要な役割を担うことになる[1]。

1. 発達促進・心のケアのための心理的技法の重要性

2013 年に米国の精神障害の診断分類マニュアルである DSM-5 が導入された（日本で翻訳版が出版されたのが 2014 年である）。DSM-Ⅳでは「通常，幼児期，小児期，または青年期に初めて診断される障害」に分類されていた発達障害は，DSM-5 では「神経発達障害群」に分類されることになった。しかも，DSM-Ⅳでは「広汎性発達障害」とされていたものが，DSM-5 では「自閉スペクトラム症」となった。スペクトラムの概念が取り入れられ，ディメンジョン分類となったことで，複数の要素の組み合わせによって障害が成立するものとされ，障害の多様性とともに定型発達内の自閉的特性との連続性を前提とする概念となった。

神経発達障害群という名称からは，発達障害が器質的な要因による医学的疾患（disease）であるとの印象を与えがちである。しかし，2001 年に出された WHO の国際生活機能分類である ICF（International Classification of Functioning, Disability and Health）に従うならば障害は，単純に器質的原因を基準にするのではなく，社会生活における活動や参加の制限がどれだけあるのかによって規定されるものとなる。つまり，器質的な障害があったとしても，バリアフリーやユニバーサルデザインによって活動や参加の制限が改善されるならば，それによって障害の程度も改善されることになる。したがって，障害のあり方は社会環境要因や個人心理要因に大きな影響を受けるものとなる。その結果，障害を器質的病因から定義し，治療をする医学治療モデルから，心理社会的な環境の改善を目指す生活支援モデルに移行することが重要性となる。イコールアクセスに向けての合理的配慮は，生活支援モデルに基づくものである。

しかし，我が国の発達障害の理解と支援は，なかなか医学治療モデルから抜け出せずにいる。生活支援モデルでは，器質的要因による機能障害（Disability）があるとしても，それを医学治療モデルに基づき疾患（Disease）として診断・治療するのではなく，社会参加の困難（Difficulty）とみて，機能障害に即した心理支援や環境提供をすることが課題となる。スペクトラム障害であれば，どのような要因による機能障害が生じているのかを適切に評価し，その機能を補償する支援をすることが求められる。

また，我が国では障害に対する心理社会的な環境整備が適切になされていないこともあり，発達障害を抱える者が社会的差別，虐待やいじめなどに起因する二次障害としてうつ状態，強迫症状，解離症状，パニック症状などの精神障害の症状を呈し，精神医療の対象となることが多い。そのため，発達障害は医学的治療の対象であるとの誤解が生じ，医学的診断に頼るという現象が起きやすくなっている。その結果，発達障害の診断はするが，その後の支援がなされないまま放置されることが多くなる。その支援の負担が家族や教育関係者に任されてしまっているのが現状である。

発達障害は，生物，心理，社会的な要因が複雑に重なりあって生じてきているものであり，診断は容易にできるものではない。きめ細やかなアセスメントによる評価と，それに基づく発達促進・心のケアが特に重要となっている。

2. 発達促進・心のケアの前提となるアセスメント技法

社会的コミュニケーションと対人的相互反応の障害，常同行動やこだわり，興味の限定，感覚過敏といった一次障害は，生育過程における育てにくさとなり，養育環境の側のストレスを生じさせ，虐待をはじめとする不適切なケアを引き起こす。そのような不適切なケアや対応は，一次障害という脆弱性をもっていた自閉スペクトラム症の子どもの問題行動を誘発させる発生要因となる。さらに，その問題行動は，環境の側の拒否感を引き起こし，いじめなどによる排除行動も起きてくる。そして，それが問題をさらに発展させる

要因となり,外在化あるいは内在化の問題行動や不安障害,抑うつ障害といった二次障害や併存症に発展する悪循環が構成されてしまう(図7-1)。

多くの事例では,その二次障害や併発症を主訴として医療機関や相談機関に来談する。そのような場合,同類の症状や問題行動であっても,発達障害が基盤にある事例とそうでない事例では問題の成り立ちが基本的に異なっており,発達促進と心のケアの仕方は異なる。発達障害の見逃しによる誤診,あるいは過剰診断が生じた場合,問題の解決が遅れるだけでなく,不適切な専門的介入によって三次障害ともいえる"助けを求めなくなる""自尊心を損なう""治療や支援を拒否する"などの問題も生じる。医療機関や相談機関が更なる障害の形成や悪化の原因になることに注意しなければならない。

このようなことが起こらないために一次障害を査定するための早期の発達状況のアセスメント技法が必要となる。自閉スペクトラム症には認知機能,知的機能,感覚や運動の機能,情動調整機能などの機能障害がある。そこで,そのような機能障害を正確に把握するアセスメントを行うためには,それぞれの機能レベルを正確に診ることができる信頼性と妥当性を備えたアセスメントツールが必要となる[1,2]。一般集団を対象とする一次スクリーニングとしてM-CHATなどで疑いやリスクのある群を見出し,次に二次スクリーニングとしてAQやPARSなどのアセスメントツールに保護者への面接や本

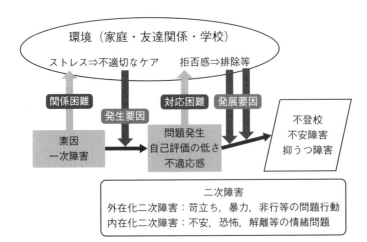

図7-1　自閉スペクトラム症の問題発展の悪循環

7章・自閉スペクトラム症の発達促進・心のケアのための心理的技法　*175*

人の行動観察に加えて障害かどうかの弁別を行い，最後に三次スクリーニングとして ADOS や ADI-R で対象者の特性を評価し，診断につないでいくことになる。これらのアセスメントツールに加えて知的水準・認知的特徴，発達水準，適応行動，感覚や運動，併存疾患のアセスメントによって本人の特性を詳細に把握するともに本人を取り巻く心理社会的・環境的アセスメントの情報を加えて包括的な障害理解と，クライエントの特性に即した発達促進と心のケアの方針の決めていくことになる[3,4]。

3. 心理支援の第一ステップ
： 二次障害に対処する発達促進・心のケアの技法

　上述したように自閉スペクトラム症においては，一次障害と二次障害が複雑に絡み合って来談することが多い。そこで，適切に発達促進と心のケアをするためには，包括的アセスメントを用いて関連するデータを収集し，それらを総合的に分析し，一次障害と二次障害がどのように重なって問題が成り立っているのかを示すケース・フォーミュレーションを作成し，問題に適した発達促進と心のケアの方針を決定することが求められる。その点で発達促進と心のケアを適切に実施するのには，ケース・フォーミュレーションの技法（Bruch & Bond 1998）が必要となる。

　支援の出発点となるのがアセスメントの結果のフィードバックである。フィードバックにおいては，単に診断結果のみを告知するのではなく，ケース・フォーミュレーションに基づき，その障害や問題の特性をわかりやすく説明し，当事者や保護者が障害を受け入れ，支援者と問題の解決に向けての作業を一緒に進めていく協働関係を形成することが目標となる。そこでは，自閉スペクトラム症とはどのようなものであり，問題がどのように障害の影響を受けているのかをわかりやすく説明する心理教育の技法が重要となる。それを受けて次は，問題解決に向けての支援となる。支援においては，一次障害に対しては発達促進が，二次障害に対しては心のケアが支援の中心テーマとなる。

支援の第一ステップは，二次障害への対処となる。当事者は，二次障害によって生じている苦悩によって一次障害に取り組む余裕がなくなるからである。たとえば，二次障害として抑うつ性障害がある場合には，抑うつを治療して意欲が出てこなければ，一次障害に対処する発達促進の支援が進まない。二次障害への対処では，まず当事者の苦悩を共感的に理解する心理カウンセリング技法が必要となる。また，二次障害を維持させている環境要因に注目し，そのような問題維持の環境要因を改善する環境調整の技法，具体的に家族療法の技法やコンサルテーションの技法が重要となる。

　次に二次障害の中核にある情緒面の支援を行う。ここでは，抑うつや不安，衝動制御の問題に対しては認知行動療法の技法を用いる。抑うつに対しては認知療法や行動活性化の技法が有効である。不安障害には認知療法や曝露反応妨害法が有効である。衝動制御の問題については怒りのマネジメント技法，リラクゼーション技法を用いる。ただし，二次障害（あるいは併発症）としての精神症状の治療においては，自閉スペクトラム症の認知的特徴から内省や般化が進みにくいので環境調整を優先し，適切な行動を強化する応用行動分析の技法や薬物療法を組み合わせて行うことが必要となる。

　当事者が子どもである場合には，感情の認知とコントロールを支援する認知行動療法プログラムとしてCAT（Cognitive Affective Training）-kit を用いることができる[4]。遊びが成立可能であれば，遊戯療法やイメージ技法などを用いて動機付けや関係形成，行動活性化を行うことも重要である。

4. 心理支援の第二ステップその1 ：一次障害対処の基本技法として応用行動分析

　支援の第二ステップは，一次障害への対処となる。一次障害への対処の基本原理となるのが応用行動分析学である。応用行動分析学は，「米国の心理学者スキナー（Skinner BF）によって創始・発展してきた行動分析学の一分野であり，オペラント条件づけに関する多くの実験研究に基づいた行動変容原理を教育，福祉，スポーツ，労働，経済活動など，様々な社会的な問題

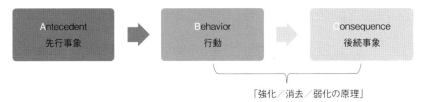

図7-2 応用行動分析の基本図式：ABCフレーム

に応用し解決に寄与することを目的とした学問体系」[5]と定義できる。

応用行動分析では，行動を環境と個人の相互交渉と捉え，環境変数の変更によって行動を変容させ問題解決を図る。具体的には，**図7-2**に応用行動分析の基本図式として示したように先行事象（刺激）-反応行動-後続事象（結果）の3項随伴性図式によって問題行動の維持のメカニズムを捉え，強化，消去，弱化の原理を用いて，より適切な行動の形成に進めることで発達促進を支援する技法である。その際，認知，思考，感情などの心理的事象も，観察・測定可能な内的言語行動として捉え，分析の対象とする。

また，分析の対象となるのは，行動の内容ではなく，その機能を検討する機能分析が重要となる。機能分析とは，「弁別刺激」「反応」「強化（消去／弱化）」という随伴性を明らかにし，その行動の機能を明らかにすることである。行動の機能としては，下記の4つが想定される。

・人から注目を得る機能
・活動を行うため／欲しいものを手に入れる機能
・問題行動そのものを楽しむ機能
・好きではない課題・状況を避ける機能

たとえば，お菓子売り場である子どもが大声でお菓子がほしいと騒ぎ，母親が応えないでいる場合に泣きわめきはじめたとする。その場合，その大声を出して泣く行動は「欲しいものを手に入れる機能」をもつと想定できる。母親としては，子どものお菓子を買い与えたくはなかったが，お店で大声を出して泣かれるという状況は避けたいと考え，つい買い与えてしまったとする。この場合には，**図7-3**に示すように母親の行動は，「状況を避ける」機能をもっていたと想定できる。そこで，子どもと母親の利害が一致することになる。このような場合には，この主の行動が繰り返し起こることになる。

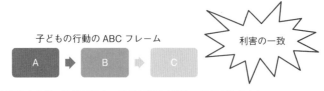

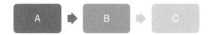

図7-3 機能分析の適用例

　このように行動の機能に注目した場合，見かけ上同じ行動であっても，その機能が異なっている場合がある。そこで，行動の機能の違いに着目し，それに応じた介入計画を実施するのが応用行動分析である。介入の原則としては，その行動を引き起こす先行条件（弁別刺激）を除去・変更し，行動の維持要因となっている後続条件（強化刺激）を変更・停止（消去）することで不適切な行動を減弱させ，逆に同じ機能をもつ適切な行動，もしくは適切な代替行動が生じるよう先行条件と後続条件を整備し，生じた場合に積極的に強化する（分化強化）。また適切な行動が生じやすくなるよう様々なプロンプト（援助）技法が用いられ，スモールステップ化がなされる。

5. 心理支援の第二ステップその2：応用行動分析を基盤とする発達促進の技法

　応用行動分析を用いて一次障害に働きかけて発達促進を支援する技法は，当事者に働きかけて反応行動の変容を図る方法，刺激と結果の出どころである環境に働きかける方法，さらに環境を構造化し，当事者に包括的に働きかけをする方法がある[4]。

1. 当事者に働きかける方法

1）不連続施行訓練（Discrete Trial Training：DTT）

　不連続施行訓練は，前述の応用行動分析のABCフレームに基づいて対象者がなぜそのような行動を起こすのかをその行動の前後から理解し，適切な行動の形成と不適切な行動の減少を行うことを目的としたものである。その際，集中しやすく統制された環境において指導をするのがDTTの特徴である。統制された環境であれば，指導者から明確な質問や働きかけに対して特定の応答反応が期待され，という手がかりと反応の流れを明確にすることができる。そのような状況において，適切な反応への強化を行うことで効率的な学習を可能とするのがDTTである。

2）機軸行動発達支援法（Pivotal Response Treatment：PRT）

　機軸行動発達支援法は，応用行動分析を基本としている点ではDTTと共通しているが，自然な環境での介入を前提として，家族の参加や後述する機軸領域への介入を行うことで発達を支援するアプローチである点がDDTとは異なる特徴となっている。機軸領域とは，自閉スペクトラム症児が広範囲にわたって機能的に学習するために必要となる中核的領域を指している。具体的には動機づけ，対人的やりとりの開始，多様な手がかりへの反応，自己管理，共感といった領域となる。

3）社会技能訓練（Social Skill Training：SST）

　社会技法訓練は，応用行動分析を活用して，日常生活で重要となる対人場面における聴く，話す，会話するといったコミュニケーションスキル，身辺処理に関わる排泄，着脱，食事などの生活スキル，問題・課題に対処するスキルを具体的に訓練する方法である。

4）発達論的アプローチ，コミュニケーションスキルの療育法，感覚統合療法

　応用行動分析を原理とするものではないが，発達促進の技法として，発達段階に合わせた発達論的アプローチ（① DIR/Floortime モデル＊，②対人関係発達指導法），コミュニケーションスキルの療育法（①拡大代替コミュニケーション，②絵カード交換式コミュニケーションシステム，③ソーシャル

＊ DIR：Developmental, Individual, & Relationship-based model

ストーリーズ，④コミック会話などの技法），感覚統合療法があり，主に療育において用いられている。

2. 環境に働きかける方法

1）ペアレント・トレーニング（Parent Training）

ペアレント・トレーニングは，養育者が子育てに関する，より適切なスキルを獲得するためのプログラムであり，ロールプレイ，モデルリング，ホームワークといった積極的なワークから構成される。支援者と保護者と1対1で行う場合と，集団で行う場合がある。

2）行動コンサルテーション（Behavioral Consultation）

行動コンサルテーションとは，問題の同定，問題の分析，介入の実施，評価という4段階によってクライエントやコンサルティの問題解決のコンサルテーションを行う方法である。保育所，幼稚園，学校の教員をコンサルティとして子どもをクライエントとし，機能的アセスメントの技法を用いて不適切行動の機能を分析し，支援方略を立て，その実施をコンサルティに求め，結果についてのフィードバックを提供する。

3. 包括的な方法

様々な技法を包括して構造的に環境と当事者に包括的に働きかける代表的な方法として，TEACCH（Teaching, Educating, Appreciating, Collaborating and Cooperating, Holistic）アプローチとSCERTS（Social Communication, Emotional Regulation, Transactional Support）モデルがある。これらの方法の詳細については，成書を参照されたい。

6. 事例

1）事例概要

小児科より自閉スペクトラム症の疑いとして心理相談室に紹介されてきた小学1年生の女の子A。

7章・自閉スペクトラム症の発達促進・心のケアのための心理的技法　*181*

【生育歴】

・結婚自体が遅く40代で出産。3600gで出生。母乳が全く飲めなかった。

・ハイハイがほかの子より遅かった。話し始めは普通。

・（1歳頃から）音に敏感。「ピー」という警報音や電車の中の音，クラスの「わいわい」などすべて。教室に入れないこともあった。

・0歳から保育園。協調性ないと指摘を受ける。Aに熱心に対応しようと思った先生がうつになってしまった。

・親と一緒であれば感情表現できるが，保育所では無表情。喋らず一人でいる。

【来談時の状態】

　現在，学校では聴覚過敏があり，クラスメートが話す「わいわい」とした声が苦手で教室に入れないことがある。身だしなみへの意識が低く，そのことについて女の子の友達に指摘されるのが嫌で，休み時間や学童などでは一人で過ごすことが多い。また，不器用なところがあり，給食の配膳や雑巾絞りがうまくできず，前日の夜「○○ができない！学校に行きたくない」と泣くことが増えているということで来談。初回インテーク時の遊びの様子からは，困った時に面接者の顔をじっと見るという行動がみられ，援助要請が苦手な傾向がうかがわれた。

　母親に対してPARSを実施したところ，幼児期ピーク得点が16点（カットオフ9）児童期得点が28点（カットオフ13点）と，いずれもカットオフ得点を越えており，自閉スペクトラム症の傾向が高いことが確認された。

2）心理支援の方法と経過

　母親面接で，通常気にならない些細な刺激がAにとっては不快で耐えられない可能性があることをフィードバックした。同様のことを学校の先生に伝えるようにしてもらい環境調整をした。その後に心理職が学校に赴き，Aの学校での様子を観察するとともに，担任の教員から学校での行動について情報をもらい，意見交換をした。まずは，感覚過敏による回避行動がみられたために，保健室などの静かな環境で勉強をすることを組み込むなどの配慮をすることをアドバイスした。その後も，担任と電話で意見交換をして，Aへの関わり方に対するアドバイスを継続した（行動コンサルテーション）。

母親面接では，Aの「良い行動」「頑張っている行動」「直してほしい行動」
を挙げてもらい，良い行動のうち，毎日起きている行動を一つ選んで褒める
練習を母親への宿題とした（ペアレント・トレーニング）。また，Aに対し
ては，「直してほしい行動」として，ご飯の配膳，雑巾絞りなど学校でうま
くできず毎晩泣くことが挙げられたため，母親が見本を見せながら自宅で練
習してもらう（社会技能訓練）。うまくできたら褒めてシールを貼り，シー
ルが溜まったらごほうび（週末一緒に出掛ける）として取り組んでもらった
（応用行動分析による望ましい行動の強化）。

遊戯療法では，まず困った時に大人に頼れるようになることを目標に，「助
けてくださいカード」を導入。遊びに必要なものが高いところにあってA
にはとれないなど困る状況を意図的に設定したうえで，カードを使えた回数
に応じてプレイ時間を5分から10分延長した（応用行動分析による望まし
い行動の強化）。また，クイズ形式で身だしなみやお友達関係でのルールを
一緒に考え，必要に応じてロールプレイを行った。

次第に学校でも困った状況で先生に助けを求められるようになり，苦手な
給食の配膳も牛乳を配るといった難しくないものを自分から選んでクラス
メートに主張できるようになった。また，学校の前日に泣くこともなくなっ
たので終了とした。

おわりに

自閉スペクトラム症の一次障害となっている認知機能，情動（衝動）調整
機能，コミュニケーション機能は心理機能である。その点で心理的技法を用
いた発達促進や心のケアは重要である。しかし，その機能障害の素因として
は，遺伝や体質などの生物学的側面が問題生起に関わっている。さらに，発
達過程において一次障害に由来する社会的行動の偏りが二次障害を引き起こ
す悪循環が生じている。その点で社会的側面が問題の悪化と維持に深く関
わっている。

したがって，発達促進と心のケアは，生物－心理－社会モデルに基づき，
それぞれの要素に関わる専門職が協働するチーム支援として実践されるもの
であることを最後に確認しておきたい。

参考文献

1) 下山晴彦, 黒田美保編：発達障害のアセスメント. 臨床心理学 16：3-75, 2016a.

2) 下山晴彦, 黒田美保編：発達支援のアセスメント. 臨床心理学 16：131-203, 2016b.

3) 尾崎康子, 三宅篤子編：知っておきたい発達障害のアセスメント. ミネルヴァ書房, 京都, 2016a.

4) 尾崎康子, 三宅篤子編：知っておきたい発達障害の療育. ミネルヴァ書房, 京都, 2016b.

5) 井上雅彦：応用行動分析（ABA）. 尾崎康子・三宅篤子編：知っておきたい発達障害の療育. ミネルヴァ書房, 京都, 34-39. 2016b.

6) Michael Bruch & Frank W Bond（ed）Beyond Diagnosis：Case Formulation Approach in CBT John Wiley & Sons, Chichester, 1998（下山晴彦（編訳）認知行動療法ケースフォーミュレーション入門. 金剛出版, 東京, 2006）

（下山晴彦）

8章
自閉スペクトラム症者の就労

はじめに

　平成17年に施行された発達障害者支援法により，限局性学習症（LD），注意欠如・多動症（ADHD），自閉スペクトラム症（ASD）の理解が進むと同時に，教育や労働などの場面で様々な支援が広がってきている。

　教育の側面では，2012年の文部科学省の全国（岩手，宮城，福島の3県を除く）5万人以上の公立小・中学校の通常の学級に在籍する児童生徒の調査の結果，児童生徒の6.5％が発達障害の可能性があるとのことであり，聞く，話す，読む，書く，計算する，または推論する能力のうち特定の分野の学習に著しい困難を示す限局性学習症の可能性がある児童生徒が4.5％であった。年齢あるいは発達に不釣り合いな注意力，衝動性，多動性が特徴で，学業などに支障をきたす注意欠如・多動症の可能性がある児童生徒が3.1％であったのに対し，知的発達に遅れはないが，他人との関わりが困難で言葉の発達が遅れ，関心のある特定分野にこだわることを特徴とする自閉スペクトラム症の可能性がある児童生徒が1.1％となっており，学校教育では限局性学習症児や注意欠如・多動症児に比べ，自閉スペクトラム症児は少ない印象を受ける。

　しかしながら，独立行政法人高齢・障害・求職者雇用支援機構の研究班が行った「発達障害者の職業生活への満足度と職場の実態に関する調査研究」では，調査対象者がLD親の会などであったにもかかわらず，障害種類の実に約85％が自閉スペクトラム症であった[1]。

つまり，子どもの時の学校教育では読み・書き・計算ができない限局性学習症児が対象となることが多く，人との関わりがあまり得意ではなくてもアカデミックスキルが高い子どもはそれほど支援の対象とは考えなくてもいい場合があるのかもしれない。ところが成人になると，学校の勉強とは異なる対人関係やコミュニケーションなどでトラブルを生じやすい自閉スペクトラム症者が生きにくさを露呈しているものと考える。

1. 自閉スペクトラム症者の就労上の課題

1. 自閉スペクトラム症者を雇用した企業からのコメント

表8-1は高齢・障害・求職者雇用支援機構が発達障害者を雇用した企業におけるアンケート調査結果である[2]。

表8-1 発達障害者を雇用してから生じた課題

上司や同僚がいったことが理解できない
相手にうまく伝えることができない
好ましくない言語表現を表し，相手を不快な思いにさせてしまう
曖昧な言動は理解できない
相手の気持ちを無視して自分の好きなことだけをしゃべり続ける
自分勝手な行動をしてしまって，周りから嫌がられる
感情的になりやすく，かんしゃくを起こす
場の空気が読めない人たちが多いため，人間関係に支障をきたしてしまう

(参考文献2) より)

表8-1から，発達障害といっても対人関係のトラブルが多く，自閉スペクトラム症の特性が課題となっていることが伺える。高機能自閉スペクトラム症の中には，IT技術や芸術などに特異な才能を示す者も多く，適切なジョブマッチングがなされれば素晴らしい業績を残すことも報告されている[3]。そのような能力を所持しているにもかかわらず，就労で困難を示しているのにはいくつかの理由がある。一つには，就労支援者が自閉スペクトラム症という障害について，その特性を十分に把握していないということがあげられる。就労支援者の中には自閉スペクトラム症の特性をよく把握せずに，彼ら

の作業能力のみで仕事のマッチングを行おうとしているため，適切なジョブマッチングがなされていないことが多い。二つ目は，企業で共に働くことになる同僚・上司の自閉スペクトラム症に対する理解不足である。とりわけ，学歴の高い人において，「人づき合いが悪い，ちょっと変わった人」のような捉え方をしており，彼らの特性を理解しているとはいいがたい現状である。三つ目は，家庭の子育ておよび学校教育の問題である。知的に高く進学校に進学することも多い人たちは，受動的な学校での勉強などは容易であっても，実行機能（Executive Function）と呼ばれる自ら判断し行動しなければならない状況では，何をどのようにしたらよいのかがわからず，混乱してしまうことが多いからである。

2. 自閉スペクトラム症者の離職理由

知的に高い自閉スペクトラム症者は就職しても長続きせず，離職者が多い。表8-2に自閉スペクトラム症者の離職理由を示す。

表8-2 自閉スペクトラム症者の離職理由

人間関係で問題を抱えた
雇用主に自分の障害を理解してもらえなかった
普通の人の感覚を身につけさせようとされ精神的なダメージを受けた
「障害など関係ない，努力してなおせ」といわれ重圧になった
会社でいじめを受けた
会社の業務，人間関係ができなかった
仕事をするのが遅いので向かなかった
自分に合わない仕事だった
仕事の技術面で追いつかなかった
人より時間がかかった
簡単な作業ができなかった
期待に応えようと頑張ったが疲れた
人間関係のややこしさ，指示の多さにパニックを引き起こした
自分の能力では手に負えなかった
自分のペースで働けなかった
リストラにあった
ストレスと体力的に続かなかった
仕事のレベルアップができなかった
いじめにあったり，無視されたりした

（参考文献4）より）

表8-2から，離職理由も仕事そのものができないというよりは，「人間関係で問題を抱えた」「雇用主に自分の障害を理解してもらえなかった」「普通の人の感覚を身につけさせようとされ精神的なダメージを受けた」「『障害など関係ない，努力してなおせ』といわれ重圧になった」「会社でいじめを受けた」「人間関係のややこしさにパニックを引き起こした」など対人関係がうまくいかずに離職にいたっているケースが多いことがわかる。

3. ハードスキルとソフトスキル

職業リハビリテーションの用語に「ハードスキル」と「ソフトスキル」という用語が存在する。ハードスキルとは，パソコン能力や簿記，英語力など仕事そのものを行う際に必要な能力のことである。スーパーマーケットに就職したとすると，「果物や野菜などをパッキングする仕事」「パッキングした袋に値札を付けていく仕事」「フロアやトイレなどを清掃する仕事」「倉庫から品物をフロアに品出しする仕事」「駐車場に置きっぱなしのカートをカート置き場に戻す仕事」「レジ打ちの仕事」など，数多くのハードスキルの職務が考えられる。

これに対し，ソフトスキルとは仕事以外の能力のこという。具体的にはいくら仕事ができていても毎日遅刻しているようでは解雇されてしまう。そのような日常生活能力や「身だしなみ」「挨拶や表情」「協調性」などの対人関係能力，コミュニケーション能力，「昼休みの過ごし方」など仕事以外の能力のことをいう。

実は，このソフトスキルに課題を抱えている自閉スペクトラム症者が多く，これが就労上のトラブルの原因となっており，離職へつながっている。

2. 自閉スペクトラム症者の就労に必要な支援

障害者への就労支援，いわゆる職業リハビリテーションでは職業カウンセリング，職業アセスメント，アセスメントに基づく適切な職場開拓，ジョブコーチによるオン・ザ・ジョブトレーニング，就職後のフォローアップなど

が実施されているが，自閉スペクトラム症に特化した支援は少ない。とりわけ，職業アセスメントでは身体障害者や知的障害者とは異なる視点でのアセスメントが必要である。

1. 自閉スペクトラム症者に特化した就労アセスメントの必要性

　就労支援のアセスメントには職業能力を評価するもの，職業興味を知るもの，就労準備性を測定するものなど多岐にわたっているが，その代表的なものに次のようなものがある。

1）厚生労働省編一般職業適性検査

　職業適性検査を代表するものにGATB（General Aptitude Test Battery；厚生労働省編一般職業適性検査）という検査がある。この検査は13群40種の適性職業群を抽出することができる。しかしながら，下位検査のすべてが数分以内の時間的切迫化での作業課題であり，自閉スペクトラム症者の場合適性職業群が実際の職業に必ずしも結びつくとはいえない。なぜなら知的に高いが対人関係が不得手な自閉スペクトラム症者であっても対人関係を必要とする職種に適していると示される場合があるからである。

2）ワークサンプル（Work Samples）

　ワークサンプルは，実際の職場で行う仕事と同様な検査道具を用いて，作業理解や作業の正確性，作業スピードなどを測定する。具体的にはボールペンの分解・組立作業や様々な道具を使った製造業的作業のサンプルが主となっている。

　ワークサンプルにはタワー法，ヴューズ法，マイクロタワー法など主に知的障害者の作業種目をベースに考えられたものが多い。これらのワークサンプルでは，いくらボールペンの組立作業がミスなく早かったとしても，それがクリーニングや食器洗いの作業と直接的に結びつくわけではないため，般化・応用が困難な自閉スペクトラム症者などの能力測定には必ずしも適しているとはいえない。

3）職業興味検査など

　仕事の興味を測定するための検査では，VPI職業興味検査[*1]，就職する前の準備性を測定する検査としてERCD就職準備チェックリスト[*2]がある。

作業への集中力や注意力を測定するために内田クレペリン精神作業検査も使われることが多い。

さらに，目と手の協応や上肢手腕の動きを測定するSAT（特殊能力検査）や主に発達障害者のために開発されたWSSPトータルパッケージ[*3]なども職業評価として使用されている。

これら様々な就労アセスメントは，対象障害者や使い方によって有効となるが，ソフトスキルに課題の多い自閉スペクトラム症者の就労アセスメントとしては限界がある。

4）TTAP

知的障害を伴う自閉スペクトラム症者に特化した就労のアセスメントとして，米国ノースカロライナ州TEACCH Autism Programで開発された検査に，TTAPというものがある[5]。TTAPとは，TEACCH Transition Assessment Profileのことで，基本的には学校から成人生活への移行（ITP；Individualized Transition Plan；個別移行計画）のためのアセスメントであるが，我が国では就労移行支援事業所や就労継続支援事業所などから一般企業へ移行する際の指導指針を得るためにも使用できるアセスメントである。TTAPはフォーマルアセスメントとインフォーマルアセスメントに分かれており，フォーマルアセスメントでは直接観察尺度，家庭尺度，学校／事業所尺度といった3尺度において，職業スキル，職業行動，余暇活動，自立機能，機能的コミュニケーション，対人行動の6つの領域でアセスメントされる。

この中で職業スキルのみがハードスキルで，職業行動以下残りの5領域はすべてソフトスキルのアセスメントとなっている。

自閉スペクトラム症の就労上の課題となるソフトスキルのアセスメントが含まれていることはとても評価できるが，職業スキルなどはかなりベーシッ

＊1：VPI：Vocational Preference Inventor. 現実的，研究的，芸術的，社会的，企業的，慣習的の6領域の興味の強さが測定される検査

＊2：Employment Readiness Checklist for the Disabled. 障害者が就職する上で必要となる能力がどの程度まで整っているかをチェックする検査

＊3：Work System Support Program. 発達障害者などに対し13週間の就労支援プログラムを通して，ワークサンプルなどを行うアセスメントのパッケージ

クな作業課題であり，知的に高い高機能自閉スペクトラム症者にはほぼクリアできる課題となっている。

5）チェックシートによるニーズアセスメント

　高機能自閉スペクトラム症者のように，知的に障害はないものの社会性に問題がある自閉スペクトラム症者に特化したアセスメントに対して，表8-3のような質問形式のチェックシートも就労におけるニーズアセスメントとして用いられることがある[6]。

表8-3　就職する際の基本的なニーズ

1. 一日に何時間働きたいですか？
2. 通勤時間や通勤距離は最大限どれくらいまで大丈夫ですか？
3. 通勤手段は何を使いますか？
   電車，バス，歩き，車，その他（　　　　　　　）
4. どれくらいの給与を希望していますか？（時給でも月給でも可）
5. 希望の仕事に就くためには，何かトレーニングが必要ですか？
6. 毎日同じ活動をするのは好きですか？
   それとも異なった活動をするのが好きですか？
   新しい活動とルーティンな活動をうまく合わせていくことは好きですか？
7. 就労においてどれくらいの構造化（合理的配慮）が必要ですか？
   (1) たくさん必要です（何をやるか，いつやるかについて）。
   (2) ある程度必要です（課題をいつ行うかどのように行うか，についての指示や優先順位，柔軟性などについて）
   (3) ほとんど必要ありませんが，判断に基づいて自立して活動できるようなスケジュールが必要です。
8. 仕事を行うペースはどれくらいで働きたいですか？
   (1) 早いペース（自分のペースを乱さないようなかっちりとしたデッドライン）
   (2) リラックス（デッドラインはあるけれど，緊急性は要しない）
   (3) ゆっくりと確実に行えるようなペース
9. 人とのかかわりはどのような形で働くのが好きですか？
   (1) 一人だけで働く
   (2) 他者とのかかわりはあっても極めて少ない
   (3) 他者とのかかわりは多くでもかまわない
10. 指導はどれくらい頻繁にあった方がいいですか？
   (1) できるだけ集中した多くの指導が必要
   (2) 一般的な指導で大丈夫（指導は毎日）
   (3) できるだけ少ない指示，指導
   (4) 指導は必要ない（一人で働く）
11. 戸外で働きたいですか，それとも屋内で働きたいですか？
12. 職場環境は一般的な環境で大丈夫ですか，それとも特別に配慮された環境が必要

ですか（他者とのパーテーションで仕切りが必要など）

13. 細かい作業と創造的作業のどちらが好きですか？

14. どのような物，どのような人とかかわる仕事が好きですか？　（事実や情報，数字，人，動物，その他）

15. 就職する上であなたにとってのとても大きな課題は何ですか？
□知識不足　　□何らかのリスク　　□移動　　□創造力の活用　　□他者からの支援　　□自分の考えを表現する上での許可　　□好きな仕事　　□昇進するための数多くの機会　　□福利厚生　　□休暇がたくさん取れること　　□自分が必要とされていること　　□職場の安全性　　□ストレスのないこと　　□責任があまり伴わないこと

16. 他のどんな基準が大切ですか？

17. 可能な限りできるだけ短期間に好きな仕事を見つけるために，あなたが歩みよれる基準は何ですか？

(Bissonette, 2014)

　また，**表8-4**は就職する際に自閉スペクトラム症者の課題を整理するためのアセスメントチェックシートである。

表8-4　就職する際の課題整理
（職業相談を行う際に，確認しておくべき高機能自閉スペクトラム症者の課題）

　もしあなたが就職し，問題なく働いていけるために避けておいた方がいい課題があるのなら，以下の□の箇所にチェックしてください。

あなたの課題は？

1. 人と目を合わせるのが困難です。
□仕事に影響を与える可能性があります。

2. 思っていることを口に出してしまいます（無意識に他者を攻撃するような）。
□仕事に影響を与える可能性があります。

3. 同僚の邪魔になるような行動をすることがあります。
□仕事に影響を与える可能性があります。

4. 初めての人と会うのは苦手です（何をしゃべり，どのように振る舞えばいいかわからない）
□仕事に影響を与える可能性があります。
□多くの人と一緒に働くことを要求されるような職場は避けた方がいいと思います。

5. 上手にしゃべるのは苦手です（大きな声でしゃべる，小さい声でしゃべる，早い口調でしゃべる，単調にしゃべる）。
□仕事に影響を与える可能性があります。
□人の前でしゃべるような仕事は避けた方がいいと思います。

6. グループディスカッションは不得手です。

8章・自閉スペクトラム症者の就労　*193*

□仕事に影響を与える可能性があります。

□グループ内で頻繁にかかわるような仕事は避けた方がいいと思います。

7．文字通りに言葉を解釈してしまうことがあります。あるいは指示されたことや期待されていることが理解できないことがあります。

□仕事に影響を与える可能性があります

8．言葉による情報を処理するのが難しいです。

□仕事に影響を与える可能性があります。

□同僚上司の指示を素早く判断したり，情報をすぐに処理するような仕事はできれば避けたいと思います（たとえば，顧客と臨機応変に対応しなければならない仕事や緊急救命士など）。

9．集中力がなく，すぐに気が散ってしまいます。

□仕事に影響を与える可能性があります。

□音やにおい，他の感覚刺激によって集中力が阻害されるような職場環境は避けた方がいいと思います。

10．計画をどのように始めればいいのかわかりません，また，段階的に行うといったやり方がわかりません。

□仕事に影響を与える可能性があります。

11．黒か白かの考え方（選択するのが難しい）

□仕事に影響を与える可能性があります。

□柔軟性や判断を要求される職務は避けた方がいいと思います。

12．仕事をするのが遅いです。

□仕事に影響を与える可能性があります。

□厳しい締め切りがあるようなところで，たくさんの量の仕事を早くこなさなければならないような職務は避けた方がいいと思います。

13．優先順位をどのようにつけたらいいのかわかりません。

□仕事に影響を与える可能性があります。

14．次々と複数の仕事をするのが難しいです（ある仕事から別の仕事へ素早く注意を移さなければならないような仕事はできません）。

□仕事に影響を与える可能性があります。

□頻繁に中断されるような仕事，あるいはひとつの仕事から別の仕事へ移らなければならないような仕事は避けた方がいいと思います。

15．仕事を中断されると，また元の仕事に戻って集中するのが難しいです。

□仕事に影響を与える可能性があります。

16．情報がないような状況では，衝動的に行動してしまうことがあります。

□仕事に影響を与える可能性があります。

17．時間の管理が難しいです（仕事のスケジュール，どれくらいの時間仕事に従事すべきか，時間に間にあうこと，締め切りの時間など）。

□仕事に影響を与える可能性があります。

□厳しい締め切りがあるような仕事，あるいは仕事にスケジュールが要求されるような仕事は避けた方がいいと思います（たとえば，時間管理の補助作業）。

18. 感情のコントロールが難しく，フラストレーションや怒りが出てしまいます（叫んだり，大声を上げたり，歩き回ったりする）。
    □仕事に影響を与える可能性があります。
    □ストレスの多いような職場環境は避けた方がいいと思います。
19. 不安が強いです。
    □仕事に影響を与える可能性があります。
20. 同時に物事を処理することができません（聞きながら物を書く，人を見ながらその人の話を聞くなど）。
    □仕事に影響を与える可能性があります。
    □このような情報処理を要求されるような職場環境は避けた方がいいと思います（顧客の話を聞きながら対応する仕事，データーベースに情報を入力しながら顧客の対応をする仕事）。
21. 新しいことや複数の工程のある仕事は，たとえノートに取っていても，学習するのに時間がかかります。
    □仕事に影響を与える可能性があります。
    □管理的な仕事は避けた方がいいと思います。
22. 感覚を処理したり統合したりする課題はかなり神経質になります（目に入ってくるもの，耳に聞こえるもの，におい，味，触覚，平行感覚，身体調整能力などが十分にできません）。
    □仕事に影響を与える可能性があります。
    □以下のような職場環境は避けた方がいいと思います。
23. その他

質問
1. どんな場所が苦手ですか，どのように変えてもらいたいですか？

----

2. あなたにとってとても困難だと思われる職場の環境や仕事の内容を教えてください（たとえば大きな騒音のある職場で仕事をすること。締め切りのあるような仕事や素早く仕事を処理しなければならないようなプレッシャーのあるところ）。

(Bissonette, 2014)

　表8-3，表8-4のように職業カウンセリングの段階で，就労に対するニーズや配慮してほしいところを確認するチェックリストもとても有効なアセス

メントといえる。

　ただ，高機能自閉スペクトラム症者のニーズや興味関心，配慮してほしいことなどを把握することはできても，逆にハードスキルの側面である仕事そのものができるかどうかはこのチェックシートだけでは不十分である。

6）実際の就労現場におけるアセスメント

　様々な就労前のアセスメントは，学校や就労支援機関などで実施されることが多い。しかしながら，そのようなアセスメントでは実際に働く企業における職種と異なることが多いため，複雑な職務や作業スピードなどを把握することは困難である。また，作業種だけではなく，企業では学校や支援機関と環境そのものが異なる。感覚刺激に敏感な自閉スペクトラム症者は目に入ってくる物，聞こえる音，匂い，室温などで仕事に集中できないことがある。また，企業では自閉スペクトラム症を知っているスタッフはほぼ皆無と考えた方がいいであろう。さらに，学校や支援機関で学習したスキルを企業でうまく般化できないという問題も生じる。

　これに対し，実際の企業で実習を行うことによって，実習で生じた（ハード面およびソフト面）問題に対し，具体的な支援策を検討することができる。また，生じる課題に対しどのような構造化（合理的配慮）を行えばいいかも明らかにすることができる。そして，就労支援者も自閉スペクトラム症者の就労に必要な支援内容をまとめることができ，それがそのままサポートブック（自閉スペクトラム症者の取扱説明書）となり，職場の同僚上司に対してナチュラルサポートをお願いすることにもつながる。よって，実際の企業現場での実習におけるアセスメントは最も有効なアセスメントと考えられる。

2. アセスメントに基づいた適切なジョブマッチング

　高齢・障害・求職者雇用支援機構の「発達障害者のための職場改善好事例集」によると，75社が応募し，優秀賞，奨励賞にそれぞれ6社，最優秀賞に1社が選ばれた。これらの企業は自閉スペクトラム症者に特化した様々な合理的配慮を行い，就職後の職場定着においても素晴らしい支援実績を残している[2,7]。

　それはまず，適切なジョブマッチングを行うこと，そして自閉スペクトラ

ム症とはどのような障害かを，共に働く上司や同僚が理解しているということである。この適切なジョブマッチングと職場の従業員の理解を促進するためには，先に述べたように雇用契約を行う前に実際に企業で働いてみる企業実習が有効である。実習中に本人の適性を考えた職場配置を検討し，本人のニーズに合った合理的配慮を行うことができるからである。そして最も必要な支援は，自閉スペクトラム症者を定型発達者に変えようとするのではなく，自閉スペクトラム症者が働きやすいように環境にアプローチすることである。

　デンマークのコペンハーゲンに自閉スペクトラム症の従業員が75%を占めるスペシャリスタナというIT企業がある。この企業では自閉スペクトラム症者が就職する際に面接は行っていない。なぜなら面接のみでは彼らのコミュニケーションの拙さから，能力をうまくアセスメントすることができないからである。よって，いろんな企業で実習を行うことによって彼らの能力特性を把握している[7]。

　また，無印良品で有名な株式会社良品計画では，全国二百数十店舗の中に「ハートフル店舗」という発達障害に理解のある店舗を設け，彼らの特性に合った支援を行っている。たとえば人と接触するのが苦手で一人になりたい人には一人で昼食を取ってもかまわない。変化が苦手な自閉スペクトラム症者の場合にはルーティンな同じ業務に従事させている。さらには一週間に1回ミーティングの時間を設け本人達のニーズを把握し，質問がある場合には日々ミーティングを行って対応している。

3. 同僚・上司に対する自閉スペクトラム症者の理解啓発

1）自閉スペクトラム症者の特性理解

　ある企業で職場実習を行った自閉スペクトラム症者は，仕事そのもの（ハードスキル）はできるものの，身だしなみや表情が独特なため，自閉スペクトラム症者の障害特性を知らない同僚から「変わっている人」と距離を置かれていた。しかしながら，障害者の就労支援機関の専門家が職場の社員全員に自閉スペクトラム症者の説明をしたところ，そのような障害のことを知らなかった社員たちが意識を変え，自閉スペクトラム症者との関わりがよくなっ

た。このように，自閉スペクトラム症者の特性を共に働く同僚や上司に理解してもらうことは大変大きな支援の一つとなる。

2）仕事の指示の出し方などの検討

　ある保険会社で働いている自閉スペクトラム症者は，入社当初本人の希望により障害をオープンにせず，同期の大卒新入社員たちと研修を受けたが，研修中に行われるグループワークについていけず，同期社員との意見交換が求められる際に，緊張のため過呼吸となる場面が生じてしまった。その後人事担当者と相談し，自閉スペクトラム症であることをオープンにし，同期に対して「自分から話し始めることは困難なので，みんなの方から話しかけてください。」と依頼したところ，同期の者たちがグループワークでは本人が意見を出しやすいようにデータを提供したり，質問に関しては二者択一，あるいは「あなたの気持ちはこうなんですね。」と確認をするようなフォローがなされるようになった。その結果，現在ではトラブルなく業務に従事している[7]。

3）コミュニケーションや対人関係の理解

　注意欠如・多動症を重複している自閉スペクトラム症の女性は美術系の大学出身だったが，やはりコミュニケーションに困難性を抱えており，様々なトラブルを生じていた。よって，言葉によるとっさの応答が不得手なので，図8-1のように職場で会話が必要な際には言葉によるコミュニケーションが苦手だということを相手にわかってもらうカードを作成し，それを使用している。

　また，本人が高機能自閉スペクトラム症であるコロラド大学のテンプル・グランディン教授は，「自閉スペクトラム症の人たちは，社会性の面で発達が遅れているということを常に覚えておかなければなりません。形式にとらわれた（対人技能訓練のような）従来の理論に沿って，自閉スペクトラム症

> すみません
> 「書いてもらってもいいですか？」
>
> 急な聞き取りは理解できないことがあります。

図8-1　書き言葉によるコミュニケーションカード

児に社会性や社交スキルを指導すれば，子どもが学び，成長する機会をますます制限してしまうことになります。親や教師など自閉スペクトラム症と関わる人は，社交的でない人を社交的にすることはできないということを肝に銘じておきましょう。」と述べている[8]。

イギリスのタンタムが担当したリチャードという症例でも，社会的技能のトレーニングを何回も受けたにもかかわらず，進歩はほとんどなく終わったということが示されている[9]。

つまり，対人関係に困難を示す自閉スペクトラム症者に対人関係を指導するのは限界があるので，コミュニケーションの取り方などを周りが工夫する必要も検討すべきである。

自閉スペクトラム症児のことをよく理解し，彼らに無理なことはさせずに彼らに合った教育環境，家庭環境，そして職場環境を作り上げることこそ，自閉スペクトラム症者が就職した後の職場定着が可能になるものと考えられる。

4. 就労支援制度の活用

支援法施行以降発達障害者の理解が深まるとともに，様々な機関で発達障害者に特化した就労支援事業が実施されるようになってきている。

1）若年コミュニケーション能力要支援者就職プログラム

自閉スペクトラム症などのコミュニケーション能力に困難を抱えている求職者について，ハローワークで取り組まれているプログラムである。療育手帳や精神障害者保健福祉手帳などの手帳を取得し，障害者としての就職を希望する場合は，就労支援の専門支援機関である地域障害者職業センターや就業・生活支援センター等を紹介し，専門的な支援を受けることができる。

また，障害をカミングアウトせず，障害者向けの専門支援を希望しない求職者についても，自閉スペクトラム症者の希望や特性に応じて，企業への付き添いや履歴書の書き方などきめの細かい支援が実施される。

2）発達障害者の就労支援者育成事業

就労支援機関や企業に在籍する自閉スペクトラム症などの発達障害者に対する理解を促進し，関係者等に対して就労支援のノウハウの付与のために行

われている事業で，「就労支援関係者講習」「体験交流会」「体験型周知事業」
がある。

　「就労支援関係者講習」では，障害者雇用対策の現状，発達障害者雇用対策の現状，発達障害者の障害特性および職業生活上の課題，発達障害者の特性を踏まえた効果的な支援技法などの講習が行われる。「体験交流会」では，自閉スペクトラム症者などの職業生活上の様々な困難や支援ニーズなどを把握するため，在職・求職中の発達障害者と就労支援者などが専門家の助言を得ながら，意見交換を行う交流会が実施される。

　「体験型周知事業」では，企業において自閉スペクトラム症者を対象とした2週間程度の職場実習を実施することにより，雇用のきっかけ作りを行い，実習後に専門家のアドバイスを受けることができる。

3）発達障害者雇用開発助成金

　自閉スペクトラム症者などの発達障害者の雇用を促進し職業生活上の課題を把握するため，ハローワークの職業紹介により雇い入れ，雇用管理に関する事項を把握・報告する企業に対し支払われる助成金制度がある（平成25年度より難治性疾患患者雇用開発助成金と統合）。

　企業規模や就労時間によって異なるが，最低30万円から最高120万円の助成金が企業に支払われる。

5.　就労支援機関の利用

　ハローワークには障害者専門の援助部門を設置しているところがあり，そこでは障害者専門の職員・相談員が配置され，求職申し込みから就職後のアフターケアまで一貫した職業紹介，就業指導などを行っている。発達障害者に限定した求人だけではなく，本人のニーズにより一般の求人に応募も可能である。逆に障害者としての就労を希望する場合には，地域障害者職業センターや就業・生活支援センターを紹介し，より専門的な就労支援を受けることができる。

　地域障害者職業センターは全国の都道府県に1か所ずつ（東京，大阪，愛知，福岡，北海道には支所を含め2か所）設置されており，障害者の就労支援の専門的研修を受けた障害者職業カウンセラーにより職業相談から職業評

価, 職業準備支援, 職場適応援助者（ジョブコーチ）による支援, 就職後の職場適応指導まで一貫した職業リハビリテーションサービスが実施されている。

　障害者就業・生活支援センターは全国に327センター設置されており, 就業だけではなくソフトスキルの側面である日常生活の支援が実施されるところが特色である。就業支援では, 就業相談・就業準備支援（職業準備訓練, 職場実習の斡旋）・就職活動の支援・職場定着に向けた支援などが実施されている。生活面での支援では, 日常生活・地域生活に関する助言・生活習慣の形成, 健康管理, 金銭管理, 余暇活動などの日常生活の助言など地域で生活するうえで必要なソフトスキルの支援だけではなく, 住居や年金など地域生活, 生活設計全般に関する助言とそれに伴う関係機関との連絡などを行っている機関である。

　上記以外にも, 24か月以内に就労につなげる事業を実施している就労移行支援事業所や発達障害の相談全般を行う発達障害者支援センター, 就労継続支援事業所（A型, B型）など, 自閉スペクトラム症者の就労支援を行う様々な機関が設置されている。

おわりに

　平成28年4月から施行される「障害者に対する差別の禁止」によって, 募集／採用, 賃金, 昇進／配置等での差別禁止,「合理的配慮の提供義務」により, 働くにあたっての支障を改善するための措置の義務付け, そして平成30年4月から「精神障害者の雇用義務化」が始まる。

　自閉スペクトラム症者の就労にはソフトスキルの重要性が示されたが, 日常生活能力や身だしなみ, 挨拶や表情, 対人関係能力, コミュニケーション能力, 昼休みの過ごし方など仕事以外のソフトスキルは, 小さい時から身につけておくべきライフスキル（地域で生活していく力）と重なることが多い。

　知的障害者の就労については, 一人で職探しや適切なジョブマッチング, 職業能力などが把握できないため, 障害者職業カウンセラーやジョブコーチなどの支援を受けることによって, 職業自立を果たしている人たちが数多く存在する。

8章・自閉スペクトラム症者の就労　*201*

　しかしながら，自閉スペクトラム症者の場合，ソフトスキルの問題が主要な離職理由となっているように，仕事そのものよりも職業生活を営む前段階でのライフスキルが十分に獲得できていないことが課題となっている。よって，仕事に就くうえでの就労支援者と同様に，生活していくうえでの生活支援を受けることができれば就職およびその後の定着にも効果がある。そこで，自閉スペクトラム症者が，日々生活していくうえでどのような課題に直面し，どのような支援が必要かなどのライフスキルのアセスメントを行い，支援プログラムを検討する生活支援の専門家が必要になる。このような専門家は自閉スペクトラム症に対する知識はもちろんのこと，彼らの居住する地域を十分に理解し対応してかなければならない。よって，高度な専門的知識を必要とするライフスキルカウンセラー（仮称）のような専門家の存在が望まれる。さらに，就労支援において，障害者職業カウンセラーの指導のもとに実践的支援を行うジョブコーチがいるように，ライフスキルカウンセラーの指導のもと，生活支援において実際に自閉スペクトラム症者と関わって支援を行うライフスキルサポーター（仮称）のような支援者が存在することにより，自閉スペクトラム症者の社会参加が促進され，維持していけるものと考える。

　自閉スペクトラム症者に対する支援は就職する時だけといったある時期だけ集中的に行えばいいのではなく一生涯必要である。それは就労も生活も同じである。

　ライフスキルカウンセラーやライフスキルサポーターといった生活支援の面での専門家が存在することにより，就労や成人社会生活を維持していくことができるようになり，援助つき自立（Supported Independence）が図れるものと考える。

　就労支援の専門家もライフスキルの支援者も，自閉スペクトラム症者を変えようとするのではなく，彼らの周りの環境を彼らに合った，生きやすいように構築する，いわゆる「合理的な配慮」を行うような就労および生活のサポートを行うことこそ真の就労支援といえるのではなかろうか。

参考文献

　1）独立行政法人高齢・障害・求職者雇用支援機構 障害者職業総合センター：

発達障害者の職業生活への満足度と職場の実態に関する調査研究. 東京, 2015.

2）独立行政法人高齢・障害・求職者雇用支援機構：発達障害者のための職場改善好事例集. 東京, 2012.

3）梅永雄二：大人のアスペルガーがわかる　他人の気持ちを想像できない人たち. 朝日新聞出版, 東京, 2015.

4）梅永雄二：こんなサポートがあれば！　エンパワメント研究所, 東京, 2004.

5）Mesibov GB, et al：TTAP TEACCH Transition Assessment Profile. PRO-ED, Austin, 2007.（梅永雄二監／服巻智子・今本繁監訳：ASD の移行アセスメントプロフィール　TTAP の実際. 川島書店, 東京, 2010.

6）Bissonnette B：Helping Adults with Asperger's Syndrome Get and Stay Hired. Jessica Kingsley Publishers, London and Philadelphia, 2014.

7）梅永雄二：ASD の人の雇用支援ノート. 金剛出版, 東京, 2012.

8）Grandin T：The Way I See It A Personal Look at Autism & Asperger's. Future Horizons Inc. Hastings, 2008.（中尾ゆかり訳：自閉症感覚. NHK出版, 東京, 2010.）

9）Tantam D：Autism and Asperger Syndrome. Cambridge University Press. Cambridge, 1991.（ウタ・フリス編著, 富田真紀訳：自閉症とアスペルガー症候群. 東京書籍 261-316.）

（梅永雄二）

9章

家族支援

1. 療育における家族の存在

1. ケアの対象としての家族

　自閉症についても，心因論，母元論（母親の養育態度に原因があるという考え方）で語られていた時代があった。養育者は子どもを絶対受容（子どもの要求をすべて受け入れ対応すること）するべきであるという指導がまかり通り，親，特に母親は罪悪感をもちながら子どもに寄り添おうと努め，疲弊していた。その後，自閉スペクトラム症に関する脳の生物的な要因がわかってくると，自閉スペクトラム症の療育における家族の役割は大きく変化した。行動学習理論に基づいた早期からの個別訓練の有効性が主張されるようになり，親はいわば治療者として機能することが求められるようになった。ここにおいても，親は本来の養育者役割と治療者役割の両方を担い，葛藤していた。ほぼ同じころ，アメリカのノースカロライナ大学のSchoplerらは親を共同療育者と位置づけ，子どものことをよく知っている親と，自閉スペクトラム症の専門家が協働することで，早期からの療育を効果的に進められるとした[7]。ここに自閉スペクトラム症療育の転換期があったと考えられる。Schoplerが開発し，現在も改訂とともに活用が広がっているTEACCHプログラムにおいては，親やそのほかの養育者との生活の中での実際のやりとり

や24時間の行動観察も評価し，親のニーズを反映したオーダーメイドの療育プログラムがそれぞれの親子に対して立案される。親の観察や経験知などが尊重され，親が早期に家庭で療育を開始する動機につながっている。そして自閉スペクトラム症の療育は，特定の場所で行われる訓練だけでなく，子どもが生活するすべての場所が療育の場になり得るという考え方が広がっている。現在の日本では，乳幼児期の健診において早期発見し，そこから地域でのフォローシステムや早期介入プログラムへつなげていこうとする数々の取り組みが進められている。また，親が主体的に知識やスキルを学び，実践していくことを目的としたペアレント・トレーニングが組み立てられ紹介されている。

　このように，自閉スペクトラム症という障害やその療育における家族（親）の位置づけは，要因としての家族という見地に基づいて専門家により一方的に指導されてきた時代から，共同療育者であるという見地に基づいて専門家と協働して評価し，プログラムを立案し，療育していく時代に移ってきている。しかし，この時代にあっても家族（親）は，診断を受けるまでの間，育てにくい子どもだと悩んだり，保育所や幼稚園の友達関係や保護者との関係で苦労したり，診断を受けた後，子どもの将来や親自身を含めた家族の将来について不安を抱えたり，また子どもの療育のために親自身の職業生活等の社会的活動を制限したり，子どもの発達促進上や学校への適応の課題に葛藤したりと，様々な負担や困難を経験していることには変わりない。したがって，親は専門職の共同療育者であると同時に，支援を必要としている存在，支援の対象でもあることを忘れてはならない。親を支援の対象とする場合，親に対する養育についての知識や技能の伝達のみでは十分ではなく，情緒的なサポートやストレスの軽減も目的とする必要がある。

2. 家族をケアの対象と考えるとは

　家族を共同療育者と考えることとケアの対象であると考えることは，決して矛盾はしない。むしろ，後者なしの前者であると，責任を分担して課したり，療育の日課の遵守を求めたりしてしまう傾向があるが，たとえば，なぜ家族が日課を遵守できないのかを共に考え，家族が遵守できるようにサポー

トを提供する態度が必要である。また，療育に同伴してくる親ばかりでなく，もう一方の親や他の家族も患児の発達の特徴や，コミュニケーションと行動の癖を理解できているのかどうかに配慮する必要がある。さらに，家族員の誰かに負担が過重になって疲弊していないか，あるいは家族全体が疲弊して活力がなくなっていたり，コミュニケーションがとげとげしくなったりしていないか，協力体制が損なわれていないかなど家族全体の様子に，常に注意する必要がある。療育は長期間にわたる仕事なので，期間が長くなれば家族の負担となる可能性がある。患者を含めた家族をケアの対象と考えるとは支援者のこのような態度であり，これが実現すると，家族が本来もっている力を発揮することができ，その家族らしい方策を用いて課題を乗り越え，その家族らしくあり続けることができる。

（上別府圭子，鈴木征吾）

2. 家族への支援とは

1. 家族へのアプローチ

　家族への支援は，直面している健康問題に対して主体的に対処していけるように，家族が本来もっているセルフケア能力を高めることが目標として挙げられる。家族をアセスメントしてアプローチする考え方としては，3通りの考え方がある。一つ目は，患者の発達段階や障害と生活の状況などとの関連から，家族をみる見方である。このアプローチでは，まず患者個人のアセスメントを行い，その評価を家族に伝え，患者に対して家族がどう関わるとよいかの指導を行ったり，患者から家族が影響を受けている側面に対して評価し，必要なケアを行ったりするものである。二つ目は，家族を家族員の集合体，1つのユニットとみなす考え方である。この場合，家族員一人ひとりをアセスメントし，家族員のすべてをヘルスケアの対象とする。さらに三つ目は，家族をシステムとして捉え，家族員の関係性について観察するアプローチである。家族員の関係性およびケア提供者との関係性を観察し，まずどの関係性を動かせば全体が動くかをアセスメントし，ケアしていくものである。

いずれの見方，考え方も大事なもので，ケア提供の場所や状況および目的によって，3つを組み合わせてアプローチしてゆく。

2. システムとしての家族

　家族は家族員によって構成されているが，一家族員の揺れ（変化）は，モビール（図9-1）のように，必ず家族全体の揺れ（変化）をもたらす。家族員の誰かに生活上の変化が生じれば，他の家族員の生活リズムの変更や家庭内における役割分担の変化などの影響が家族全体に及ぶ。家族員の行動は家族内に次々と反応を呼び起こす。家族員間の関係は，原因から結果に向かう直線的なものではなく，循環的なものである。一人の家族員の行動は，次々に家族員間に反応を呼び起こし，反応が増幅していったり，揺れが減少していったりする。家族システム全体を把握するためには，円環的認識が重要である。

　たとえば以下は，自閉スペクトラム症の子どものいる家庭でのひとこまである。母親の気分の変化が子どもに伝わり，子どもの行動が影響を受け，そ

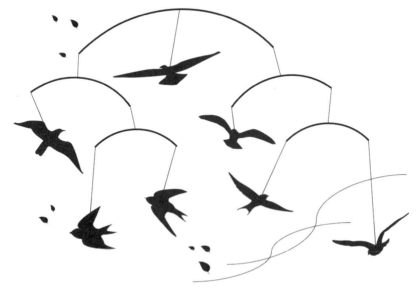

図9-1　一部の揺れ（変化）が全体の揺れ（変化）をもたらすモビール

れがまた母親に影響し，そこへ帰宅した父親の言動がさらに母親に影響し，それがまた子どもに影響するというように，循環している。

（事例）

　保育園の年中組にいる自閉スペクトラム症の子どもＡが，こだわりがもとで友達Ｂを押してしまい，運悪くころんだ拍子にＢが目の上に小さな傷を作ってしまった。Ａの母親はお迎えの際に保育園の保育士からその説明を受け，小さな傷でよかったと安心し，今度会ったら挨拶しなくてはと思いつつ，帰宅してＡに夕食を食べさせていた。そのとき，Ｂの母親から電話が入り，ＡがＢを押したことを強い口調で非難し，さらに入園以来ずっと迷惑していたとばかりにＡの家族全体のことを言い募るのであった。Ａの母親は，Ｂが先にＡの遊んでいた遊具をとりあげたのがきっかけではないかと，よっぽど言い返してやりたいと思ったがぐっと抑え，謝って電話を切った。憤まんやるかたない心持ちであったが，Ａを見ると食べかけのマカロニサラダをテーブルに並べて遊んでいた。いとおしさといらいらの入り混じった感情を意識したが，ここでＡに当たってはいけないと気持ちを抑えて，早く寝かせようと，洗顔，歯磨き，着替えなどを進めようとした。ところがＡは，洗面所の水でばしゃばしゃと遊び始め，母親が止めようとすると大きな声を出し始めた。母親は自分が急いで寝かせようとすると逆効果になることを経験上知っていたので，しばらくＡに付き合おうと思いながらも，父親の帰りを心待ちにした。Ａが落ち着き眠くなって，母親に寄りかかってうとうとし始めたとき，Ａの父親が帰宅した。Ａの母親は待っていましたとばかり，父親に向かって今日あったことを一気に話した。話を聞いて，母親の憤まんを共有してほしかった。いつもは母親の話をゆっくり聞いてくれる父親なのだが，その日は疲れていたのか開口一番「そりゃあ，すぐに謝りの一報を入れるべきだったんじゃないかな」と母親をたしなめた。すっかり目を覚ましてしまったＡがまた大きな声を出し始めた。母親はこれまで抑えていた気持ちが抑えきれなくなって，父親に向かって「あなたまで，そんなこと言って，私を責めるなんてひどい！　だいたい，Ａの世話を私に任せきりで，今日はずっとこんな調子で私は４時間も大声に付き合ってもうへとへとなのよ，ちょうど寝そうなときにあなたが起こしたものだから，

興奮しちゃったじゃないの，もうあなた，寝かしてちょうだい！」とまくしたてるので，Ａもますます大きな声を出してうろうろ歩くのであった。Ａの父親は自分のひとことの影響にびっくりし，「責めたわけじゃないよ」ととりなそうとするが，母親の興奮も治まらないのであった。

このようなエピソードは，どの家庭にも起こり得るものであるが，ある横断面でアセスメントしようとすると，アセスメントが誤ったものとなってしまう。たとえば，行動障害のある子ども，ヒステリックな母親，無理解な父親というようにである。さらに，本人たちだけで状況が好転しない場合，あるいは誤ったアセスメントに基づく介入を受けた場合に，この悪循環にかえって拍車がかかり，関係のこじれが増大してしまう場合もある。そうではなしに，家族をシステムとしてみなし，何が起こって，それがどのように影響しあって，この事態に陥ってしまったのかを理解し，この悪循環が始まる前のふだんの状態で発揮されていた，母親や父親の養育能力，お互いに思いあう関係，子どものもつ愛情を享受して安定していられる能力などをアセスメントできれば，そのような対処能力を思い出してもらうだけで，本来もっていたセルフケア能力を発揮できるように安定していくものである。

3. 家族のサブシステム

家族はその中に，より小さな単位，すなわち父親－母親（夫婦），きょうだい，母親－息子，母親－娘，父親－息子，父親－娘などのサブシステムを含む。家族集団内には，祖父母，夫婦，きょうだいなど，同世代のサブシステム，母親－息子，母親－娘，父親－息子，父親－娘，祖母－孫，祖父－孫などの世代を越えたサブシステムとがある。

多くの家族療法では，同世代，特に父親－母親（夫婦）のサブシステムの関係がよいことが，家族が様々な機能を発揮するうえで重要であるとしている。たとえば，父親－母親の関係が薄く母親が息子に対して心理的に強く依存している場合，一般にこの息子は父親を男性モデルとして成長することが難しくなったり，母親以外の女性とよい関係をつくることが難しくなったりするなど，成長発達に困難をきたす。子どもが自閉スペクトラム症などをもち育てにくさがある場合に，一般に子どもと接する時間の長い母親に負担が

かかることが多く，支援者も母親に多くを期待してしまう場合がある。また母親自身も，子どもを守り育てることは自分の使命であるという強い信念をもつあまり，子どもと強い関係を結び，排他的になってしまう場合がある。つまり，支援者や父親でさえ，この母親と子どもの関係に入り込めなくなってしまう場合である。この場合，母親の負担を軽減する方策がなく，この状態が何年も続くと，母親が疲労困憊してしまう。このような事態を予防するためには，母親と父親の子どもの療育に対する姿勢を尋ね，このサブシステムの足並みがそろっているかをアセスメントし，もしそうでない場合には，早い段階で調整しておくことが必要である。

　きょうだいのサブシステムも，重要である。一般に，子ども同士の影響力は大きく，発達促進的である。ある子どもが自閉スペクトラム症をもつ場合にも，きょうだいは親よりも先に，同胞の行動の癖や，同胞は何が嫌いで何が好きか，何が苦手で何が得意かなどを，正確に理解していることがある。言語化はできなくても，どのように遊べば楽しく遊べるかを知っているようである。自閉スペクトラム症の子どもも，兄や姉を尊敬して真似をしようとし，また弟や妹をいとおしく思って世話をやこうとする。一方，親がきょうだいに対して過剰な期待をした場合に，親の思いを裏切らないようにと親の代理的な役割を取ってしまうことがある。また，そのような役割への反発や，自分のことは構ってもらえないといった不満感情を抱くこともある。あるいは，親が教育方針から，きょうだいを分けて育てようと考える場合もあるかも知れない。そのような場合，子どもらしいきょうだい関係が形成されるのを阻害してしまう可能性がある。支援者はきょうだいサブシステムが，ほどよく機能しているかどうかにも目を配ることが求められる。

（卜別府圭子，鈴木征吾）

3. 家族への支援における課題

1. 親と支援者とのずれ

1）早期診断の困難さによる問題

　自閉スペクトラム症の診断は，子どもの行動特徴を指標にして行われる。自閉スペクトラム症には古典的な自閉症と比べて症状が非定型な場合が含まれるため，診断そのものが難しい。早めの診断となると，ますます不確定要素が多くなる。家族が子どもの行動特徴を早めに把握して，子どもの行動特徴に合った対応ができるように家族を支援することが肝要だが，この支援はなかなか困難である。子どもの日常生活や成長発達にとっては「診断」を受けることよりも「理解や対応」を得ることのほうが大切なわけだが，親にとっては，診断が非常に気になるところである。この「自閉スペクトラム症の可能性がある」という診断を，家族に伝えるか伝えないか，いつ伝えるか，どのように伝えるかが，大きな課題となる。5歳6歳とフォローしていくに従って，行動特徴が落ち着いていき，自閉スペクトラム症ではない可能性もあるため，専門家の説明の仕方も難しい。親が心配しないようにと，軽めに伝えれば，親はフォローの必要性をきちんと理解できないかもしれない。行動特徴を否認してしまうかも知れない。フォローの重要性を強調して伝えると，子どもの療育にやっきになりすぎて，家族全体の緊張が高まってしまうかも知れない。親の反発や拒絶に会うリスクもある。フォローの結果，自閉スペクトラム症ではなかった場合に，子どもや親に余計な緊張を強いたことになってしまわないようにもしたい。このような親の様々な反応を防ごうと考えるあまり，歯切れの悪い伝え方になってしまう場合がある。大切なことは自閉スペクトラム症の早期診断は困難であること，しかしいくつかの行動特徴から可能性のあること，診断がどうかよりも重要なことは，子どもの特徴を理解して発達促進的に関わっていくことである。具体的な対応については相談に乗るなど，家族の受け入れ状況に応じて，はっきり伝えることが大事なことであろう。

2）自閉スペクトラム症の特徴からくる問題

　自閉スペクトラム症は，発達凸凹といわれるように，早期診断の困難さに加えて，発達の評価の困難さも抱えている。発達の全般的な遅れであれば，一般に実年齢は○歳●か月であるが発達年齢は○歳●か月であるというように，イメージを共有しやすい。しかし，発達に凸凹がある場合，イメージの共有がなかなか難しいという問題がある。支援者が発達をアセスメントして伝えることも難しいし，親が支援者に説明することも難しいし，支援者と親がイメージを共有することも難しい。一般に，親はよいところを見て，発達を過大評価しやすい。また，ある側面では実年齢以上の発達をしている子どもの場合などにも，逆に遅れている側面があることを受け入れられにくく，つい「なんでできないの！」と叱責してしまいがちである。すると，子どもは萎縮してチャレンジができなくなり，遅れている側面がますます膠着して伸びなくなってしまう。発達が凸凹であるという特徴からくる問題である。

　診断の困難さや自閉スペクトラム症の特徴から来るもうひとつの問題は，医療や療育関係者間での認識のずれが起こりやすいことである。認識にそれほどのずれがない場合でも，説明の仕方が違うことによって，親が大きく混乱してしまう場合もある。そのような事態を防ぐためには，ふだんから関係機関の多職種で勉強会を開催したり，ケース会議を開催したりという支援者側の知識や情報のアップデートと共有が必要といえる。

3）親の観察や理解の尊重

　専門に勉強している支援者から見ると，親は知識が少なかったり，子どもをひいき目に見ていて問題に気がついていなかったりと感じることも間々あるかも知れない。しかし，親から見ると"専門家"は，ほんの短時間，診察室という特別な環境で子どもを見ているに過ぎない。診察室内での子どもの行動は，家庭での行動とは違うと感じているかもしれない。今日の子どもの様子は，昨日の様子とは違うと感じているかもしれない。"先生"とはお話をしなかったけれども，親とはよく話すのだと思うかも知れない。また，（事例）のように親同士や親子関係がこじれたあとに出会って横断的に見てしまうと，理解のない，対応のできない親に思えてしまうかも知れない。しかし，たいていは子どもをよく理解し，対応のできている親である可能性もある。

したがって，性急に問題を指摘したり，指導したりしようとすることはつつしむべきである。診察室での行動観察ももちろん重要であるが，親が子どものことを一番よく知っているという敬意をもって，親からヒストリーや普段の様子を教えてもらう。信頼関係のできたところで，専門家としての見立てを伝えたり，支援者としての情報提供や指導を行ったりすることが肝要である。

4）親の意思決定支援

子どもの療育の場や生活環境を整えるために，通園の開始や学校の選択などの意思決定を親が担うわけであるが，どうしてよいものか意思決定が困難であるのが常である。そこで支援者には，親の意思決定への支援が求められる。親の意思決定の支援で重要な二つの要素は，情報や知識の提供と，精神的なサポートである。子どもの自閉スペクトラム症についてどのように見立てられるか，今後どのような成長発達が予測されるか，その子の行動特徴から何が得意で何が不得意かなど，不確定要素もあるものの分かっている知識を提供し，また取るべき選択肢の情報を提供していく。しかし，一方的な情報提供のみでは支援にはならない。親が疑問や不安に思っていることを話し合い，理解を確認し，迷う気持ちに寄り添い，親の判断を保障していく。情報や知識の提供と精神的なサポートの二拍子がそろってこそ，意思決定への支援になっていく。

5）親のストレスへの配慮

自閉スペクトラム症の子どもをもつ家族は，子どもの行動上の問題やコミュニケーション，社会的孤立，不明確な診断，治療の難しさなどによって，他の疾患とは異なるストレスに直面している。他の慢性疾患児の家族に比べ，子どもへのケア提供や医療サービスなどの調整にかかる負担がより大きく，家族支援につながるサービスに関するニーズが高いとされる[1]。

自閉スペクトラム症の子どもをもつ親は，全般的発達遅滞や定型発達の子どもをもつ親と比較して高いストレス状態にあり，健康に影響が出ることもある。自閉スペクトラム症をもつ子どもの育てにくさに加えて，親が問題解決の手段を見出せない場合や親自身にも発達障害がある場合には虐待へと至るリスクもある。

また，自閉スペクトラム症の子どもをもつ親は定型発達の子どもの親に比べて，社会活動に参加することへの困難をより強く感じており，地域社会から孤立しやすい。特に父親は，母親ほど子どもに接する時間がなく，子どもとのかかわり方で迷うことも多い。職場では，障害のある子どものことを繰り返し説明しなければならない状況もある一方で，他者に相談するにしても同僚相手では理解を得にくい。家庭でも職場でも気持ちを共有できる相手がなく，無力感や孤独感を抱えている父親も多いと考えられる。同じ立場にある父親同士の交流を促すため，父親同士の集まりや情報交換の機会を設ける取り組みも始まっているが，まだ一般的ではない。

親にとって，周囲の人々や関係機関への対応の際に生じるストレスは，育児のストレスよりも大きくなることがある。親は，自閉スペクトラム症の子どもが示す行動に対して周囲の人々の理解を得ることや，サービスや治療を受けるために困難を感じている。事例にも見たように，就学前の時期からの周囲の理解不足に加え，就学後は子どもの障害を開示しても同級の父兄の理解が得られにくい場合もある。親のしつけや親の愛情不足が原因だと考える誤解や偏見は未だに存在し，事例のように子ども同士のトラブルなどがストレスの引き金になることもある。このように，家庭や医療・療育以外の社会における家族のストレスにも，支援者は配慮できるようになりたい。

親の精神的負担は，夫婦間や親子，自閉スペクトラム症の子どもときょうだいのサブシステムに影響する。たとえば，一方の親の抑うつがもう一方の親のストレスレベルに関連することや，親のストレスが健常なきょうだい児の適応に関係することがある。支援者は家族が抱えている様々なストレスがどのようなものかをよく理解する必要がある。

2. 家族間のずれ

1）親と祖父母との関係

自閉スペクトラム症の子どもの親と祖父母の間には，障害に対する認識にずれが生じていることがある。祖父母自身にとっても，孫が障害をもつ悲しみと，我が子が障害児の親となった悲しみは「二重の喪失」といわれたりもする。自閉スペクトラム症の子どもの祖父母の経験に焦点をあてた研究は少

ないが，肯定的な反応と否定的な反応の両者が示されている[2]。彼らは子ど
もや孫に保護的な関わりをすると同時に，我が子をどこまで支援すればよい
のかという役割葛藤も抱えている。自閉スペクトラム症についてよく理解し
ている祖父母は親をサポートし，孫のよき理解者となり得ることから，祖父
母を含めた家族支援を検討することも必要である。

2）父親と母親の関係

　母親は自閉スペクトラム症をもつ子どものコミュニケーションの問題や睡
眠や食事といった日常的な生活行動に関わる問題に対して強いストレスを感
じているが，父親は衝動性などの外在化する行動に強いストレスを感じてい
る。また，母親は時として感情表出によって対処するが，父親は感情を抑え
る傾向にあり，ストレスへの対処行動自体にも違いが生じることもある。

　複数の研究によって，自閉スペクトラム症をもつ子どもの母親は父親より
も高いストレスを経験していることが示されている。子どもの世話に関する
父親の関わりは増加しているが，依然母親がより大きな世話役割を担ってい
ることも事実である。ふだんから子どもへの関わりが少ない父親が，子ども
の行動を直そうと考えて過剰に厳しく叱るなどして，母親と育児方針が合わ
ない場合，母親が子どもを抱え込んで，父親を遠ざけてしまう場合がある。
この場合，母親はいっそう孤立してサポートが得られず，ストレスを高める
ことになる。

　一方で，父親からの支援によって母親のストレスが軽減し，ストレス対処
能力を高める可能性が示唆されている[3]。実際には，自閉スペクトラム症の
子どもの世話によって両親の関係が深まる場合もあれば，家庭内で別個の役
割を担うようになって両親間に距離ができてしまう場合もある。両親の良好
な関係を維持促進するためには，お互いにパートナーを尊重することやソー
シャルサポートを確保することが重要な要素と考えられる。

3）自閉スペクトラム症児ときょうだいとの関係

　サブシステムとして描いたように，子ども時代のきょうだい関係は大人と
子どもの関係とは質が違い，非常に自然に形成される傾向があり，自閉スペ
クトラム症の子どもにとってもきょうだいにとっても発達促進的である。通
常，親子関係以上に長期にわたるという意味においても，きょうだい関係は

重要である。自閉スペクトラム症の同胞を自然に受け入れていたきょうだいも，長じて学齢期が近づくといろいろな疑問を抱くようになる。きょうだい児の理解力に合わせて，親が自閉スペクトラム症の特性や関わり方，将来の見通しなどを説明することは有益と考えられる。親が説明の仕方がわからない場合には専門職が手伝うこともできる。

　いくつかの研究では，自閉スペクトラム症の子どものきょうだいが社会面や行動面での適応に問題を抱えるリスクが高いことが示されており，社会心理面の困難が成人期まで継続する可能性を示唆する報告もある[4]。

　自閉スペクトラム症のきょうだい関係についての研究では，肯定的および否定的両側面が示されており，結果は一致していない。あるきょうだいでは温かく支援的な関係なのに，一方では困惑や孤立を感じるきょうだいもある。きょうだい児の孤立や抑うつについての報告もあれば，関係性の中で高い自尊感情が示されるとする報告もある[5]。

　親は障害のないきょうだいに我慢や協力を求める傾向にある。ある家族では，上のきょうだいが自閉スペクトラム症の子どもの世話で親を手伝ったり，仲介役となったりすることもある。障害のないきょうだいは，家庭内で親を気遣い続け，自分の将来を考える際にも支援が必要な同胞の存在を切り離すことはできないとする報告もある。きょうだい児には短くてもよいので親を独占して甘える時間が必要なこと，家庭内にきょうだい児のための安全な空間を作る必要があることなども親に伝えたい。

（上別府圭子，鈴木征吾）

4. 支援のポイント

1. 障害の理解

　親が我が子の発達の問題に気づいてから確定診断までの時期には，親は自分の問題と子の問題を一体化して捉え，自らの育て方の問題が改善すれば，子どもの問題は改善するはずだというような考えに陥りやすい。支援者はまず，自閉スペクトラム症の特徴は親の育て方とは別の次元の問題であること

を，明確に伝えなくてはいけない。そして自閉スペクトラム症がある子ども
の代弁者になれるほどに子どもを理解しようとする姿勢が育まれるように支
援していくことが必要である。つまり，子どもがどう感じ，どう考え，行動
しているのかを理解しようと，親が五感六感を使って努めることを支える。
できないこと，苦手なこと，他人と変わっていることだけに注目するのでは
なく，できること，得意なことにも着目する。成長に伴ってどのように変化
するのかという見通しを伝えることも肝要である。親が子どもの特徴をふま
えて対応でき，育児に少しでも自信がもてるように支援していきたい。

　子どもの発達障害についての診断時は，親にとって最もストレスが高い時
期といわれている。診断を受けた時の親の反応として，ショックから再起ま
で段階的に経験するという説や慢性的悲哀説などがあるが，これらのモデル
は発達障害に当てはまらない側面もあり，親によって個人差も大きい。自閉
スペクトラム症の子どもをもつ親の心理的適応を継続的に追った調査[6]に
よれば，8〜10年かけて親の心理的健康が改善したが，子の不適応行動が
強い場合は，親のストレスは改善せず高いままだった。

　親は必ずしも否定的な感情だけに支配されているわけではない。我が子の
成長に喜びを感じ，障害を通じて出会った人々の支えに感謝する親もいる。
しかし，このような肯定的な感情は時間をかけて，様々な経験を経て生じる
ものである。また，肯定と否定の感情は必ずしも切り離せるものではない。
それらの感情が表裏一体に存在し，見え隠れしながら適応へと経過していく
モデルを唱える者もいる。発達障害は生涯続く特性であるから，潜在的な支
援のニーズは常にある。親が障害を理解し前向きに取り組むことが難しいと
「障害受容ができていない」と捉えがちだが，親の認識不足を非難するので
はなく，その背景を探り，親ができることを具体的に探索していくことが重
要である。

2. ペアレント・トレーニングとペアレント・メンター

　自閉スペクトラム症の子どもの両親には，特徴をもった子どもを育ててい
く中でかえって絆が深まる両親や，一方だけが熱心な両親，常に対立してい
るような両親など様々だが，いずれにしても両親にとって自閉スペクトラム

症の子どもの親になるということは大きな挑戦である。それぞれの子どもの特徴についての正確な知識や、特徴ある行動への対処、子どもの力を伸ばすための関わり方を身につけることは、親の願いのひとつである。そのような知識やスキルを身につけるために、行動療法に基づいた様々な技法が開発されており、それらはペアレント・トレーニングと呼ばれる。ペアレント・トレーニングは子どもの適応的行動を増やし、不適応行動を減らすことを目的に行われる。身辺自立やコミュニケーションスキルを促進する具体的方法を、親の性格や理解度に合わせて、個別もしくはグループで提供する。

　同じ障害のある子どもの親から情報提供を受けることも、親にとって重要な支援となる。障害について基本的な知識や対応を知り、ある程度実践でうまくいっているような場合でも、親には割り切れない思いが残る。専門職もこうした親の思いを支えようとするが、親同士の信頼できるつながりから得られるものは大きい。ペアレント・メンター活動とは、自閉スペクトラム症をはじめとする発達障害をもつ子どもを育てた経験のある親が、一定の研修を受け、後輩の親たちの支援者（メンター）となることを指している。思いに寄り添って話を聞いたり、地域の支援に関する情報提供などを通じて、子どもの支援者ではなく、親自身の支援者となることが目的である。同じ経験、類似した経験をしているがゆえの共感のしやすさ、受け入れやすさはメンターによる相談の利点であり、また同じ視点に立った情報提供は非常に頼りになる。自閉スペクトラム症をはじめとする発達障害をもつ親を対象にペアレント・メンターを導入した集団療法では、抑うつや不安、不眠が改善し、ストレスの軽減や生活の満足感の向上が見られたとする報告もある。

　また、子どもの療育場面を見学してもらう機会を有効に活用する。あらかじめ療育プログラムのねらいを説明しておき、具体的な療育技術を身につけてもらう。その際、療育技術の効果を実感してもらうことは、両親にとっても大きなモチベーションになる。子どもにとって普段の生活場所でも、発達のバランスが促進されるために、いわば療育の汎化が図られているかどうかに関しては、家庭訪問やソーシャルワークで見守ったり支援環境を整えたりしていくことも重要である。

3. 支援がうまくいかないとき

「まったくこの親は…」というように親を非難するような気持ちが支援者に芽生えたり，「○○君のことではもうへとへとだ」などと自閉スペクトラム症をもつ子どものことで無力感を抱いてしまったりするような場合には，支援の基本に立ち返ることが大事である。自分たちは，子どものことを理解しているだろうか，親の気持ちに配慮しているだろうか，問題の解決を急ぎ過ぎていないだろうか，こういったことを自分一人でではなく，同僚とともに，さらには施設を越えた関係者とともに，立ち止まって振り返る。自分たちが穏やかな気持ちを回復し，希望をもつことができてはじめて，支援が支援になるということも忘れてはならない。

引用文献

1) Kogan MD, et al：A national profile of the health care experiences and family impact of autism spectrum disorder among children in the United States, 2005-2006. Pediatrics 122：e1149-e1158, 2008.
2) Hillman J：Grandparents of children with autism：a review with recommendations for education, practice, and policy. Educational Gerontology 33：513-527, 2007.
3) Pisula E, et al：Sense of coherence and coping with stress among mothers and fathers of children with autism. Journal of autism and developmental disorders 40：1485-1494, 2010.
4) Orsmond GI, et al：Siblings of individuals with autism spectrum disorders across the life course. Mental Retardation and Developmental Disabilities Research Reviews 13：313-320, 2007.
5) Meadan H, et al：Families with children who have autism spectrum disorders：Stress and support. Exceptional Children 77：7-36, 2010.
6) Gray DE：Ten years on：A longitudinal study of families of children with autism. Journal of Intellectual and Developmental Disability 27：215-222, 2009.

参考文献

7) Mesibov GB, et al：The TEACCH approach to autism spectrum disorders, Springer Science & Business Media, Berlin, 2004.
8) Flippin M, et al：The need for more effective father involvement in

early autism intervention a systematic review and recommendations. Journal of Early Intervention 33：24-50, 2011.
9）市川宏伸：広汎性発達障害　自閉症へのアプローチ．中山書店，東京，pp218-225, 2010.

（上別府圭子，鈴木征吾）

5. 家族の思い

　障害者の虐待事件の現場をいくつも取材してきたが，そこで不可解かつ理不尽な思いをよく感じるのは，本来であれば虐待されている障害者を守るべき家族が，逆に虐待している側の擁護者になってしまうことである。

　「こんな可哀そうな子を雇ってもらえるだけでありがたい。少々ぶたれたっていいのだ」。障害者雇用の現場で起きた虐待事件で，被害者の親族からそのようにいわれた。逮捕された雇用主の助命嘆願の署名を集めていたのも被害者の親たちである。

　誰だって我が子が虐待されているのを「少々ぶたれたっていい」などと思うわけがない。そうとでもいって自分を納得させなければいられない親の屈折した心情こそ理解しなければならないと思う。

　福島県の山間部にある入所施設で虐待が起きていたことを筆者が取材し報道したのは 1990 年代終わりごろである。30 人の入所者のうち 27 人は東京都内の出身，2 人が横浜市の出身，地元は 1 人だけだった。東京のような都会では地価が高く，まとまった土地を確保するのが難しいため，過疎地に建った施設に都内の障害者を加算金を付けて送り込むという「棄民政策」を東京都の自治体は古くから行ってきた。

　この施設が建設された 80 年代半ばごろ，入所施設を希望する人は都内で 1900 人に上っていたといわれる。この施設を建設して運営にあたった男性は親たちから 1 人 800 万円の寄付金を集めたが，施設運営のノウハウや福祉の理念などは十分なものを持ち合わせておらず，不適切な処遇や薬の過剰投与が障害者を苦しめることになる。保護者会も組織されたが，もっぱら都内

で開催されており，「里心がつくと困るから」という理由で施設に面会に来ることも稀だったという。

この施設の虐待が表面化するのは開設から10年後のことである。4人の女性職員が虐待の実態や職員の窮状を訴える手紙を都内の弁護士事務所に送り，それを受け取った弁護士が施設を訪ねたところから，ようやくおびただしい虐待の実態が明るみに出ることになったのだ。

都内の障害者をこの施設に「措置入所」させていた東京都の担当課長は個々の障害者に会って謝罪をし，入所していた障害者はいったん帰宅して別の施設へ措置されることになった。マスコミでもこの虐待事件が取り上げられたことから，新たな利用者が集まることもなく，東京都も新規の措置入所を見送ったことから，この施設は閉鎖に追い込まれた。

ところが，最後の最後まで一人の女性利用者が施設内に取り残されたことはあまり知られていない。彼女の母親が，退所して自宅に娘が戻ってくることを頑として認めなかったからである。ほかの親たちが必死になってその母親を説得する場に筆者も居合わせたが，母親は顔色ひとつ変えることもなく，「この子はこの施設の中でずっと暮らし続けることが一番の幸せなんです。実の母親である私がそれを一番よくわかっている」と譲らなかった。

どうしてそのように意固地になってしまうのか。虐待の被害にあってきた娘を救い出すどころか，その施設に生涯閉じ込めるようなことを求めてしまうのか。理不尽な思いを禁じ得なかったが，その母親は800万円ではなく，2400万円を寄付していたことを後に知ることになった。このまま施設が閉鎖されたら，自分が寄付した2400万円はどうなってしまうのか。10年間山奥の施設に缶詰にされ薬の過剰投与や体罰にあってきた娘の次なる居場所をどうやって探せというのか……。様々な疑問や不安が母親の脳裏を駆け巡ったのではなかったか。

すべての親がそうだとはいわないが，親というものは我が子のために愛情もお金も与え続けたがる存在ではないかと思う。少なくとも障害のある子は不憫なだけに惜しみなく与える親たちは多い。2400万円もの大金を娘の入る施設に投じた母親の心理は決して障害児の親の常識から逸脱しているとは思わない。自宅に娘が戻ってきてほしくないというのが母親の本音とも思え

ない。福祉資源の貧しさや社会的な孤立が親たちを無人の砂漠に取り残し，まともな思考や判断をする回路を干からびさせているのである。

　被害者である障害者本人を救えず，むしろ加害者側に回ってしまう親の心情は，自閉症や知的障害の子どもをもった親による無理心中事件で，よく親の会などが助命嘆願の署名を集めることに通じるものがある。福祉資源が乏しく，社会の偏見の目にさらされ，孤立して追い詰められる親への同情は今に始まったことではない。

　身体障害の当事者たちが「母よ，殺すな」と叫び，親の加害者性をクローズアップして糾弾した時に，真の障害者運動が初めて社会的に認知されたといえるのかもしれないが，それによって斬り捨てられた親の愚かしくも屈折した心情は情緒的な物語の中で語られることを許されても，アカデミックな研究領域や福祉制度の中で存在意義を認められることはなかったのではないか。

　しかし，近年において障害者虐待防止法や障害者差別解消法などの権利擁護の制度が法制化される原動力となったのは，知的障害や自閉症など自らを守ることが苦手な子どもをもった親たちの悲痛な思いであったようにも思う。子どもが小さなころから，周囲に誤解され偏見の目で見られることが多い親たちである。差別的な状況が親たちをすくませ，我が子に対する愛情をゆがませたりもするのである。

　差別とはいったい何か，どうして差別は起きるのかということを明確に語れる人はあまりいないと思うか。千葉県で障害者差別をなくす条例を作る取り組みに筆者は関わったが，実際に差別事例を募集したところ，当初はほとんど集まらなかった。何が差別なのか自分自身わからないからだ。それでも「悔しい思いをしたことを教えてください」と説明すると続々と意見が寄せられ，結局は800件を超える差別事例が集まった。

・障害があるが普通学級に通いたいといったら，「お宅の子は普通じゃないんだから」と教育委員会にいわれた。
・多動の子は受け入れられないと自閉症児が保育園の入園を断られた。
・「障害児がいるのに，また産むのか」と福祉事務所の窓口でいわれた。
・じっと座っていられない自閉症児が診察を断られた。

車いすの人が段差やエレベーターの未設置など物理的なバリアーを差別の
ターゲットにし，目や耳の不自由な人が情報手段のないことによる社会から
の疎外やコミュニケーション不全に憤りをぶつけるのに比べ，自閉症や知的
障害の場合には本人よりもむしろ家族が誤解や偏見による痛みを主張してい
るところに特徴がある。こうした事例の数々は日常生活の様々な場面で障害
者が排除され，家族ともども傷つけられていることを雄弁に物語っている。
ただ，その原因を探っていくと必ずしも偏見や蔑視だけが差別を生んでいる
わけではないこともわかる。多動などの障害特性が誤解され，あるいはどう
対処していいかわからずに医療現場や保育園で拒否されてしまう，という例
も多いのだ。

　一見すると屈折した心情のように思える意見もあった。「障害のある子が
白い目で見られる」「『障害児がいるのにいつも明るいのね』といわれる。ど
うして暗くしていなければならないのか」というのである。しかし，「白い目」
を客観的に立証することは難しい。周囲の視線をどう感じるのかは人によっ
て異なるだろう。同じ言葉や態度でも相手との関係性やどういう文脈でいわ
れるのかによって意味合いは変わってくるものだ。

　〈障害者＝可哀そうな存在〉という社会が作り上げたステレオタイプな構
図はメディアによって拡大再生産され，自閉症などの障害児の親を〈不幸な
運命を背負った人〉という見えない檻に閉じ込めてきた。必ずしも悪意では
ないが，だからこそ一般的には理解されにくい世間の視線（常識）によって
親たちは萎縮させられ，不幸な人を演じることを強いられてきたのである。

（野澤和弘）

6. 自閉スペクトラム症に必要な制度システム

　障害者福祉サービスとひとことにいっても，判断能力やコミュニケーショ
ン能力にハンディのある人と身体的機能にハンディのある人では求めるもの
がかなり違う。

　判断能力にハンディのある知的障害や知的障害を伴う自閉症の場合，以前

には入所施設がもっぱら求められるサービスだった。ノーマライゼーションが遅ればせながら叫ばれるようになり，地域での暮らしの場としてグループホーム・ケアホームが入所施設に代わるべきものとして注目されるようになった。2016年現在，入所施設で暮らす障害者は約12万人いて，なかなか減らないが，グループホームの入居者は順調に増えて10万人近くにまでなった。

障害者総合支援法では福祉サービスを受ける場合には必ずサービス等利用計画を作成しなければならないことになり，相談支援の重要性が強調されるようになった。措置制度の時代には行政が施設や事業所の空きを見ながら，ほぼ一方的にサービスをあてがっていたといっていい。支援費制度以降，サービスを利用する人と提供する事業所が対等な関係で契約を結ぶことになってからは，判断能力にハンディのある障害者は親などの家族がもっぱら本人のことを考えて，どんなサービスがいいかを決めてきたのだが，施設や事業所が足りない多くの地域では，「選ぶ」という行為自体が成り立たない状況にある。

それでも2006年に障害者自立支援法が施行されてから地域福祉の予算がほぼ毎年二ケタの伸びを示してきており，特に放課後等デイサービスなどは乱立といってもいい活況を呈している。特別支援学校には放課後，利用者を迎えに来る事業所の車が列をなしている風景は各地で見られるようになった。

暮らしの場（グループホームなど），日中活動の場（生活介護，就労系サービスなど），一時的な活動の場（放課後等デイサービス，日中一時支援など），移動（行動援護，ガイドヘルプ），訪問系サービス（ホームヘルプ，重度訪問介護）など地域で暮らすための資源がある程度そろってきた。それをどう組み合わせて障害者の生活を支えるかということにおいて，相談支援の重要性が認識されるようになった。

しかし，肝心なのはこれらのサービスがどのくらい自閉症の特性に合ったものが整備されているのかということにある。

ある重度の知的障害の男性がグループホームに入った。おだやかで家族から愛されて育った人だった。両親も親元から独立して生活する息子のことを

喜んでいた。ところが，しばらくしてその人はグループホームから利用を拒まれて自宅に帰ってきた。暴れたりして職員には手に負えなくなったのでグループホームでは面倒を見られないとの理由だった。

あんなにおだやかで落ち着いていた人がどうして暴れるようになったのか？　グループホームの生活環境や職員の支援のあり方，あるいは同居者との相性などに何らかの原因があるのではないか。ご家族が全く腑に落ちず，グループホームに対する不信感や怒りを抑えきれないのは当然だろう。

ところが，グループホームの職員も経営者も，「問題行動」を起こすようになった利用者が悪い，だから利用契約を打ち切っても自分たちに非はないと考えているのだ。

こういうグループホームは特殊な例であり，多くのグループホームではそんなことはしないだろうか？

たぶん，しないだろう。その前に行動障害を起こしたりするタイプの障害者は受け入れない。いや，自傷他害のある難しい利用者を引き受けて，行動障害の改善に実績を上げているところもあることにはあるが，まだ例外的な存在といっていい。

自傷他害やパニックなどの行動障害への対処は容易ではない。街中にある一戸建ての家で4〜5人で暮らすのがグループホームの標準であり，ふつうの家庭的な環境を理想とするのに異論はない。しかし，そうした標準的なグループホームで行動障害のある障害者を支援するのは正直なところなかなか大変だと思う。特に夜間，ひとりの世話人が暴れる障害者にどれだけ冷静かつ適切に対処できるのだろうかということを考えると暗い気持ちになってしまう。

できるだけ家族的な雰囲気や規模を守りながら，いざという時にすぐにバックアップできる安心感を職員が持ち，どんな行動障害がある人も敬遠されないグループホームを実現するためにはどうすればいいだろうか。そういうことを悩みながら考えたのが障害者総合支援法における地域拠点のあり方についてである。

ところが，知的障害者のグループホームを以前から運営してきた人々の中には，グループホームの大型化に強く反対する意見が根強い。グループホー

ムの現状が行動障害のある支援の難しい人を排除しながら，それを予算不足のせいにばかりし，少数のバックアップ機関についてのみ，規模や機能の拡大・拡充を試みてはどうかという提案すら頑迷に反対するのである。

　もともとグループホームにしろ相談支援にしろ，身体的機能のハンディはあっても判断能力やコミュニケーション能力にハンディのない車いすの障害者からは「必要のないサービス」と否定的に見られることが多い。グループホームだって規模は入所施設に比べれば小さいが，所詮は集団生活の場ではないかというのである。自分の生活に必要な福祉サービスを選ぶのに誰かに相談したり誰かに組み立ててもらったりする必要がどこにあるのか，自分自身で考えて選べばいいではないかというのである。そのくらい本質的に求める福祉サービスは違うのだ。

　しかし，判断能力にハンディのある障害者の中でも，デリケートで行動障害を起こしやすいタイプの自閉症とそうではない知的障害の間にも深い溝があるのを感じてしまうのである。

　移動支援にしてもそうだ。ガイドヘルプ（移動支援）は支援費制度が始まった当初，爆発的に利用者が増えて予算がパンクしてしまったことがある。それが地域福祉の予算を「裁量的経費」から「義務的経費」に変えた障害者自立支援法をつくるきっかけとなったのだが，厚生労働省や財務省には失敗体験としてのトラウマにもなっているのであろう。自立支援法以降はガイドヘルプというサービスは個別給付から外され，市町村の独自の判断で行う地域生活支援サービスの中に位置づけられることになった。

　通勤や通学にガイドヘルプを求める意見はとても強いが，「63万人の就労している障害者がガイドヘルプを使い出したら莫大な予算がかかる」などという理由で当局側はかたくなに拒むのである。現在一人で自力通勤できている人が，ガイドヘルプが個別給付になったところでわざわざ自己負担して使うようになるとは思えないのにである。

　10回くらい支援者が付き添って通勤の訓練をすると，ほとんどの障害者が一人で通勤できるようになったという大分県の調査のデータを厚生労働省は示したりもする。どういう障害者を対象に大分県の調査が行われたのかは気になるが，そもそも大分と東京などの大都会では交通事情が全く違う。

とても繊細で様々なストレスに過敏なところのある自閉症の人は多い。勤務先にさえ行くことができれば高い労働能力を発揮するが，改札口から吐き出され，足早に押し寄せる人の群れ。その怒涛の流れに逆らって改札口を通り，満員電車に揺られて毎日通勤することを想像してみてほしい。なにかの拍子にパニック状態になり，大きな唸り声をあげたり，真っ赤な顔で騒ぎ出したりしたとき，通勤・通学する人々がどんな反応を示すのか。

それはまだいい。ホームに並んでいる人の背を後ろから押してしまい突き落としてけがをさせたとして損害賠償を求める裁判を起こされた自閉症の人もいる。女性の体に触ったとして警察に突き出された自閉症の人もいる。自分の行為を説明したり言い訳したりすることも難しい人がそのような状況に陥ったとしたら，ただの出勤問題にとどまらない大きな危機となってその人の人生に暗い影を落とすことだろう。

最近になって「意思決定支援」という言葉が障害者福祉に携わる人々の間であれこれと語られることが多くなった。後見人に代行決定権や取り消し権を認める現行の成年後見制度は，国連障害者権利条約 12 条の「法の前における平等」に抵触するとの見解が広まるにつれ，障害者本人の意思の形成や表出を支援することの重要性が語られるようになったのだともいえる。

成年後見は自分で自分を守ることのできない知的障害や自閉症の人の権利擁護のためにはとても重要な制度である。家族や地域コミュニティの機能不全と相まって障害者の権利が侵害されるリスクが高まってきたことを背景に，成年後見の利用者は年々増えている。

しかし，国連障害者権利条約との関係だけでなく，後見人の成り手不足，財産の流用など後見人の不祥事の多発，医療同意が後見人に認められておらず運用面でグレーゾーンが広いことなどが以前から指摘されてきた。意思決定の難しい障害者の身上監護を主目的とする制度にもかかわらず，それをどうやって実現するかという点が空洞になっている根本的な問題もある。いったん後見人を付けると不祥事でも発覚しない限り解任することができず，ほとんど必要ない期間も利用料を被後見人の障害者自身が払い続けなければならないことも問題だ。

成年後見に代わるべきもの，あるいは成年後見の不備を補うものとして「意

思決定支援」に熱い視線が注がれている面もある。現在は厚生労働省の研究班がガイドラインを策定し，相談支援専門員やサービス管理責任者の研修などでガイドラインが用いられることになる予定だ。

ガイドラインはイギリスの意思能力支援法（MCA）をモデルにしているが，MCAでは意思能力を自ら表出する能力がないと認められる人には，その人の支援に関わる人々の意見を集めて最善の利益（ベストインタレスト）を導き出すことが定められている。ルールは定められても，現実に判断能力やコミュニケーション能力に著しいハンディのある人の意思をくみ取ることは難しい。しかし，難しくても本人を中心にした福祉の実現に照準を合わせようという真摯な姿勢は十分に感じられる。

自傷他害，破壊行動，パニックなどの強度行動障害に対処できるようにするための研修も国主導で取り組まれるようになった。行動障害を本人や家族のせいにばかりせず，環境や支援の不適切さに原因を求め，構造的で科学的な視点で改善に向けたアプローチをすることは極めて重要だと思う。

意思決定支援にしても強度行動障害の研修にしても制度やシステムになるところまでには至っていない。システムにすることができるのかどうかもわからない。しかし，これらの取り組みの底流にある「本人中心の支援」の思想ともいうべきものは今後の知的障害や自閉症の人の支援の中核となっていくのは間違いないように思う。

そして，「本人中心の支援」を突き詰めていくと，福祉サービスを受ける客体という立場から，能動的に社会に関わり，自己実現を目指す主体という立場への転換がその先にあるはずなのだと思う。制度やシステムをどんなに立派に整えていっても，福祉サービスという見えない檻，障害者という見えない檻の中に自閉症の人を閉じ込めている構図は変わらない。制度という見えない檻を解放するための支援を模索していかねばならないのだとも思う。それがどのようなものになるのか，そんなものが本当にあるのか，現在は十分に説明することはできないが，少なくともそうした視点を忘れてはならない。

（野澤和弘）

10章

行政支援

1. 発達障害者支援法前の動向

　昭和55年に知的障害児施設の種類として，医療／福祉型の自閉症児施設を設けている。その後，全国への展開を進めるための強度行動障害者特別処遇事業，行動障害を生じる前からの支援にも視野を広げた自閉症・発達障害者支援センター運営事業など，支援を身近な地域で早期から提供する体制づくりを進めてきた。このような経過の後，平成17年から発達障害者支援法が施行されている。概要は図10-1の通りである。

2. 発達障害者支援の3層

　現在の発達障害者への支援には，様々な年齢，分野，支援ニーズがあり，説明をする際には，どの年代のどういう分野のニーズに沿った支援の話なのか整理する必要がある。本章では，発達障害者への支援を3層に分けて説明する。

　1層目は，発達障害を含むすべての人に関わる，いわゆる社会環境づくりの層（正しい知識の普及，専門的な人材の確保・育成など）。2層目は，発

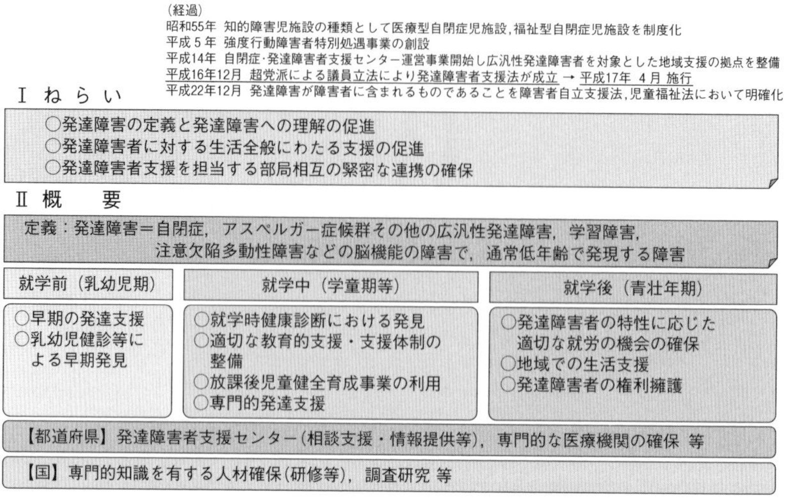

(経過)
昭和55年　知的障害児施設の種類として医療型自閉症児施設,福祉型自閉症児施設を制度化
平成5年　強度行動障害者特別処遇事業の創設
平成14年　自閉症・発達障害者支援センター運営事業開始し広汎性発達障害者を対象とした地域支援の拠点を整備
平成16年12月　超党派による議員立法により発達障害者支援法が成立 → 平成17年4月 施行
平成22年12月　発達障害が障害者に含まれるものであることを障害者自立支援法,児童福祉法において明確化

Ⅰ ねらい
○発達障害の定義と発達障害への理解の促進
○発達障害者に対する生活全般にわたる支援の促進
○発達障害者支援を担当する部局相互の緊密な連携の確保

Ⅱ 概　要
定義：発達障害＝自閉症,アスペルガー症候群その他の広汎性発達障害,学習障害,注意欠陥多動性障害などの脳機能の障害で,通常低年齢で発現する障害

就学前（乳幼児期）	就学中（学童期等）	就学後（青壮年期）
○早期の発達支援 ○乳幼児健診等による早期発見	○就学時健康診断における発見 ○適切な教育的支援・支援体制の整備 ○放課後児童健全育成事業の利用 ○専門的発達支援	○発達障害者の特性に応じた適切な就労の機会の確保 ○地域での生活支援 ○発達障害者の権利擁護

【都道府県】発達障害者支援センター（相談支援・情報提供等）,専門的な医療機関の確保　等
【国】専門的知識を有する人材確保(研修等),調査研究　等

図10-1　発達障害者支援法のねらいと概要

(社会保障審議会障害者部会（第80回）参考資料5)

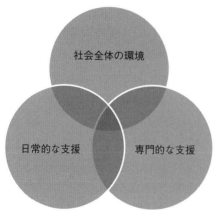

図10-2　発達障害の支援を考える時の3層

達障害の診断の有無に関わらず,発達障害者への支援のノウハウが暮らしにくさを改善するために有効と考えられる人への日常的な緩やかな支援の層（子育て支援,若者支援,職場,かかりつけ医,交通機関,警察など）。3層目は,発達障害の診断があり,当事者の希望に沿って専門的な知識をもった人材が行う支援（発達障害に詳しい医療機関,障害福祉,特別支援教育,障害者雇用などの分野の支援機関）とする。

　この3層の支援は,お互いに影響しあっていて,取り組みはどこからスタートしてもよい。たとえば,学校や職場に通えなくなって医療機関を受診する人の例を考えてみると,まず当事者がつらさを趣旨に受診して第3層の医療

機関において診断を受け，当事者が生きづらさの原因とその対策についてどのように対応していくべきか方向性をつかみ，次に第2層の協力者とともに前向きに取り組みを始める。さらに，第1層の地域住民やクラスメイト，会社の同僚に対して，発達障害への理解を求めるという場合がある。また，第2層からスタートする場合（クラス担任やかかりつけ医のアドバイスをきっかけに），第1層からスタートする場合（知り合いの話，新聞記事などをきっかけに）などもある。このようなスタートの多様性は，発達障害の支援の特徴的な点であるといえる。

3. 1層目：社会環境作り

　発達障害者支援法は，まず発達障害の定義を定め，国や地方自治体が支援環境を整備することや，国民一人一人が理解を深めることとしている。

1. 発達障害の定義

　発達障害者支援法では，「発達障害」の定義を「自閉症，アスペルガー症候群その他の広汎性発達障害，学習障害，注意欠陥多動性障害その他これに類する脳機能の障害であってその症状が通常低年齢において発現するもの」と定めている。ここでいう「その他」は，ICD-10のF80〜89，F90〜98に含まれるものであり，会話および言語の特異的発達障害，運動機能の特異的発達障害，チック障害（トゥレット症候群を含む），吃音症などのことである。これらの様々な診断名の総称として「発達障害」が用いられる。なお，知的障害を併せ持つ自閉症などの発達障害の場合は，知的障害者福祉法と発達障害者支援法などの対象者となる。障害者・障害児の定義と同様に，18歳以上を発達障害者―18歳未満を発達障害児と呼ぶ。

　発達障害者支援法に「発達障害」の定義が置かれたことにより，障害者総合支援法，児童福祉法，障害者基本法，障害者虐待防止法，障害者差別解消法，障害者優先調達法，障害者雇用促進法など，障害者施策に関する法律においても障害者の定義に「精神障害（発達障害を含む）」として位置づけら

れている。

自閉症，アスペルガー症候群その他の広汎性発達障害，学習障害，注意欠陥多動性障害その他これに類する脳機能の障害であってその症状が通常低年齢で発現するもの（発達障害者支援法第2条）
→ＩＣＤ－１０におけるF80-98に含まれる障害（文部科学事務次官，厚生労働事務次官連名通知）

ICD－10（WHO）　＊平成4年(1992)にWHO総会で採択。今後改訂案が示される予定。　　〈法律〉　　〈手帳〉

F00-F69	統合失調症や気分(感情)障害など
F70-F79	精神遅滞[知的障害]
F80-F89	心理的発達の障害 ・会話及び言語の特異的発達障害 ・学力の特異的発達障害 ・運動機能の特異的発達障害 ・広汎性発達障害(小児自閉症，アスペルガー症候群など) など
F90-F98	小児期及び青年期に通常発症する行動及び情緒の障害 ・多動性障害 ・チック障害(ド・ラ・トゥレット症候群など) ・小児期及び青年期に通常発症する他の行動及び情緒の障害(吃音症など) など

〈法律〉
- 昭和25年(1950) 精神保健福祉法
- 昭和35年(1960) 知的障害者福祉法
- 平成17年(2005) 発達障害者支援法

〈手帳〉
- 平成7年(1995) 精神保健福祉手帳
- 昭和48年(1973) 療育手帳
- 精神保健福祉手帳

「精神障害(発達障害を含む)」と明記している法律　障害者基本法(第2条)，障害者総合支援法(第4条)，児童福祉法(第4条)，
　　　　　　　　　　　　　　　　　　　　　　　　障害者虐待防止法(第2条)，障害者差別解消法(第2条)，障害者雇用促進法(第2条)

図10-3　発達障害の定義

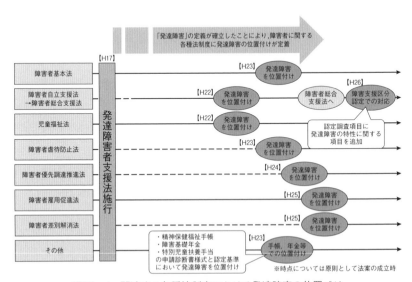

図10-4　関連する各種法制度における発達障害の位置づけ
（社会保障審議会障害者部会（第80回）参考資料5）

2. 発達障害の早期発見と啓発

　発達障害者支援法は，発達障害の診断を受ける前の早期発見についても言及しており，診断を受けた者の支援にのみ視野が限定されていないというユニークな特徴がある。早期発見は，できるだけ早い時期から（こじれてから初めて対応するのではなく）当事者が特性に合った環境で暮らし，家族などの関係者が適切な理解に基づいて育児に取り組むようにするために重要だが，そのためには早期発見の技術的な問題とともに，社会全体の発達障害に対する誤解や偏見の解消などの啓発活動が必要となる。

　技術的な問題については，厚生労働省では1歳半健診へのM-chat，3歳以降の健診や子育て支援の場におけるPARSの視点を推奨している。これらは，社会性の発達や感覚過敏などの視点で発達状況を確認するものであり，有意味語の数や運動発達などの従来からの基本的な項目のみでは捕捉されていなかった発達障害独自の特性を含んでいる。これらのアセスメント導入にあたって，国では国立障害者リハビリテーションセンターや国立精神神経医療研究センターにおいて指導者の研修を行っている。

　啓発活動については，国連が定めた世界自閉症啓発デー（4月2日）や日本の世界自閉症啓発デー実行委員会（厚生労働省，日本自閉症協会，日本発

M−CHAT（1歳6か月児健診）
(Modified Checklist for Autism in Toddlers：直訳すると……幼児自閉症用の修正リスト)

・主に18か月から36か月の乳幼児について，自閉症スペクトラムの特徴を持つか否かを評価するための尺度として開発されたもの。
・23項目にわたるチェックリストで，米国において開発。

発達障害
早期総合支援研修

（国立精神・神経
医療研究センター）

PARS「広汎性発達障害日本自閉症協会評価尺度」（3歳児健診以降）
(Pervasive Developmental Disorders Autism Society Japan Rating Scales)

・3歳以上の者について，自閉症スペクトラムの特徴を持つか否かを評価するための尺度として開発されたもの
・就学前34項目，小学生時53項目，中学生以降時57項目にわたるチェックリストで，PARS委員会（日本自閉症協会及び有識者で構成）において開発。

発達障害
支援者研修

（国立障害者
リハビリテーション
センター）

図 10-5　早期発見のための先進的スクリーニングツール

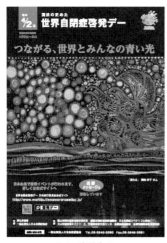 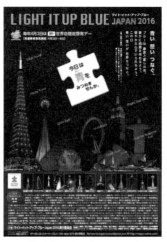

シンポジウム　　　　　　　　ライト・イット・アップ

図10-6　世界自閉症啓発デー（4月2日）発達障害啓発週間（4月2日〜8日）

達障害ネットワークなどによる組織）が決定した発達障害啓発週間（4月2〜8日）の機会をとらえて，ライト・イット・アップ・ブルー（建物などを青くライトアップ）などの活動が行われている。国においても，発達障害情報・支援センター（厚生労働省）や発達障害教育情報センター（文部科学省）がWEBサイトを利用して様々な情報発信を行っている。

3. 障害者差別と虐待防止

「発達障害」という言葉を聞いたことがあるという国民は，現在では約8割に至っているが，実際に配慮を行う際の課題についても，様々な法制度に合わせて環境整備が進められている。

たとえば，障害者差別解消法では，障害を理由とする差別などの禁止，社会的障壁の除去を怠ることの防止，国による啓発・知識の普及を図るための取り組みなどを規定している。また，行政機関間や分野間のばらつきを防ぐための「障害を理由とする差別の解消の推進に関する基本方針」に基づき，各省庁で関連分野の機関・事業所などに向けた対応指針の公表，内閣府の合理的配慮リサーチ（合理的配慮等具体例データ集）の設置などを行っている。

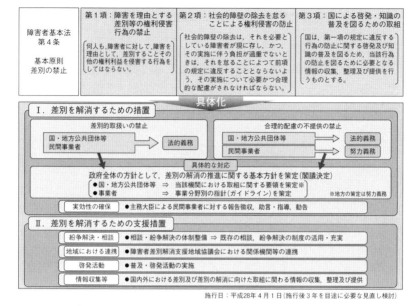

図10-7 障害を理由とする差別の解消の推進に関する法律（障害者差別解消法）の概要
(障害保健福祉関係主管課長会議資料 平成26年3月7日)

このような中で，発達障害については，具体的な差別的取り扱いにあたる行為や合理的配慮の内容の個別性が非常に高いことに留意し，①当事者から周囲への発信（例：東京都作成のヘルプマーク，ヘルプカード）や，②周囲の支援者間による情報の引き継ぎや共有の意識向上が，特に重要になると紹介されている。

また，障害者虐待防止法では，「障害者虐待」を，養護者，障害者福祉施設従事者など，使用者による，身体的，放棄・放置，心理的，性的，経済的虐待などの行為のことと規定し，発見した者に速やかな通報の義務づけ，通報を受けた行政機関の対応などを定めている。障害者虐待対応の窓口は，市町村障害者虐待防止センター，都道府県障害者権利擁護センターが担っている。国では障害者虐待防止・権利擁護指導者養成研修や，行動障害の状態を示す障害者（特に知的障害と自閉症を合併している者）が被虐待者となっている場合が多いことから強度行動障害者支援者養成研修を実施し，行動障害がある場合についても適切な対応ができるような環境づくりを進めている。

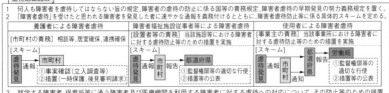

図 10-8　障害者虐待の防止，障害者の養護者に対する支援等に関する法律の概要
(厚生労働省ホームページ：「障害者虐待防止法が施行されました」より)

4. 2層目：一般施策の充実

　発達障害の支援の多くは，当事者の身近な場（学校や職場など）で必要とされ，実際に行われている。この身近な場の支援者は，その多くが発達障害の専門的な知識を熟知したうえで対応をしているわけではなく，発達障害に関する研修の機会に参加したり，発達障害者支援センターなどの専門的機関にアドバイスを求めながら取り組んでいる。

1. 発達障害者支援体制整備委員会

　多くの自治体で発達障害者支援の軸には，障害福祉分野が据えられている。しかし，障害者支援を利用しない（希望しない，適切なメニューがないので利用できない）当事者も多く，それ以外の分野（例．一般の子育て支援や一

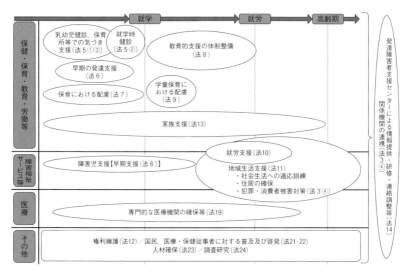

図10-9 発達障害者支援法に基づく支援等の全体像のイメージ

般の若者支援など）の重要性が，発達障害の場合は他の障害に比べて大きい。

このような役割分担や連携については，都道府県・指定都市（以下「都道府県等」という）が，発達障害者支援体制整備委員会や障害者総合支援法の協議会などの場を活用して行うことができる。具体的には，発達障害の診断を受けた者の数の把握，医療機関・相談機関などの支援機関の把握，共通のアセスメントや"ペアレント・プログラム"などの普及や研修会などに関する検討，"ペアレント・メンター"や発達障害について現時点での正しい知識を理解している"かかりつけ医"などの人材育成，発達障害者支援センターに求める役割の確認などが挙げられる。

2. 一般施策の取り組み

現時点で，障害者向けの施策以外で行われている主な取り組みは，以下の通りである。

1) 保健／子育て支援／医療

乳幼児期の健診（法定の1歳半，3歳時点のもの，その他）では，発達障害の特性を捉えやすい項目（前項で紹介したM-chat，PARSなど）を取り

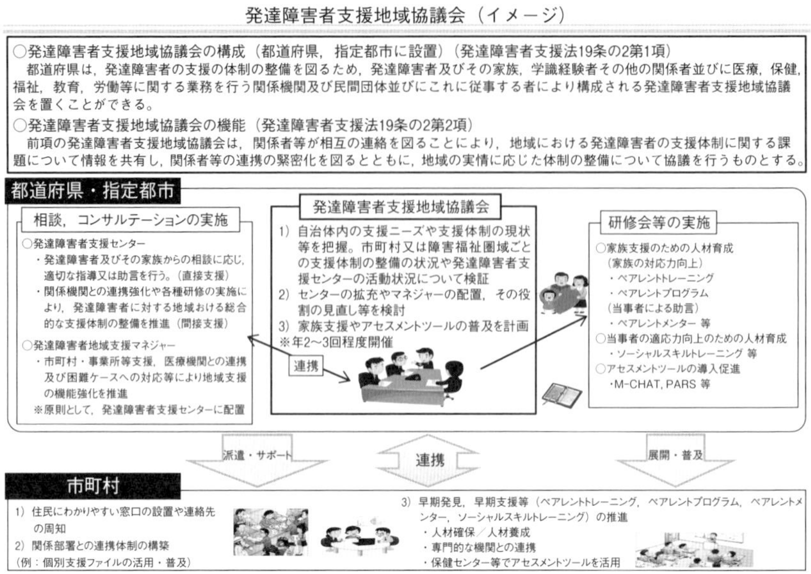

発達障害者支援地域協議会（イメージ）

○発達障害者支援地域協議会の構成（都道府県，指定都市に設置）（発達障害者支援法19条の2第1項）
　都道府県は，発達障害者の支援の体制の整備を図るため，発達障害者及びその家族，学識経験者その他の関係者並びに医療，保健，福祉，教育，労働等に関する業務を行う関係機関及び民間団体並びにこれに従事する者により構成される発達障害者支援地域協議会を置くことができる。
○発達障害者支援地域協議会の機能（発達障害者支援法19条の2第2項）
　前項の発達障害者支援地域協議会は，関係者等が相互の連絡を図ることにより，地域における発達障害者の支援体制に関する課題について情報を共有し，関係者等の連携の緊密化を図るとともに，地域の実情に応じた体制の整備について協議を行うものとする。

都道府県・指定都市

相談，コンサルテーションの実施

○発達障害者支援センター
・発達障害者及びその家族からの相談に応じ，適切な指導又は助言を行う。（直接支援）
・関係機関との連携強化や各種研修の実施により，地域全体に対する地域における総合的な支援体制の整備を推進（間接支援）

○発達障害者地域支援マネジャー
・市町村・事業所等支援，医療機関との連携及び困難ケースへの対応等により地域支援の機能強化を推進
※原則として，発達障害者支援センターに配置

発達障害者支援地域協議会

1) 自治体内の支援ニーズや支援体制の現状等を把握。市町村又は障害福祉圏域ごとの支援体制の整備の状況や発達障害者支援センターの活動状況について検証
2) センターの拡充やマネジャーの配置，その役割の見直し等を検討
3) 家族支援やアセスメントツールの普及を計画
※年2〜3回程度開催

連携

研修会等の実施

○家族支援のための人材育成
（家族の対応力向上）
・ペアレントトレーニング
・ペアレントプログラム
（当事者による助言）
・ペアレントメンター　等
○当事者の適応力向上のための人材育成
・ソーシャルスキルトレーニング　等
○アセスメントツールの導入促進
・M-CHAT, PARS　等

派遣・サポート　　　　　　　連携　　　　　　　展開・普及

市町村

1) 住民にわかりやすい窓口の設置や連絡先の周知
2) 関係部署との連携体制の構築
（例：個別支援ファイルの活用・普及）

3) 早期発見，早期支援等（ペアレントトレーニング，ペアレントプログラム，ペアレントメンター，ソーシャルスキルトレーニング）の推進
・人材育成／人材養成
・専門的な機関との連携
・保健センター等でアセスメントツールを活用

図 10-10　発達障害者支援体制整備

（社会保障審議会障害者部会（第80回）参考資料5）

入れた問診などを行っている。また，保育所や幼稚園に通う年代になってから初めて表面化する吃音や文字の読み書きなどの発達については，保育所などに療育などの専門家が訪問をする形で観察し，支援開始の必要性について家族や担当職員に伝えることとしている。

　この時点で特性があると確認された場合でも，子どもの状態像は変化することがあるため，まずは一般的な子育て支援の中で，発達障害の学齢期や成人期の状態像を把握している専門家や発達障害者の育児経験のある家族の協力を得ながら，当事者と家族の気持ちに配慮しつつ相談を行うことが必要になる。この際に，家族が前向きに子どもの特性を捉えるための支援が重要であることから，身近な子育て支援の場で取り組めるペアレント・プログラム（図10-11）が各自治体で進められている。

　並行して，発達障害の診断がつかないうちから睡眠の問題，言語発達の遅れなどについて家族が医療機関に相談し，必要性に応じてカウンセリングや療育（障害児リハビリテーション）などを行っている場合もある。

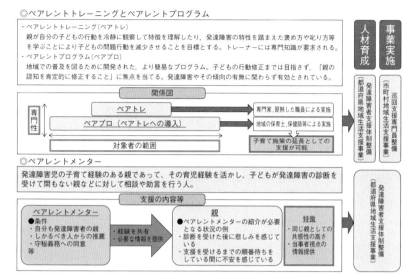

図10-11　家族支援

2）教育

平成19年の学校教育法の改正において、特別な場で教育を行う「特殊教育」から、個々のニーズに応じた教育（必ずしも発達障害などの診断を必要としない）を行う「特別支援教育」に転換している。具体的には、校内委員会の設置や特別支援教育コーディネーターの指名、個別の指導計画や教育支援計画の作成が推進されているほか、幼稚園・小・中・高等学校の学習指導要領改訂への発達障害の明記などがあり、その他にも、大学センター試験などの「障害のある生徒」に対する配慮が広がりつつある。併せて、読み障害など対応する教科書バリアフリー法施行および著作権法の改正による教科書作成者へのデジタルデータ提供の義務化が行われている。

3）若者支援／社会福祉／高齢者福祉

ひきこもりケースの約1/3程度に、発達障害の視点からのアプローチが必要と考えられることが厚生労働科学研究において報告されている。このような社会生活を円滑に営むうえでの困難さがある子どもと若者を支援するための関係者ネットワークを整備するものとして、子ども若者育成支援推進法に基づく地域協議会が各地で設置されている。

表 10-1　ひきこもりの三分類と支援のストラテジー

第一群	統合失調症，気分障害，不安障害などを主診断とするひきこもりで，薬物療法などの生物学的治療が不可欠ないしはその有効性が期待されるもので，精神療法的アプローチや福祉的な生活・就労支援などの心理—社会的支援も同時に実施される。
第二群	広汎性発達障害や知的障害などの発達障害を主診断とするひきこもりで，発達特性に応じた精神療法的アプローチや生活・就労支援が中心となるもので，薬物療法は発達障害自体を対象とする場合と，二次障害を対象として行われる場合がある。
第三群	パーソナリティ障害（ないしその傾向）や身体表現性障害，同一性の問題などを主診断とするひきこもりで，精神療法的アプローチや生活・就労支援が中心となるもので，薬物療法は付加的に行われる場合がある。

　また，成人期の暮らしのセーフティネットに関するものとして，生活困窮者自立支援制度に定義される「生活困窮者」に対する様々な支援が行われている。生活困窮者の中には，社会とのつながりが薄れ，自らサービスにアクセスできない者も多いことから，アウトリーチを含め早期支援につながる対象者の把握，孤立状態の把握などにも配慮することが必要と考えられており，コミュニケーションや集団参加に困難さを抱える発達障害の特性を踏まえた関わり方については相談支援を行う職員の研修においても重要なテーマとして取り上げられている。

　さらに，これまで把握が十分に進んでいない課題として高齢期の支援が挙げられており，介護保険に基づくサービスに携わる職員に対する発達障害者への配慮や対応力向上に関する取り組みが必要になっている。

5.　3層目：障害者向け支援の中の発達障害

　個々の発達障害の特性を把握し，支援計画を個別に作成して支援を行う取り組みが，障害福祉，特別支援教育，障害者就労支援などを中心に進められている。

1. 障害者向けサービスの申請

1）障害者手帳

　障害者であることを証明する手段の一つである障害者手帳は，都道府県などにより該当する症状と日常生活上の困難さを総合的に判断して交付される。発達障害者の場合，知的障害を伴う場合は療育手帳，知的障害を伴わない場合は精神保健福祉手帳の交付申請を行うことができる。障害者雇用促進法に基づいて自治体や企業が従業員の一定の割合（実雇用率算定）障害者を雇用することを義務づけている制度を活用する場合をはじめ，交通機関や施設の利用料減免（企業や地方自治体の判断で実施）などの機会に，障害者手帳の所持が求められることとなっている。

2）障害福祉サービスなどの対象者認定

　なお，障害福祉サービスや相談を受ける際は，障害者手帳の所持のほかにも医師の診断書や障害を理由とした手当・年金を受けている証明書など（障害児の場合は，診断前でも児童相談所や保健所の意見書でも）によって，市町村が障害福祉サービスや障害児支援の対象者として確認できることとなっている。

2. 障害福祉サービスなどの提供

1）サービス提供のプロセス

　障害者，障害児のサービス申請を受けた市町村は，次に支援の必要度を判断する。具体的には，障害者については，全国で共通の「障害支援区分」により"申請者が，支援がない状態ではどのような生活・行動上の支援を必要とするか"という観点で調査に基づいて行う。障害児の場合は，発達の途上にあり時間の経過とともに状態が変化することを念頭に「5領域11項目の調査」（居宅介護や短期入所の場合，入所支援については児童相談所が判断する）を用いる。この項目に，平成26年度から，発達障害児者の特性を反映した「読み書き」「感覚過敏・鈍麻」「集団の不適応」「多飲水・過飲水」が追加されている。さらに，相談支援事業者を利用して個別の支援計画を作成し，サービスの提供，一定期間後に行うモニタリング，といったサイクルを必要な期間を定めて行われている。

2）サービスの枠組み

障害支援区分に基づいて障害の状態によって対象者が決められる「介護給付」と，区分の如何に関わらずサービス内容に適合すれば利用希望者が対象者となる「訓練等給付」，継続的な通院を支えるための「自立支援医療費」，「補装具費」など，地域の特性に合わせて自治体が柔軟な事業実施を行う地域生活支援事業，児童福祉法に基づく給付など，様々なサービスの枠組みが組み合わせて提供されている。

3）利用者負担の軽減

家計の負担能力などの事情により，利用者の負担軽減措置が行われており，生活保護世帯は，福祉サービスや補装具の負担，自立支援医療費は無料となっている。

3. 障害者雇用の支援

1）障害者雇用促進法における発達障害者

障害者雇用促進法における「障害者」の定義は，「障害があるため，長期

精神保健福祉手帳用診断書

平成 23 年 4 月 1 日から適用の精神保健福祉手帳申請用診断書に，発達障害に関する状態像の新規項目を追加し交付対象者であることを明確化

2 日常生活能力の判定（例示は，平成 19 ～ 21 年度厚生労働科学研究奥山班報告書から引用）
(1) 適切な食事摂取……偏食，食事量の問題など
(2) 身辺の清潔保持，規則正しい生活……片付けられない，行動の拒否など
(3) 金銭管理と買い物……計算の間違い，使い過ぎなど
(4) 通院と服薬（要・不要）……採血の拒否，睡眠障害の影響など
(5) 他人との意思伝達・対人関係……一方的な会話，距離感がつかめず相手を怒らせてしまうなど
(6) 身辺の安全保持・危機対応……飛び出し，フリーズなど
(7) 社会的手続きや公共施設の利用……窓口で順番を待てない，名前を書く欄を間違える，人混みに入れず交通機関を利用出来ないなど
(8) 趣味・娯楽への関心，文化的社会的活動への参加……興味関心が狭く友達がいない，ひきこもりなど

障害者総合支援法における「障害支援区分」

平成 26 年 4 月 1 日から施行の障害支援区分に，発達障害や知的障害に関する新規項目を追加し，特性を反映出来るように見直し
・健康／栄養管理……「体調を良好な状態に保つために必要な健康面，栄養面の支援」を評価
・危機の認識……「危険や異常を認識し，安全な行動を行えない場合の支援」を評価
・読み書き……「文章を読むこと，書くことに関する支援」を評価
・感覚過敏，感覚鈍麻……「発達障害等に伴い感覚が過度に敏感，過度に鈍くなることの有無」を確認
・集団への不適応……「集団に適応できないことの有無やその頻度」を確認
・多飲水，過飲水……「水中毒になる危険が生じるほどの多飲水，過飲水の有無やその頻度」を確認

図 10 - 12　発達障害者の日常生活上の困難さの例

図 10-13　障害福祉サービス等の体系1

	サービス名		説明		利用者数	施設・事業所数
訪問系	居宅介護（ホームヘルプ）	者児	自宅で，入浴，排せつ，食事の介護等を行う	介護給付	162,892	19,324
	重度訪問介護	者	重度の肢体不自由者又は重度の知的障害若しくは精神障害により行動上著しい困難を有する者であって常に介護を必要とする人に，自宅で，入浴，排せつ，食事の介護，外出時における移動支援等を総合的に行う		10,235	6,956
	同行援護	者児	視覚障害により，移動に著しい困難を有する人が外出する時，必要な情報提供や介護を行う		23,827	6,063
	行動援護	者児	自己判断能力が制限されている人が行動するときに，危険を回避するために必要な支援，外出支援を行う		9,230	1,521
	重度障害者等包括支援	者児	介護の必要性がとても高い人に，居宅介護や複数のサービスを包括的に行う		30	9
日中活動系	短期入所（ショートステイ）	者児	自宅で介護する人が病気の場合などに，短期間，夜間も含め施設で，入浴，排せつ，食事の介護を行う		46,086	4,174
	療養介護	者	医療と常時介護を必要とする人に，医療機関で機能訓練，療養上の管理，看護，介護及び日常生活の世話を行う		19,722	244
	生活介護	者	常に介護を必要とする人に，昼間，入浴，排せつ，食事の介護等を行うとともに，創作的活動又は生産活動の機会を提供する		266,446	9,240
施設系	施設入所支援	者	施設に入所する人に，夜間や休日，入浴，排せつ，食事の介護等を行う		131,565	2,617
居住系	共同生活援助（グループホーム）	者	夜間や休日，共同生活を行う住居で，相談，入浴，排せつ，食事の介護，日常生活上の援助を行う		102,288	6,984
訓練系・就労系	自立訓練（機能訓練）	者	自立した日常生活又は社会生活ができるよう，一定期間，身体機能の維持，向上のために必要な訓練を行う	訓練等給付	2,300	180
	自立訓練（生活訓練）	者	自立した日常生活又は社会生活ができるよう，一定期間，生活能力の維持，向上のために必要な支援，訓練を行う		12,102	1,209
	就労移行支援	者	一般企業等への就労を希望する人に，一定期間，就労に必要な知識及び能力の向上のために必要な支援を行う		31,030	3,149
	就労継続支援（A型＝雇用型）	者	一般企業等での就労が困難な人に，雇用して就労する機会を提供するとともに能力等の向上のために必要な訓練を行う		57,527	3,158
	就労継続支援（B型）	者	一般企業等での就労が困難な人に，就労する機会を提供するとともに，能力等の向上のために必要な訓練を行う		209,621	9,959

（注）1．表中の「者」は「障害者」，「児」は「障害児」であり，利用できるサービスにマークを付している。
　　　2．利用者数及び施設・事業所数は平成28年3月サービス提供分の国保連データ。

図 10-14　障害福祉サービス等の体系2

	サービス名		説明		利用者数	施設・事業所数
障害児通所系	児童発達支援	児	日常生活における基本的な動作の指導，知識技能の付与，集団生活への適応訓練などの支援を行う。	その他の給付	83,678	3,931
	医療型児童発達支援	児	日常生活における基本的な動作の指導，知識技能の付与，集団生活への適応訓練などの支援及び治療を行う。		2,611	99
	放課後等デイサービス	児	授業の終了後又は休校日に，児童発達支援センター等の施設に通わせ，生活能力向上のための必要な訓練，社会との交流促進などの支援を行う		120,052	7,835
	保育所等訪問支援	児	保育所等を訪問し，障害児に対して，障害児以外の児童との集団生活への適応のための専門的な支援を行う。		2,358	412
障害児入所系	福祉型障害児入所施設	児	施設に入所している障害児に対して，保護，日常生活の指導及び知識技能の付与を行う。		1,731	190
	医療型障害児入所施設	児	施設に入所又は指定医療機関に入院している障害児に対して，保護，日常生活の指導及び知識技能の付与並びに治療を行う。		2,118	186
相談支援系	計画相談支援	者児	【サービス利用支援】・サービス申請に係る給付決定前にサービス等利用計画を作成・支給決定後，事業者等と連絡調整を行い，サービス等利用計画を作成【継続利用支援】・サービス等の利用状況等の検証（モニタリング）・事業所等と連絡調整，必要に応じて新たな支給決定等に係る申請の勧奨		136,091	6,966
	障害児相談支援	児	【障害児支援利用援助】・障害児通所支援の申請に係る給付決定の前に利用計画案を作成・給付決定後，事業者等と連絡調整等を行うとともに利用計画を作成【継続障害児支援利用援助】		36,503	3,381
	地域移行支援	者	住居の確保等，地域での生活に移行するための活動に関する相談，各障害福祉サービス事業所への同行支援等を行う。		495	296
	地域定着支援	者	常時，連絡体制を確保し障害の特性に起因して生じた緊急事態等における相談，障害福祉サービス事業所等と連絡調整など，緊急時の各種支援を行う。		2,419	455

（注）1．表中の「者」は「障害者」，「児」は「障害児」であり，利用できるサービスにマークを付している。
　　　2．利用者数及び施設・事業所数は平成28年3月サービス提供分の国保連データ。

にわたり，職業生活に相当の制限を受け，又は職業生活を営むことが著しく困難な者」となっており，発達障害も障害者として含まれている。このことにより，ハローワークや障害者職業センター，障害者就業・生活支援センターにおける相談，トライアル雇用や職場定着のためのジョブコーチ支援などを発達障害者も受けることができることとなっている。

4. 経済的な支援について

1）所得保証と労働収入などの支援

　児童期の家族に対する特別児童扶養手当，成人期の当事者に対する障害年金といった直接的な支援のほか，地方公共団体や地方独立行政法人などが，「障害者優先調達法」に基づいて，障害者就労施設など（たとえば，発達障害者が利用することの多い就労移行支援や就労継続支援などのサービスを

◎ 発達障害者を対象とした支援施策

(1) 若年コミュニケーション能力要支援者就職プログラム
　ハローワークにおいて，発達障害等の要因により，コミュニケーション能力に困難を抱えている求職者について，その希望や特性に応じて，専門支援機関である地域障害者職業センターや発達障害者支援センター等に誘導するとともに，障害者向けの専門支援を希望しない者については，きめ細かな個別相談，支援を実施する。
　　※就職支援ナビゲーター（発達障害者等支援分）の
　　　配置（安定所）　平成27年度：全国47局90名

(2) 発達障害者の就労支援者育成事業
　発達障害者支援関係者等に対して就労支援ノウハウの付与のための講習会及び体験交流会を実施するほか，事業所において発達障害者を対象とした職場実習を実施することにより，雇用のきっかけ作りを行う体験型啓発周知事業を実施する。
　　※実施箇所数：8箇所（職場実習は47局）

(3) 発達障害者・難治性疾患患者雇用開発助成金
　発達障害者の雇用を促進し職業生活上の課題を把握するため，発達障害者について，ハローワーク等の職業紹介により常用労働者として雇い入れ，雇用管理に関する事項を把握・報告する事業主に対する助成を行う。
　　※平成21年度に発達障害者雇用開発助成金と
　　　難治性疾患患者雇用開発助成金を創設。
　　　平成25年度に両助成金を統合

(4) 発達障害者に対する職業リハビリテーション支援技法の開発及び地域障害者職業センターにおける「発達障害者に対する体系的支援プログラム」の実施
　発達障害者の雇用促進に資するため，独立行政法人高齢・障害・求職者雇用支援機構障害者職業総合センターにおいて発達障害者の就労支援に関する研究を行うとともに，発達障害者に対する職業リハビリテーション支援技法の開発及びその蓄積を図る。
　また，これら技法開発の成果を活用し，地域障害者職業センターにおいて「発達障害者に対する体系的就労支援プログラム」を実施し，発達障害者に対する支援の充実を図る。
　　※（独）高齢・障害・求職者雇用支援機構交付金事業

◎ 発達障害者が利用できる支援施策

(1) ハローワークにおける職業相談・職業紹介
　個々の障害者に応じた，きめ細かな職業相談を実施するとともに，福祉・教育等関係機関と連携した「チーム支援」による就職の準備段階から職場定着までの一貫した支援を実施する。併せて，ハローワークとの連携の上，地域障害者職業センターにおいて，職業評価，職業準備支援，職場適応支援等の専門的な各種職業リハビリテーションを実施する。

(2) 障害者試行雇用（トライアル雇用）事業
　ハローワーク等の職業紹介により，障害者を事業主が試行雇用（トライアル雇用＝原則3か月）の形で受け入れることにより，障害者雇用についての理解を促し，試行雇用終了後の常用雇用への移行を進める。

(3) 障害者職場定着支援奨励金
　障害者の雇用を促進し職場定着を図るため，障害者を雇い入れるとともに，その業務の遂行に必要な援助や指導を行う職場支援員を配置する事業主に対する助成を行う。

(4) 職場適応援助者（ジョブコーチ）支援事業
　［訪問型・企業在籍型職場適応援助促進助成金］
　障害者が職場に適応できるよう，地域障害者職業センター等に配置されているジョブコーチが職場において直接的・専門的支援を行うとともに，事業主や職場の従業員に対しても助言を行い，必要に応じて職務や職場環境の改善を提案する。
　なお，企業に雇用される障害者に対してジョブコーチによる援助を実施する事業主（訪問型）や自社で雇用する障害者に対してジョブコーチを配置して援助を行わせる事業主（企業在籍型）に対しては助成を行う。

(5) 障害者就業・生活支援センター事業
　雇用，保健，福祉，教育等の地域の関係機関の連携の拠点となり，障害者の身近な地域において，就業面及び生活面にわたる一体的な支援を実施する。
　　（平成27年8月現在：327か所）

図 10-15　発達障害者に対する雇用支援策

行っている事業所など）が供給する物品を優先的に調達するように努め，需要を増進させる取り組みも，障害者の所得確保につながるものとなっている。

2）障害基礎年金の初診日認定について

障害基礎年金の申請に当たって，発達障害など20歳に達する前に初診日がある場合は，20歳に達した時に障害の程度が1級または2級の状態にあれば障害基礎年金が支給されるが，この時に申請者は，初診日を明らかにする書類を添付する必要がある。初診から長期間経過していてカルテが保存されていない場合でも，複数の第三者が過去の受診を証明する書類により初診日の確認が可能となっている。

3）障害年金と就労との関係

就労支援施設や雇用契約により一般就労する者であっても，援助や配慮の基で労働に従事している場合があることから，労働に従事していることをもって日常生活能力が向上したものとは捉えず，療養状況や職場での援助内容などを確認して日常生活能力を判断することとしている。

5. 発達障害者支援センター

上記の現場をサポートする役割は，都道府県などに設置されている発達障害者支援センターが担っている。

1）運営の概要

発達障害者支援センターは，都道府県・政令指定都（以下「都道府県等」という）が適切にその業務を行うことができると判断した機関・法人など（都道府県などが自ら実施するほか，適切な法人に委託することも可能）に設置している。職員には，管理者（兼任可能），相談支援，発達支援，就労支援を行う者を配置し，業務は当事者や家族，その他の関係者や地域住民からの相談への対応，知識や技術の普及に関する研修の開催や啓発活動，関係機関間の連携構築などを行っている。

2）地域支援のマネジメントへ

発達障害者支援センターには幅広い年代やテーマの相談（近年は特に成人期相談の増加が顕著）が寄せられているが，都道府県などの中核的な機関としての発達障害者支援センターの役割として，市町村や事業所，医療機関な

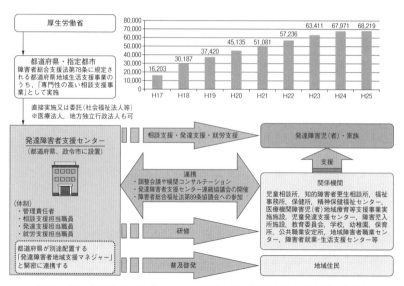

図 10-16 発達障害者支援センター運営事業(地域生活支援事業の内数)

(社会保障審議会障害者部会(第80回)参考資料5)

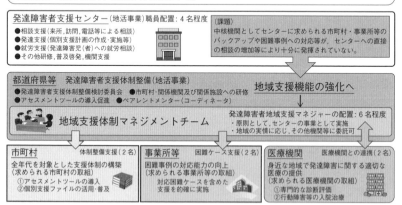

図 10-17 発達障害者支援センターの地域支援機能強化

(社会保障審議会障害者部会(第80回)参考資料5)

どへのコンサルテーションや人材育成などを行うマネジメント役としての位置づけが必要となってきたため，発達障害地域支援マネジャーの配置が平成26年度から進められている。

6. 今後の展開として考えられること

　発達障害の支援については，制度面の整備，人材育成，専門的技術の進歩いずれの層でも着実に進められている。しかし，発達障害の診断がつかないまでも，特性を踏まえた支援を必要としている人の数は人口の数％以上であることから，従来と同じように一部の分野の制度，人材育成，専門的技術のみが対応するだけでは解決しない。当事者も含め，より多くの国民が発達障害に関する問題に前向きに取り組めるような環境作りが重要になっている。

（日詰正文）

11章

障害者支援・指導・教育の倫理

1. 現況とそこで倫理を問うことについて

拙著に『自閉症連続体の時代』（みすず書房，2014）がある。そこで一つ，本人が自閉スペクトラム症だと「発見」し名乗ること，自閉スペクトラム症は「脳機能障害」だとしたことがどんな意味をもつかを検討した。まず，なんだかわからなかったのがわかった気になった人がいた。そして，家族要因説から逃れられ，家族が自責の念にとらわれることがなくなった。本人も仕方のないことだとして免責を得ることができた。かえって身体への介入を防止し，社会に理解を求め自らも無駄を省くことにもなる穏当な処世術でやっていくことに一方では確かに結びついた。これらはよいことだった。ただ，それには各々問題・限界があることを述べた。第一に，その同じ対応術の習得が，周囲のために，そして本人たちに（そして家族に）偏って大きな度合いで求められてしまうことにもなりうる。第二に，生理的なメカニズムがわかっていないから介入がなされないということは，わかれば身体への直接的な介入に道を開くことにもなるし，実際，どこまでがわかっているかと別に，効果は見込まれるとして薬物などは使われている。なされることは，現実には部分的で乱暴なことであり，空想的には全面的で乱暴な人間の改変策になりうる。第三に，その範疇化とそれへの対応が定型化されることは，必然的

にではないが，仕分けられ型通りの処遇ですませられることにつながること
がある。ではどうしたらよいのか，それを検討した。ここではその一部に述
べたことを略述する。より詳しい記述・説明については拙著をあたってほし
い。

　こうした事実（を記すこと）と「倫理」はどのように関係するか。たとえ
ば十全に検証されているとは言い難い脳障害説は，事実の水準にある。その
説は今のところ，しかじかしても無駄だという話に結びつき，過度の介入を
防ぐ機能を果たしている。親や本人の責任が問われないことにもなった。こ
のように，事実認識が変わることでどうするかが変わるということは確かに
ある。しかし仮に「効く」方法がわかったらどうなるか。原因あるいは処方
の実現可能性如何とは別に，どのようにすべきか考える必要がある。事実（の
変化）に実践が間違って動かされてしまう危険もある。それを防ぐためにも
「べき」を考える必要がある。

　拙著で考えたのも，事実認識の変化がもたらした（まず肯定的に捉えられ
た）ことの確認のうえで，しかしそのうえでも残る問題についてであり，では
それをどうするかということだった。ここではその「ではそれを」の部分だ
けを，ごく短く，記すことになる。規程の紙数のこともあり，以下かなり時
間がかかり苦労したのだが，言い尽くせないことも，短すぎてわからないだ
ろうところもある。不要に難しく感じることもあるかもしれない。ずっと短
いものとして，『おそい・はやい・ひくい・たかい』（ジャパン・マシニスト
社）90号特集「暮らす・学ぶ・働く　「発達障害」を身近に感じたとき」所
収の岡崎勝との対談「まわりにいる人が楽になる，力をぬくための心がまえ」
などがあり，そうした文章をHPに掲載してある（「立岩真也　障害者支援・
指導・教育の倫理」で検索）。これらそして拙著で補っていただければと思う。

　なお，ここでは発達障害という言葉は使わない。それが何であるか私には
わからないからでもあり，「発達」の「障害」と言うのがよいのだろうかと
も思うからでもある。また私が本に書いて少し知ったつもりになっているの
は主には自閉スペクトラム症の人たちのことに限られる。そしてautismと
いう言葉に特段「症」いう意味はないはずだ。それで以下字数の節約のため
「自閉圏」あるいは「それ」という語を使う。

2. 病・障害にある成分

　「それ」をなくし・なおすのはよいことか。これを考える時に踏まえるべきことが2つある。第一，病・障害と大きく区切られるものに少なくとも5つの契機がある。第二，その各々の意味・得失が本人と（幾種類かの）周囲の人々にとって異なる。だからこれらの組み合わせを考える必要がある。詳しくはさらに記述を足して別書に記すが，まず現実はそれなりに複雑な場に置かれているということである。

　第一点について。まず病と障害とおおまかにしておくが，その両者，むしろ両方の契機として，何があるか。病者は，まず一つ，①苦痛から逃れることを求めている。また一つ，②死に至ることが遅くなることを求めている。それが実現するなら，つまり病気がなおればそれでよい。それはなかなかかなわないが，状態の悪化がとどめられるなら，あるいはいくらか遅くなるなら，まだよい。

　他方，障害はまず一つ，③「できない」ことだが，それはそれ自体として苦痛ではなく，多くの場合に他の手段により代替可能である。そして一つ，④形・行動・生活の様式が異なることがある。これは狭義の障害（disability）については明示的に含意されないが，同じく障害と訳されることのあるdisorder が示すのはこうした側面である。発達障害の大きな部分は，生の様式の違いとでも言うべきものである。そして様式の違いのある部分は（この社会でできるとよいとされることが）できないことに結びつけられ，できないこととしての障害として現象することにもなる。そしてもう一つ，障害に（病にも）関連づけられて，⑤加害性が言われることがある。以上2つに加えて3つ，計5つの契機がある。

　第二点について。もう一つ大切なことは，本人と本人以外の種々の人がいて今挙げた5つについても人によってその正負が異なることである。その各々について，病・障害を治したり，障害を補ったりすることの利益とそれに伴う損失のあり方は，本人と本人でない人にとって異なる。

　医療・リハビリテーションに痛い目にあわされたわりにはよいことがな

かった障害者たちから，障害者は病人ではないという主張がなされたことがある。それは何を言ったのか。まず苦痛や死への傾性としての病とできないこととしての障害とは分けられるべきだということだ。多く障害者でもある病者は病がなおることを望んでいる。ただ時に病者でもある障害者は障害が治ることを，特にそのために支払う時間や苦痛などを考えるなら，必ずしも望んではいない。できない部分がきちんと補われ，変わっていることが気にされないなら，本人はそう困らない。

　周囲の人々はどうか。多くは，本人の病が快癒すること，すぐに死なないことを望むだろう。ただ自身がその病を苦しむのではない。また費用を気にすることもある。他方できないことについては，その人を支える手間その他がかかる。できるようになってほしいその利害は時に本人より強い。さらに本人でない人にも複数いて，置かれている場によって利害が異なる。たとえば，治すことを職業にする人たちについて，治すことをもっぱら目指すように言われる。ただこれも場合による。改善や利益を見込めないならそこから立ち去ることがある。「受容」を，つまりは諦めることを勧め，手を引くこともよくある。

　以上より，本人は病から治りたく，他方，障害についてはさほどでなく，周囲の人たちはその逆であると，大雑把に言える。

3. 自閉圏はどう捉えられるか

　以上から自閉圏はどのようなものだと言えるか。②まずその状態自体は命に関わらない。死に至る病ではない。①次にそれはときに苦痛や不安をもたらすものではある。ただそのための対応として薬剤などが第一に用いられるのはよくないだろうことは後述する。

　⑤次に「加害性」について。「アスペルガー」といった言葉が人々に知られるようになったのは犯罪（報道）を通しての部分があった。それに対して，発達障害だけでは犯罪に結びつかないという反論はなされた。その見方は信用してよいと思われ，加えて言うことがない。そして多くはより軽微な迷惑，

④差異に対するとまどいや居心地の悪さに発するものがある。④の一部が迷惑として周囲に受け止められるということだ。たとえば寡黙な人たちもいる一方で，多弁でうるさくてかなわないといったことがある。それをどれだけ認めるかとなると，そう一般的で同時に具体的なことなど言えそうにない。ただまず，迷惑なことが相手に伝わるなら，普通にそれを伝えればよいだろう。そしてその時，これは少なくとも幾分かはわざとやっているわけではない，悪意によってなされているのでないことを知っておくことは，被害を受けている感覚を減らすことになるだろう。それは双方に幾分かよい効果をもたらすことが多い。

それでもなお加害に関係のあることがあるとすれば，周囲とうまくいかず，衝突や鬱屈や困難があってのことだろう。ならば，そのもとの状態自体をなくそうとするより，それをきっかけとした困難，そしてさらに暴力に結びつく契機を少なくするべきだという当たり前の話になる。

すると二つが残る。③できないことと，④変わっていることである。まず後者について。差異を巡る様々は社会の相当に大きな部分を占めている。変わっていることが受け入れられないことがある。しかし違うというだけでは，違っている方にそこに生ずる問題を軽減するための努力を求めることは正当化されない。差異に関わる好悪について，その好みをもつ側の優位は言えない。むしろ，違いに伴う困難を軽減するための対応は，多数派であるために楽ができている多数派に求められる。

たとえば「共感力」に乏しいといったことが言われる。どんな意味でそう言えるのか，私にはこの問いに答える用意がない。ただ，人に対する関心が薄いということなら，それは人を憎悪することが少ないということでもある。加害的でない限り，少なくともある人々にとっては楽な人たちでもある。それでも，事実として好みの差異は残り，その気持ちそのものを減らすのは難しいかもしれない。だとしてもどうもこれは癖のようなもので悪気があるわけではないことがわかることには一定の効果があるだろう。そしてどんな社会においても，好悪でものごとを決めることが許容されている場合・場とそうでない場合・場とがある。後者においては個々の気持ちは別に対応が求められ，それに違反することのほうが問題にされる。そしてもう一つ，互いに

接したくない人たちは接しないで済む策を探るという方法がある。それはなにか消極的であるように思われるが，そうではない。自分たちを好まない人たちがもしその態度を維持するのであれば，その人たちのいる場から身を引くことができ，そしてそれでも生きていけることを可能にすることが正当化される。

　③について。問題とすべきは，一つに，人々の身体の状態・力能とそれによって産出されるものと，そこに生じる利得とをつなげ，自らが産出したとされるものから得られる利得をその者が受け取ることを権利として，その範囲内で生きることを義務とする，そのような規則を有する社会としてこの社会があることだと考える。そして，それが当然の正当なこととされていること，それを価値として信じていること，信じていないとしてもそういうものだとされていることだと考える。そして，これらによって，人に大きなそして偏った負荷を与えながら（たしかに必要なものではある）生産の方に導くことであると考える。そして，そこに必ず，必要なものを受け取れず，また肩身の狭い思いをし続けなければならず，生き続けることが困難になる人が現れることが，必ず現実に起こる。そのことがよいことであるかと，またどうしようもないことであるかと考えてみるなら，そんなことはない。

　とすれば一つ，自らがその個別性や他との差異を気にせず，また差異を保持し，時に大切にするためにも，できる／できないに関わりなく生活ができるようにするとよい。人の種々の様態に対する好悪はあり，不都合はあるけれども，そしてその便不便や好悪はなくならならず，その心性のある部分を仮に変更できないとしても，それに居直るべきではない。そして，個々の人が何を得るべきか，何がなされるべきかについては，まず誰もが思いつくことでよい。つまり，その人によいものが，おおまかには公平に得られるようにすればよい。このことによって，名づけられること，名を言うことによって必要なものを得たり，免除を許可してもらうことに関わる圧迫が減る。

　同時に，必要なものを得るためには人は働かねばならない。「よくすること」は，必要なこと，その意味で望ましいことであることを認める。だが，それがどれだけを代償にし，どれだけ必要なのか。得るものの代わりに支払うものがあること，そしてそれがどれほどになるかである。がんばればできるよ

11 章・障害者支援・指導・教育の倫理　*255*

うになるとしても，がんばらねばならない度合は人によって大きく異なる。
そしてそれでもできないこともある。この当然のことを言うのは，その支払
いのことを気にしない人たちがいるからだ。

4.　なすべきことの実現は可能であり
　それは自閉圏の出現が示している

　すると，それで社会を維持していけるのかと問われる。維持していけるは
ずだと，いけないと言うのであればそのわけを言ってくれと応じることにな
る。この社会は余剰の過剰に苦しんでいる（だけ）なのだから，素直に職そ
して／あるいは金を分ければよい。自閉圏の人たちが市場・市場でやってい
くのが困難になってきたことだけを見ても，それは社会における余剰が示さ
れていると，以下主張する。

　人やもの，世界への関わり方が多数の人たちと異なる人はいつもたくさん
いたのだろう。いくらか回顧的な人なら，変わった人たちが学級・教室や地
域にいたことを，誰もが言う。どこにもいつでもいたし今もいる。その出現
率に変化はないのかもしれない。

　しかし近代社会において必然的に障害が損な場所に置かれることに加え，
さらに発達障害が目立ったこととして次第にこの社会に現われたのは現代の
社会・経済が関わっている。産業構造の変化が，グローバリゼーションと呼
ばれる現象を伴い起こってきた。まず，特に第一次産業・第二次産業におけ
る生産性の向上，生産拠点の海外移動に伴い，全体として労働人口の過剰の
度合いが甚しくなる。「途上国」の多くではさらに失業率が高いが，それは
また別の要因（特に技術を含む生産財に関わる格差による競争力の弱さ）が
働いていると考えられる。ただ関連はしている。労働力がある限り，そして
産業が入り込める条件があれば，生産はそちらに流れていく。農業であれ工
業であれ，人間がしなくてもよくなったり，世界の他の地域で行われるよう
になり，黙々と行うような仕事が減っていく。それでも残される仕事として，
技術開発などに関わる領域には人づきあいのあり方と関係なくできることも

あるにはあり，そうした部分で才能を発揮する人たちのことが語られたりすることがある。ただ，そうした仕事の多くも，すでに集団的な仕事となっている。そんな部分も含めて，この社会に残るのは，種々の対人的なサービス業となる。「先進国」に残されるのは，人を気遣う仕事，「感情労働」になる。他方，煩わしい人間関係があまり作用しない仕事として残される仕事の多くは，国際競争を背景としてその労働条件が規定されるといった事情もあり，厳しい条件のもとに置かれる。するとそれが上手でない人たちが目立つことになり，括り出されることになる。そして「特別支援」の対象になる。その「支援」に一定の効果はあるだろう。ただ，全体的・平均的には，その就労・生活には厳しいものがある。

　こう述べるとなにか暗い話のように受け取られる。しかしそのように受け取ることは全くない。この社会は「余計な」仕事を人にさせるしかないほど余裕のある社会である。だから基本的には無理してそこに適応する必要はなく，それでも各自が十分にやっていけるようにすることができる。ただ，今の社会の仕組みのもとで個々の人は苦労する。うまく合わないものに合わせようとするが，もとから不得意だから当然そううまくはいかない。それでも「特別支援」の場は就職へのいくらかの経路，つてをもっていることほかによっていささか有利なこともある。それをあてにするか，「普通」の道を行くか，本人や親は悩むことになる。

　こうして見てくれば，問題が「臨床」において解決されないことがわかるだろう。倫理について考え述べるとはそういうことだ。「現場」で解決できないことを解決できるかのように言うことこそが，そんな臨床の倫理を語ることが，非倫理的・反倫理的なことがある。現場・臨床で，教育の場（だけ）で解決されないことがあることがわかるほうがよい場合がある。以上では基本的に社会のほうを変えることが先であることを述べ，その理由を（簡単に）述べ，それが実現可能であることを述べた。そのうえで，同時に，では「臨床」「現場」はどうあるべきか。

5. 基本的に同じことが現場についても言える

　自ら自閉という規定を受け入れることで、自らがわかり、処世の術を得、無理なことについて責任を負わされることから逃れられたことを拙著で追った。どこに「病巣」「病因」があるのかは別として、病気や障害であることを示すことは、今起こっていることが自分自身ではどうにも仕方のないことを示す意味においてよいことである。風邪だから、うつ病だから仕事を休むことについて周囲の了解を得られる。それでできずに辛いことをせずにすむ。さらに家族に原因があるとする説が否定されるなら、家族が責められずにすみ、自責の念に囚われることがなくなることがある。そしてその「本体」はなくせないものだとされるなら、それ自体はそのままに、そのうえで様々な工夫のしようがあることもある。以上はよいことである。では、めでたしということで話は終わるのか。

　拙著では本人たちが見出した技を本人が使うという場面を主に見た。処世術集を使い、それが有用であることを言った本人たちがいた。その使い方は比較的安全に思える。自分の処世術を選んで使えるのなら、その本人への加害性が比較的小さいはずだからである。それで手引きは自らの手段としてうまく使える人たちに歓迎される。ただ他方には、自らで言葉を発しない、解しない人、うまく操れない人たちもいる。小さい子どももいる。さらに自閉圏の人たちの多くはそうした「加減」がうまくない人たちでもあるらしい。すると、それは他人たちにさせられるというものになる。他人たちのためであることもある。本人や家族やその周囲にどれだけの、どのようなことが課せられるか、力関係が違ってくれば、かかる力も変わってくる。何を介入とその制限の基準とするか。

　本人の意志決定に依拠できない場合、通常「本人の最善の利益」が持ち出される。しかしその得失は「この社会」での得失である。人は真空に生きるのでないから、この社会でうまくやっていけることは無視できない。しかしそれでも今の社会（での最善・次善…）を基準に置くことは正当化されない。この社会が能力と差異について間違った応対をしている社会であるなら――

そうであることをさきに説明した——，その社会に適応するようにさせることもまた正しいこととは言えないのである。

多数派に近づくことがそのまま望ましいことでも正当なことでもないという認識は基本に置かれる。その癖・様式に対応するための策については，本人が周囲に合わせねばならないわけでないことを確認したうえで，本人と周囲とどちらがどの程度負荷を負うかを考えその按分を決めることになる。成り行きにまかせれば多数派に有利になる。間に生ずる摩擦でより大きな負荷を与えられているのは多くの場合，本人とその近くにいる人だが，それは公平を欠くので是正されねばならない。そのことを計算しながら按配することになる。一般論としてはそのように言える。

6. もとからなくすことは正当化されない

今のところ脳を「なおす」ことは目指されてはいない。それはまずその「治療法」も，そして脳のどこがどうなのか知られていないことによる。それでそう「根本的」なことがなされているわけではない。そして本人たちもそれを望んでいない。むしろ，どうしようもない脳の機能障害なのだからということにして，いろいろと余計なことをされることから逃れられてよかったということがあった。

しかし，もし「治療」ができるようになったらどうか。それが望ましくないことであるなら（それほど確かなことがわかっていないのに），脳の機能障害だ，脳が原因だと言ってしまうことについて警戒的な人がいるのも当然のことである。またすでにかなり強い薬が子どもたちに使われるといった実態もある。原因の実際，また「治療」の実現可能性とは別に，どのように考えるか。

脳の作動に直接働きかけようとするといったことはできる限り控えるべきだとなるだろう。これはこうした技術の全面的な否定ではない。ただ，この生の様式を「なくす」ことが基本的に正当化されてないことをすでに述べた。医療的対処として受け入れられるのは，その性質・様式そのものというより，

11章・障害者支援・指導・教育の倫理　*259*

周囲との摩擦，そこに生ずる負荷による心理的な混乱・落ち込み等「二次障害」と呼ばれるものへの対処になる。しかしここでも，その対処を受け入れるのは当人である点でまず不均衡がある。現在の技術としても，普通に考えても，身体への直接的介入によって他の部分も損傷される可能性は大きい。すでにかなりのことが行われており，それが問題にされていることはそう知られていない。心配する人たちがいるのにはもっともなところがある。

　苦痛や不安は感覚や感情に関わるものなのだが，たとえば薬でその苦しみの局所だけを狙うことはなかなか難しい。実際に起こるのは多く感覚や感情全般の鈍麻といった事態である。そして実際の不安や苦痛はどうしようもなく身体に内在し逃れ難いものというより，それを回避し軽減するための，大きくまとめてしまえば社会的な対応がある。当座をしのぐための処方はまずは肯定されるとして，もっとその人が生きている場が別様であれば，しなくてよいことであるかもしれない。家族旅行の時にリタリンを処方*することはあるが，普段はほとんど使わずに済むといったことをときに聞くが，たとえば，そんなことだ。そして多くは細々とした具体的な方法がいくらかある。とすれば，まずはそれを試してみることの方がよいとされよう。癖・様式そのものを危険なくなくせるようには思えない。そしてなくさなくとも，社会はやっていけてきたし，やっていける。もとからなくすのはやめた方がよい。

　　　＊現在は，多動などの ADHD 症状に対して，リタリン® を処方すること
　　　ができなくなった（編集者注）。

7. 分けることについて

　その人たちに別の場所を用意することが常に不当であるとは言えないだろう。たとえば，人がたくさんいてうるさいことが辛いその子にとって，今の学校・学級は耐えがたいものだろう。そこに居続けさせることは暴力として作用することがある。

　だが実際には，分離は明らかに別の，つまり周囲の事情によってなされている。その場の秩序に適応しない人にいられると面倒だ，その人を除いた方

が，円滑にものごとが運ぶだろうという思惑が働いている。

　ただその時，それが本人のためだとされる。「そもそも違う」こと，障害が「客観的」に「実在」することは，区分けし特別に扱うことの口実に使われることがある。判定・選別の基準があると，それが分離を自然のものと見えさせる。しかしまず，その差異が実際に存在すること，判別可能であること自体は，分離を正当化しない。次に，本人のためについて。今のたとえば学校という場が，その人自身にとってよくない場であることは，その場から離すことを正当化しない。その人たちは，人間の全部，そして全体が嫌いなのではない。かなり嫌いであるとしても，たとえば，人との間のうるさい関係が辛い人たちが多いなら，その性向に配慮すればよいということだ。違うことがわかったうえで，一緒の空間にいられることとし，そこで，その人にとってほどよい距離を置けるようにすることもできる。

　多く問題になるのは「集団性」「同調性」を要求される場合・場面でのことである。そこからの逸脱が周囲に影響する。だがその集団性自体少なくとも常には必要ではない。たとえば学校という制度・仕組みのもとで不要なことをしていることを正当化しなければならないのは，その仕組みを維持・支持している側の人たちである。

　すると，能力を高めるために特別な場が適しているとも言われるだろう。まずそれが実際に本当か，そして次に，本当によいことかという問いがある。二つともに肯定的に答えるとして，しかし，そのよいことが本人に，そして世界にどれほど必要か，それほどたくさんは必要でない，できるようになるための本人の負荷と得られるものを天秤にかけるなら，能力の向上はどこまでも追求するべきものとはならないだろう。それでも社会はやっていけているし本人もやっていける。先にこのことを述べた。

　そして，多数派のためにも統合が正当化される。この社会で学校はよしあしを別に特別な場である。つまり長い時間を一緒に過ごす場所として設定されているため，様々な他人たちがいることを知る場所，知ってしまえる場所である。すると，距離をとる自由を与えながらも，なお様式の違った人たちがいられるような場所とし，各種の人たちがいることを少なくとも知ることが，少なくとも一時期，求められる。拙著『私的所有論』（1997，第2版

2013年・生活書院）第8章5節2「他者があることの経験の場──例えば学校について」でこのことを書いた。

8. 教育・療育

　教育や療育と呼ばれるものについてはどうか。過去・現在の各種療法・教育法がどんなものか私は知らない。ただ不思議には思う。狭義での療育の「現場」に限らず，普通に考えても，相当長く考えても，何をすべきか／すべきでないのかすぐにわからないように思われるのだが，多くではそれはわかっているかのようである。「支援」の実践のあり方に敏感であるべき専門家たちが，遠慮のせいか，この国に流通している理論・実践の是非に直接原言及することが少ないように思う。そして「流れ」は，ときどき，いつのまにか（舶来のものの流入によって）変わっているといった具合のようだ。それはよくないと私は考える。だから基本的なところから考えるべきだと書いてきた。

　なかなか具体的な解が容易に決まらないそのわけは論理的に言える。これは構造的な必然である。つまり，あってよい世界における身の処し方と，そうではない現にあるこの世においてひとまず相対的に得で楽ができる処世の方法とは同じでないということだ。だから，具体的に「支援」としてすべきことが定まらないことがあるのは当然である。そしてこのように理解することは，必ずしも消極的なことではない。この二つの違いと位置関係をわかっておくことで，本人も，その関係者も，支援者の側も，いくらか楽になることがある。

　合わない世界に本気で合わせようとすると，そもそも得意でないのだからそううまくいかず，自己評価も低くなる。ではすっかりその工夫をやめてしまうか。場合によってはそれもあるだろう。しかし世間の渡り方をいくらか知り使えるようになると楽になることはある。とすれば容易な範囲でいくらか取得するようにしたらよい。そしてそれは本人だけでは難しい。子どもは自らが産み落とされた世界で世界はこんなものだと思ってしまう。しかしこ

の世はあなたにとってよい世ではないこと，それを本来背負いこむことはないことを教える責務がある。できることはよいことだが，そして皆にそう言わないと皆がさぼるかもしれないからできるようになるとよいと言うには言うが，本当はあなたができなくてもたいして困りはしない。そのことも言う責務がある。

そして，自閉圏の人たちは，こういう二枚舌を使ったり理に適っていないことを行うのが得意でない人たちかもしれないのだが，それでもそんな器用なことがそう大変ではなくできるならだが，いろいろと工夫したりして暮らす自分の姿は世を忍ぶ仮の姿だとわかっていたほうがよい。自分で選ぶあるいは他人から勧められる処世術はこの社会で楽に生きるための手段以上のものではないことをわかっておいたほうが楽になる。

これは，気休めにすぎないか。そうでもない。一方で美しいが空疎な夢を見ながら現状に我慢しろということではない。「現場」でのとりあえずの対応が，その現場の，さらにはより大きな場の固定を生じさせることになったらよくない。だが必ずそうなるわけではない。現状をなんとかこなしながら，全体をよりましな状態にしていくことは可能である。本人も，仮の適応術を受け入れつつも，実は自分は別の側に属していると思う，別のところにいようとすることはできる。

9. マニュアルの使い方

体験が集積され知られるようになったことで，他人たちにとってもその人へのよりよい対応の方法がわかることがあった。ただ努力すればよいのではなく，ある部分は仕方のないことと割り切ったり，ある部分はしかじか工夫すれば今よりうまくいくことがわかる。こうした周囲の対応は，本人たちにとっても自らだけが工夫してどうなるのでもないし，またそれは不当なことでもあるから，よいことだったとまずは言える。しかし一律の対処，画一的な扱いが懸念された。それをどう考えるか。

行動に際してのはっきりとした具体的なマニュアルは確かに役に立つ。特

に型が定まっているほうが安心するという人たちにとってそうだとされる。またその人に関わる人たちにとっても，対応の「範型」があることは個別性を大切にすることと底から対立するものではない。経験の集積に基づき有効とされる類型化された対応が有効でありなされたほうがよいことがあることと，その限界の認識，個別性の理解，個別の対応の必要性の理解とは，本来は両立する。定型化された対応はしばしば安直だが，それ自体は悪いことではない。まず一般的な方法で対応し，それで余裕のできた部分で個別の対応に時間をかけることもできる。定まったことを手早くすませられるなら，それで余った時間と力で個別の対応も丁寧に行えるということだ。すると両方が大切だという平凡な話になる。まずはそのようにしか言いようがない。

　しかし，診断し，病名・障害名をつけ，対応することへの警戒・批判がある。批判者たちは，本人たちの思いや主張を尊重することを大切にしようとしてきたのだが，本人たち（の一部）が診断を肯定するようになっても，その肯定を認めたうえでなお，その危険を言ってきた。そして，一人ひとりの個別性や，一人ひとりと個別に向き合うこと，つき合い続けることの大切さを言ってきた。それは泥臭くも思えるし，その個的な関係を築ける可能性について過度に楽観的であるようにも思える。また実際にはひどく大変なことをしようとしているように思える。

　しかし，それでもこのことを言い続けてきた。両方が大切だというその両方のバランスがどのようになるのか，それを懸念したということだ。対処法は本人にとっても必要なことであり，さらに他人たちが接し方をわきまえてくれれば生きやすくなる。と同時に，それは他人たちのためのものでもある。様々な処遇法は，他人たち，「社会」にとって，ことを荒立てないために，場をうまく収めるために，社会をうまくもっていくためのことでもあってきた。そのこと自体が問題なのではない。双方にとってうまくことが運ぶなら問題はない。けれどいつもそうはいかない。現実には，ある範疇の障害と判定されることによって，それに効果があるとされる決まったことがなされ，それでよしとされる。手早く多くを処理しようとするなら，せざるを得ないなら，手間をかけることを控える。そしてそれでうまくいかないと，それはこちらの対応のせいではないと放棄されることがある。結果かえって本人に

は負荷のかかる場合がある。誰がその方法を使ったり，使わなかったりするかによって，そのバランスが変わってくる。この社会では不利に作用してしまうと見立てた，正しく見立てた人たちが，個別性にこだわってきたということだ。

　それはわかる。わかったうえで，以上の注意・留意事項を踏まえつつ，ツールを手放すことにはならない。まずはそう言うしかしない。ただ，それはただ両方が大切だという同じ話に戻ってくることではない。本章では，まず，自閉圏をどのように捉えることができるかを述べた。そして差異に対する対応をしなければならないのはまず多数派であるとした。そして，侵襲的な行いは基本的にしないほうがよいと述べた。分離を正当化することにもならないことを述べた。そして処方，療法，教育の位置づけについて述べた。それは，第一のもの，まず正しいこととしてなされるべきものではない。むしろそうでないことが自覚され，また教えられるなら教えられるべきである。そして，規程通りにすることも，個別性を重視することも，そもそも介入そのものが，以上述べてきた全体のなかにごく限定的なのものとして位置づくものであることが確認され，そして実際にそのような実験がなされるべきであるとなる。ただその「論証」には，本章はごく短いものだった。筆者がこれまで書いてきた長いものを見ていただければ，そしてそれでも納得されないのであれば，さらに説明させていただければと思う。

（立岩真也）

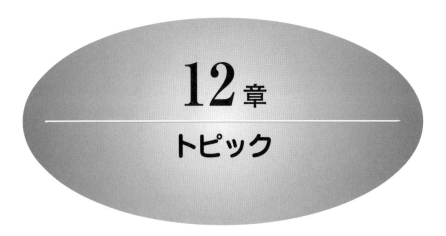

12章 トピック

1. 障害者の権利条約，障害児の人権

はじめに

2006年12月には国連で障害者権利条約が採択され，日本も2014年1月に障害者権利条約を批准した。一方，全国の障害のある人々の団体が一致団結して，JDF（日本障害フォーラム）という全国的組織をつくり，日弁連にも「人権擁護委員会の障害のある人に対する差別を禁止する法律に関する特別部会」ができ，種々の活動を行って私もその部会に所属している。

私たちは，1990年代，障害問題人権弁護団をつくり，水戸事件，白河育成園虐待事件など，社会的に問題提起した多くの事件を扱い，そのメンバーが2001年11月，第44回日弁連人権擁護大会で障害のある人々の人権問題を取り上げ，日弁連は，障害のある人に対する差別を禁止する法律の制定を求める宣言を採択した。

日本で障害者差別禁止法をつくるための委員会も日弁連内に発足し，私もその一員として活動してきた。

障害問題人権弁護団は，障害と人権全国弁護士ネットとして新しく生まれ変わり，全盲の竹下善樹弁護士が代表になり，2009年に勝利（和解）を獲得した障害者自立支援法違憲訴訟の裁判，被後見人の選挙権付与の憲法裁判

も含め，障害のある人々に対する多くの人権裁判に取り組み，その弁護士と民間の人々との全国交流が毎年行われている。

日本国内では，2009年に政権交代により民主党政府が誕生し，障害者に1割の応益負担をさせる障害者自立支援法に対する違憲訴訟で国と和解が成立。自立支援法を廃止し，内閣府に障がい者制度改革推進会議（以下，推進会議）を発足させ，総合福祉法をつくる方向に進んでいた。

ところが，2011年3月には，推進会議のまとめた方向と違い，自立支援法を廃止せずに法改正をしたため，障害当事者団体の人たちから約束違反として批判が起こった。2012年12月の総選挙で政権が民主党から自民党に代わり，新自由主義経済が進む中で，自立・自己責任という名の下，福祉にとって厳しい時代が到来している。

しかしながら，一方では，市民側では推進会議のまとめた内容からすれば不十分ではあるものの，自立支援法に代わる障害者総合支援法を，差別禁止法をつくる流れ，障害者権利条約を批准する流れがあり，その流れの中で，JDFを含む全国の障害者団体や私たち日弁連の弁護士による，障害のある人々の差別を禁止し，人権を確立する活動が一定の広がりを見せ，国は，差別禁止法を阻止することができなくなってきた。そして，差別禁止法は「障害者差別解消法」という名称になり不十分だが，2013年6月19日，国会で成立し今年の4月実施された。

権利条約は，2006年12月13日，第61回国連総会で採択されたが，日本政府は権利条約を担保する国内法整備が不十分なまま批准の承認手続をとろうとしたため，日弁連は2009年3月13日，会長声明を発表し，障害のある人の基本的人権を保障するシステムの基本的枠組みを構築することを強く求めた。

その後，日本政府は，日弁連の会長声明や当事者団体の意見などを踏まえ，条約締結に先立って国内法令の整備を推進することとし，改正障害者基本法，差別解消法などを成立させたものであり，このように，国内法整備を経たうえで権利条約批准の承認に至ったことについては評価する。

しかし，現時点での国内法整備は，十分とは言い難いものがあり，日弁連は2013年10月24日，会長声明で

① 民間事業者の合理的配慮義務を努力義務に留めている差別解消法 8 条 2 項は,早急に改正されるべきである。

② 学校教育法および同法施行令は未だ障害のない子もある子も分け隔てなく共に学ぶことを原則としておらず,あらゆる段階におけるインクルーシブ教育を保障するための法整備が必要である。

③ パリ原則〔国家機関（国内人権機関）の地位に関する原則〕に則った政府から独立した国内人権機関の創設が急務である。

④ 障害者虐待防止法が適用対象外としている学校,保育所等,医療機関,官公署等（同法附則 2 条参照）を適用対象とすべきである。

⑤ 障害支援区分と利用施策・支給量が連動する障害者総合支援法の仕組みを廃し,障害のある人の個別事情に即した支援を受ける権利が保障されるようにすべきである。

⑥ 成年後見制度は,精神上の障害による判断能力の低下に対し画一的かつ包括的な行為能力制限を定めており,個々人に応じた必要最小限の制限に止め,エンパワメントの視点に立った制度に改められるべきである。

⑦ 精神保健福祉法などに定める精神障害のある人に対する強制入院のあり方は見直しが必要であり,また,効果的な権利擁護制度の確立,入院者を減少させるための地域生活の支援の充実が求められる。

⑧ 障害者基本法 29 条は,司法手続における国の配慮義務を定めているものの,障害のある人の個別事情に応じた配慮が提供されることを確保するためには,訴訟法において配慮義務を明定する必要がある。

との国内法整備を,権利条約の批准前に行うことを求めた。

1. 障害者の権利条約について

1）教育全般について

権利条約 24 条は教育全般について規定しているが,障害のある人が教育を受ける権利を有することを確認し,これを差別なく機会均等に保障しなければならないことを規定する（24 条 1 項本文）。差別なくとは,権利条約 2 条において定義されている通り,障害に基づくあらゆる区別・排除・制限が

されずに教育の機会が保障されるということであり，また合理的配慮が提供されていなければならないということである。

　そして教育の目標として，従来の社会権規約および子どもの権利条約に規定する教育の一般的目標に加え，「自己の価値に対する意識を十分に育成」することを掲げ（24条1項a），これらを実現するために，あらゆる段階の教育制度をインクルーシブなもの，すなわち，障害のある人を社会に受け入れたものとすること（24条1項本文）としている。

　さらにこの1項を受けて，2項においては各人の権利としてより具体的に，一般教育制度から排除されず，初等・中等の義務教育から排除されないこと（2項a），自己の住む地域社会でインクルーシブ（障害のある人・子どもを社会，学校でいえばクラスに受け入れた）な初等・中等教育にアクセスできること（受け入れることができること）（2項b），教育を受ける権利を実現するために合理的配慮が保障されること（2項c）と規定し，合理的配慮を伴うインクルーシブ教育を各人に重畳的に保障している。

　また合理的配慮にとどまらず，有効な教育を促すための必要な支援を一般教育制度内で保障すること（2項d），個別支援措置はフルインクルーシブ（障害のある子どもをクラスの一員として完全に受け入れること）を目標とすること（2項e）を規定している。

　また，コミュニケーション障害のある人の教育への権利を規定し（3，4項），特に手話については，2条の言語の定義に手話を含め，手話の習得を推進して聾者社会の言語的同一性の確立を推進するとした。

　以上の内容は，高等教育，職業訓練，成人教育，生涯学習において保障されなければならない（5項）。

　要するに権利条約は，あらゆる段階のあらゆる種類の教育について，障害を理由に差別されることなく，合理的配慮を受けつつインクルーシブ教育が保障されなければならないとしているのである。

2）障害のある子どもについて

　権利条約7条は，障害のある子どもにつき，独立の項目を設け，締約国が，障害のある児童が他の児童と平等に全ての人権および基本的自由を完全に享有することを確保するための全ての必要な措置をとることを求めている（7

条1項)。

　締約国が，かかる措置をとるに当たっては，障害のある児童の「最善の利益」を主として考慮するとされており（7条2項），さらに，締約国は，障害のある児童が，自己に影響を及ぼす全ての事項について自由に自己の意見を表明する権利並びにこの権利を実現するための障害および年齢に適した支援を提供される権利を有することを確保することとしている（7条3項）。そして，障害のある児童が自己の意見を表明したり，自己の権利実現のための支援を受けるに当たっては，障害のある児童の意見が，他の児童と平等に，その児童の年齢および成熟度にしたがって相応に考慮されるとしている（7条3項）。

3）国連の子どもの権利委員会は3回にわたって日本に勧告しているが，2010年6月第3回で次の通り障害のある子どもへの勧告がでている。

　「障害をもつ子どものインクルージョンを助長し，かつ，子どもおよび親の意見を聞かれる権利の尊重を推進する，障害をもつ子どものために，適切な人的，財政的資源を伴うプログラムおよびサービスを提供するためのすべての努力を行うこと，障害をもつ子どものインクルーシブ教育のために必要とされる設備を学校に整備する，障害をもつ子どもが希望する学校を選択し，その最善の利益に応じて，普通学校および特別学校の間を移動できることを確保する」と，上記の障害者の権利条約の規定が実施されていないことを既に日本は勧告されていたのである。

2. 日本の障害のある子どもの人権状況

　先ほどの国連の子どもの権利委員会からの勧告は，日本の障害のある子の人権状況を示しているが，①インクルーシブ教育，②特別支援教育での条件整備の不十分さ，③差別人権状況をみてみる。

(1)障害者権利条約24条教育の権利に関してすでに国連に対する一般意見書を私達日弁連の関係者は提出している。

　「日本における学校教育法および同法施行令はいまだ障害のある子もない子も分け隔てられることなく共に学ぶことを原則としておらず，2013年の学校教育法施行令の改正およびそれに伴う文部科学省通知において

「保護者の意見については，可能な限りその意向を尊重しなければならない」としたにもかかわらず，本人・保護者の意向に反して特別支援学校・学級へ就学指定が行われる例が多くみられる。また，普通学校への就学後も，合理的配慮の提供がなされず，必要な支援が得られないことから，修学旅行や学校行事から排除されたり，親の介助・付添いが求められるなど，差別が見逃され，十分な教育の機会が保障されない事態が生じている。

(2)特別支援学校学級について

　　前記で国連の子どもの権利委員会で勧告されているように，日本政府は予算をかけず，この分野での条件整備が進んでいない。「障害種別を越えた」学校として知的障害校＋肢体不自由校を一体校にしたり，１つの教室を２つに，２つの教室を３つに区切ったりし，１教室がとても狭い。職業教育に力を入れているけれど作業室なども不足し，子どもの人数，学級数が多く，体育館が使えない，雨が降ると体育ができない，廊下や空きスペースで体育が行われたりしている。

　　いままでは「クールダウン」として使っていた図書室はなくなり，大規模なので教室と職員室が遠く，トイレも少ない。学校全体の行事も少なくなるなど教育予算が削られ，極めて劣悪な環境となっている。

(3)差別状況

　　子どもに障害があるため，地域の小学校への入学が認められず兄弟姉妹とは異なる学校に通うことになるといった事例，保護者が一日中教室に付き添わなければ入学を認めないとされた事例，他の児童生徒に介助を求めないなどの確認書に捺印しなければ就学通知を出さないとされた事例など，障害のある子どもの入学を巡る事案は多数存在する。

　　地域の学校に入学はできたものの，障害を理由として，たとえば，希望しない特別支援学級に籍を置かれたり，プールに他の児童，生徒と一緒に入れなかったり，調理実習，運動会は見学するだけであったり，特定の授業に参加できないとされた事例，遠足に保護者が同行しないと参加できなかったり，参加できたとしても見学コースに一緒に行けずバスで待機しなければならないといった事例，さらには保護者の同行なしには修学旅行には連れていってもらえないといった数々の事例がある。

3. 自閉スペクトラム症・発達障害児に関する私の扱った裁判事例

今まで私が扱ってきた裁判事例について紹介する。

1）A君は，3歳のころから自閉的傾向による言葉の遅れが疑われていたが，自由な校風をもったM学園で一般の子どもたちと共に学ばせてやりたいとの両親の希望から，同学園に入学した。

A君は情緒不安定な時期も一時あったものの，本人の懸命の努力や先生，児童たちの温かい支えによって，全体として着実な成長を遂げてきた。

ところが，中学1年生への進級が間近になった1987年12月に，A君は同学園小・中学校のY校長から進級拒否の通告を受け，翌年4月からの登校を拒否されてしまった。

再三にわたり校長に対し，弁護士を通じて同措置の撤回を求めた。しかし，学園側は撤回を拒否し続けたので，1988年11月19日，東京地方裁判所八王子支部に，「M学園における7年生の地位にあることを仮に定める」との仮処分を申し立てた。

障害をもっている子を，障害を理由として一般の子どもたちから強制的に分離排除することは，憲法13条の個人の尊厳，幸福追求権の中核をなす人格的利益を侵害する。また，憲法26条で保障されている教育を受ける権利を奪い，憲法14条・教育基本法3条の法の下の平等，教育の平等保障に違反する。しかもA君の成長・発達にとっては普通学校がよいとの父母の教育方針を否定し，親の教育の自由にも子どもは普通教育を保障している憲法26条に違反することを主張した。

1989年の3月末から4月にかけて，代理人らの要望に基づき，裁判所はM学園に対し，A君を「教育的配慮に基づいて」復学させるよう強く和解を勧めるようになった。

しかし，学園はこれを受け入れなかったため，同年6月23日，裁判官は私たちの主張をほぼ全面的に認め，A君がM学園の8年生であることを仮に定めるとの決定を下した。

2）2004年11月26日，市立小学校の特別支援学級に通学する自閉症男児が，体育の授業前に校舎建物の2階の体育倉庫に入ったところ，担任教師がこれを叱責したうえ，怒った態度で倉庫の扉を閉めた。自閉症児は倉庫の上

の高いほうの窓（地上約5メートル）から脱出しようとし，入口と反対側の地面に転落し，重傷を負った。

警察の捜査により，検察において「予見可能性」の部分で消極的意見が出されたため，不起訴処分となった。

父母は真相解明のためには民事裁判によるしかないと考え，市，担任，校長を被告として損害賠償請求訴訟を提起することとなった。

2008年2月28日，東京地方裁判所八王子支部は，被告市に原告自閉症男児に対して，397万円の損害賠償を認めた判決を出した。

自閉症児に対する被告教師の対応について，自閉症の専門家の意見も踏まえ市に対し障害児への特別な安全配慮義務違反を認めた。

広島国際大学教授の証人・伊藤英夫先生は，自閉症の特質を踏まえ，「自閉症の人は，相手のいっていることがわからない，あるいは先の見通しが立たないといったことから，不安になったり，混乱に陥ったりすることがあり，被告Gの『そんなに入っていたかったら入っていなさい』との言葉を，原告Nは『ずっと入っていなさい』と字義通りに理解し，倉庫内に一人の状態にされ，助けを求める相手もいないという状況において，不安や混乱からパニックになってしまうことは十分に予想される」と自閉症の障害特性を踏まえ，学校教育現場での自閉症児の指導について留意すべき点を明らかにした。

3）1991年に東京のある就学前施設で自閉症の5歳のNちゃんが，運動会の準備の時に皆と一緒に椅子に座っていなければならないのに何回も逃げるので，保育士が引っ張ってきて強制的に座らせようとしたがとうとう座らなかったので，最後に平手で叩いてしまい鼻血を出させてしまった。以前にも往復ビンタをしたりしていた。私の東京弁護士会の子どもの人権救済センターに相談にきて，施設や社会福祉協議会や行政と話し合いをしたが，「これは体罰ではない。人権侵害でもない。暴力でもない」と主張するので結局裁判になり，1996年の秋，運動会の準備の時の体罰は認められたが日常的な体罰は認められず，たった3万円の慰謝料の判決が出された。二審ではプライバシー侵害の8万円の慰籍料を追加として認めたが，日常性の体罰を認めなかったので，最高裁に上告したが棄却された。

篁　一誠先生（東海大医学部）が鑑定意見書を出し罰的対応を批判し,「自閉症児の示す行動は, 周囲の状況にそぐわないものが多いために, 基本的には働きかけの仕方は禁止の言葉を使って, 繰り返し指示する方法がとられがちである。刺激が強くて大きなものになると, 自分の意志で行動する機会は少なくなっていき, 受身的な行動が多くなり, 結果として中途半端な行動をしてしまう。自閉症児への働きかけの原則は,『できるだけ短い合図をできるだけ小さな声』で, 自閉症児の行動を阻害している可能性のある刺激を, 環境の中から取り除いていく配慮が必要で, 行動を賦活しやすい環境を整える作業が望まれる。

　　刺激の与え方を工夫しながら自分の意志で行動や方法を選択できるようにしていき, 行動の結果に対して適切な評価を与えていくと, 不安感が少しずつ解消していく。満足感を得ることにより不安感を減少させていくことが, 意欲を高めるための基本で, 人は, 満足感を味わうことによって, 自信が生まれ, それが新しいこと経験のないことに立ち向かっていく原動力になっていく。」と指導のあり方を明らかにした。

4）1988年9月, 名古屋市の養護学校に通っていた17歳の障害をもったB君が, 個別指導を受けるために昼休みに男性教諭に校舎内の更衣室に連れて行かれ, 教師に指で右目を強く押さえられて結膜下出血を起こし, またズボンを下げられて性器を強く握られるという事件があった。裁判になって, 学校側は当事者の教師が, 目撃者もいなかったということから,「B君の証言供述には信用性がなく, 暴力はなかった」と主張したが, 一審は東大の医師石川憲彦氏の「障害児の供述は断片的であっても, 経験したことはよく記憶している」という鑑定意見を採用し, 障害児の供述の信用性を認め, 勝訴した。しかし, 二審では差別的に逆にB君の証言が断片的で矛盾していることを捉え, 健常児を基準にした判断をもって障害児の供述の信用性を否定され敗訴した。障害のある子の供述の信用性をテーマとして最高裁に上告したが棄却された。

5）1987年4月, 神奈川県の県立養護学校高等部2年の自閉症の男子生徒が体育の水泳訓練で, 学級担任のマンツーマン授業を受けている最中, 多量の水を飲んで意識不明になって溺死してしまった。一審では自閉症の子

どもが養護学校に入ってから共同作業所へ行く可能性が高いとして，共同作業所の年間収入7万円で逸失利益を算定した。この金額は健常児の収入の4％にすぎない。二審では共同作業所へ行く可能性はあるけれども，どんな障害をもっている子どもでも発達することを裁判官にわかってもらえるように主張・立証した。人間一人の生命の価値を共同作業所の低い賃金で算定するのはあまりにも低すぎるということで，健常者の最低賃金まで上げた画期的な判決が二審で出た。

　このケースの養護学校では「障害者には身体で覚えさせる体力訓練主義が必要である」と唱える人と，「体力訓練主義は体罰につながるから」と否定する人とに分かれていて，この担任教師は「早く彼の自閉症のパニックを治す，他傷，多動を治す」と頑張り過ぎ，無理に泳がせる体力訓練主義の中で子どもを死なせてしまったのであった。

6）2003年4月に入って間もない小学校6年の春，Mは，家に帰るとシャワーを浴びたり，大好きだったスカートをはかなくなったりするなどの変化を見せた。7月，母親に対し，本人が初めて，担任から「おっぱいギューされた」と被害を話した。7月12日にはズボンのチャックを下ろす，パンツを引っ張る，手を入れるという内容の訴えをした。

　9月から12月にかけて，Mからパンツの中に手を入れられたなどの被害申告を母が受け，他の被害にあった児童の保護者も含めて，両親が市教委に対し，職員の調査を要請した。

　しかし，学校が事実を確認できないなどと不問にしたため，主治医による被害聴取をビデオ撮影するなどし，2003年11月，両親は刑事告訴に踏み切った。警察が捜査を進め，2004年2月，強制わいせつの罪で逮捕。担任は，当初は否認していたものの，3月3日には自白に転じ，5日には起訴された。

　4月から刑事裁判が始まり，自白した時期があったものの，その後，担任は妻が接見したりする中で否認に転じた。7月4日には，Mが胸をつかれた被害のみが起訴事実とされ，2005年4月に一審刑事判決は無罪となった。

　その後，検察官が控訴。2006年2月15日，東京高裁で控訴棄却となり，

無罪が確定した。しかし，高裁は，「少なくとも少女Ｍや少女Ｙが被告人からわいせつ行為を受けたという供述部分や，被告人が少女Ｍや少女Ｙに対してわいせつ行為を行ったことがあるという供述部分については，疑問を差し挟む余地がないように思われる」と判断し，加害者の自白の信用性，加害者の幼児性愛傾向，被害児童の供述の重要部分の信用性を認めつつも，知的障害児は多くの場合，被害が起きた時間と場所について明確に話すことは苦手であるため疑問が残るとして，一審の無罪判決を支持したのである。

そのため，被害児童とその両親は2006年5月，加害担任とＡ市，千葉県を被告として，損害賠償を求める民事訴訟を千葉地方裁判所に提起した。

一審は，未だ知的障害のある女児の供述の信用性について十分理解せず，被害児童の不合理な供述部分について，刑事でも，また，民事一審でも，信用性がないものとして消極的な認定につながってしまった。

2008年12月に出た一審判決では，7月4日に胸をつかまれた被害，プールで頭を叩かれた被害，げんこつで頭を叩かれた被害，この3点のみが認められ，その他の事実は認められなかった。

刑事事件での自白調書や，押収された多数の幼児性愛傾向の児童ポルノなどの証拠についても軽視された。そして，慰謝料わずか50万円。

控訴審判決は，一審の3つの被害事実に加えて，7月4日以外にも複数回胸や陰部を触られたこと，加害者が陰茎を露出して児童に見せたことが事実として認定され，特に重要なのは，一審判決では認められなかった被害児童のPTSD症状が認定された。

虐待被害にあった知的障害のある児童の裁判において，知的障害児者に対する性的虐待事件における被害者の供述の信用性を，差別なく認められた画期的な判決であった。

7）北海道新聞が，2009年12月5日の朝刊で「重度障害者に逸失利益　死亡事故賠償訴訟　札幌地裁案で和解」とのタイトルで札幌自閉症児交通事故裁判について次のように報じた。

生きていれば得られたはずの収入「逸失利益」を加害者側の保険会社がゼロ円としたのは不当だとして，交通事故で死亡した自閉症の長男（当時

17歳）の札幌市在住の両親が，加害者の運転手に約7,300万円の損害賠償を求めた訴訟は4日，札幌地裁で和解が成立した。約1,563万円を逸失利益とみなし，加害者側が計約4,013万円を支払うことになった。

弁護団によると，損害賠償訴訟で，軽・中度の障害者の逸失利益が認められた判決や和解はあるが，重度障害者で逸失利益が事実上認められたのは全国でも初めてである。

訴状によると，重度の自閉症だった長男は2005年8月，ヘルパーとともに路線バスを利用して札幌市内の公園へ出かけた際，乗用車にはねられ死亡した。

原告代理人の児玉勇二弁護士は「最低賃金を算定根拠に逸失利益を認めたもので，極めて画期的な内容」と評価した。

次に，青森・施設浴室水死裁判について，2009年12月26日付の『毎日新聞』青森版の朝刊で，「重度障害者に遺失利益　施設で死亡　青森地裁が初認定」とのタイトルで次のように報じた。北海道函館市の知的障害児施設で2004年，重度の自閉症の長男（当時16歳）が入浴中におぼれて死んだのは，施設側が安全配慮を怠ったためとして，青森県の両親が施設を運営する社会福祉法人を相手に，逸失利益など約7,340万円の損害賠償を求めた訴訟の判決が25日，青森地裁であった。約600万円の逸失利益を認め，慰謝料などと合わせた約3,247万円の支払いを命じた。

裁判長は判決で「障害者への理解は徐々に深化している」とし，長男が就労する可能性を判断。支援などを受ければ，授産施設より高い賃金を得られる状況にあったと認定した。そのうえで「社会条件の変化を考慮すれば，最低賃金に相当する収入は得られた」として，当時の青森県の最低賃金に基づき，得られたであろう収入から生活費などを差し引き，逸失利益を約600万円と判断した。

生命自体は金銭で評価することが極めて困難で，特にこの2つの事件のように被害者が障害児である場合には，今までの損害賠償の裁判で主流となっている被害者本人の稼働能力を基礎に，一生働いたならば得られるであろう利益をもって生命の価値とするのでは，憲法第13条が「国政の上で，最大

の尊重を必要とする」と規定している個人の尊厳としての生命への評価としては，あまりに少額で非常識な額になってしまう。また，生命の価値を個々の人間の稼働能力で不当に差別することにもなり，憲法第14条第1項に規定される平等原則にも反するからである。

（児玉勇二）

2. 虐待・体罰と脳

はじめに

「子どもの健全な発達を支えるためには何が必要か？」ということが，近年問われ続けている。超少子社会を迎える我が国において，1人でも多くの子どもたちの体とこころの健やかな成長を手助けし，子どもたちが健全な生活を送ることができる社会をつくることが早急に求められている。

そのような中，むしろ我々が良く目の当たりにするのは，理想とする社会とは全く正反対の現実－すなわち，児童虐待の存在する社会である。児童虐待には，①殴る，蹴るといった身体的虐待，②性的な接触をしたり，性行為やポルノ写真・映像にさらしたりする性的虐待，③不適切な養育環境や食事を与えないなどのネグレクト，④暴言による虐待，子どもの目の前で家族に暴力をふるうなど家庭内暴力（ドメスティックバイオレンス：DV）を目撃させる行為などの心理的虐待が含まれる。こうした虐待により命を落とす子どもがいるという痛ましい事実を，多くの人が知っていることだろう。養育者の暴力の結果，生涯に及ぶ障害を負う子どももいる。しかし何とか虐待環境を生き延びた子どもたちであっても，他者と愛着を形成するうえで大きな障害を負い，身体的および精神的発達に様々な問題を抱えている。そのうえ，児童虐待によって生じる社会的な経費や損失が，2012年度で少なくとも年間1兆6,000億円にのぼるという試算も発表されている[1]。児童虐待が子どもの心に与える影響だけでも重大であることはもちろんだが，その負債は確実に我が国全体を覆いつつある。

本章では脳画像研究からわかってきた厳格体罰の脳発達に及ぼす影響につ

いて概説する。また，最近わかってきた愛着障害の脳画像異常について概説する。

1. 児童虐待の脳科学

著者は，小児期のマルトリートメント（虐待）経験に伴う脳の器質的・機能的な変化と発達障害との関連を，脳 MRI 画像を使って研究し，報告してきた[2-7]。たとえば，激しい体罰による前頭前野の萎縮，暴言虐待による聴覚野の拡大，性的虐待による視覚野の萎縮，両親の DV 目撃による視覚野の萎縮などが，研究から明らかになってきた[8]（図 12-1）。

こうした脳の損傷は「後遺症」となり，将来に渡って子どもに影響を与える。トラウマ（心的外傷）体験からくる心的外傷後ストレス障害（Posttraumatic Stress Disorder；PTSD），記憶が欠落する解離など，その影響は計り知れない。これらの症状に対して適切な治療を施さなければ，うつ病の発症や自殺行為，衝動的な行動につながることがあり，薬物やアルコール依存のほか，性犯罪の加害者にも被害者にもなりうるなどの事態に至ることもある。既報

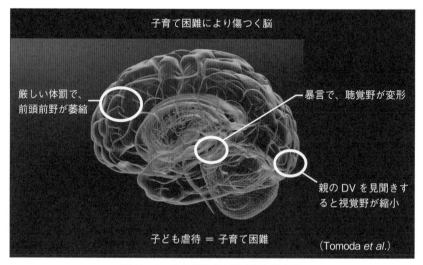

図 12-1　虐待経験者の脳皮質容積変化

高解像度 MRI 画像（Voxel-Based Morphometry: VBM 法）による，小児期に様々な虐待を受けた若年成人と健常対照者との脳皮質容積の比較検討。文献 8) より引用。

では児童虐待による薬物乱用，うつ病，アルコール依存，自殺企図への進展は50〜78％の人口寄与リスク（児童虐待曝露群と非曝露群における疾病の頻度の差）があるといわれている[9]。

1）厳格な体罰経験が及ぼす脳への影響

小児期に過度の体罰を受けると様々な精神症状を引き起こすことが知られている．しかし，過度の体罰の脳への影響はこれまで解明されておらず，また，体罰を受けたヒトの脳の形態画像解析もこれまで報告されていない．一般に体罰は「しつけ」の一環と考えがちだが，「体罰」でも脳が打撃を受けることがわかった．

「厳格な体罰（頬への平手打ちやベルト，杖などで尻をたたくなどの行為）」を長期かつ継続的に受けた人たちの脳では，対照グループに比べて，前頭前野の一部である「右前頭前野内側部」の容積が平均19.1％も小さくなっていた（図12-2）[2]。この領域は，感情や思考をコントロールし，犯罪の抑制力に関わっているところである．さらに集中力・意思決定・共感などに関わる「右前帯状回」も，16.9％の容積減少がみられた．物事を認知する働きをもつ「左前頭前野背外側部」も14.5％減少していた．

これらの部分が障害されると，うつ病の一つである感情障害や，非行を繰り返す素行障害などにつながるといわれる．体罰と「しつけ」の境界は明確

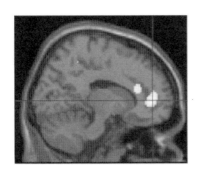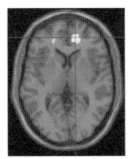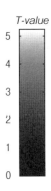

図12-2　VBM法による厳格体罰経験者の脳皮質容積減少

VBM法による小児期に厳格体罰を受けた若年成人群（23名）と健常対照群（22名）との脳皮質容積の比較検討．被厳格体罰群では右前頭前野内側部（10野），右前帯状回（24野），左前頭前野背外側部（9野）に有意な容積減少を認めた（カラーバーはT値を示す）．文献2）より引用．

ではない。親は「しつけ」のつもりでも，自分たちのストレスが高じて過剰な体罰になってしまう，これが最近の虐待数の増加につながっているのではないかと思われる。

2）愛着障害の脳科学

愛着（アタッチメント）は，「子どもと特定の母性的人物に形成される強い情緒的な結びつき」である。乳幼児期に家族の愛情に基づく情緒的な絆，すなわち愛着が形成され，安心感や信頼感の中で興味・関心が拡がり，認知や情緒が発達する。ボウルビィ（Bowlby）は，生後1年以内の乳児にもその乳児における母性的人物に対する特有の愛着行動パターンが生得的に備わっていると考えた[10]。子どもは養育者に愛着行動を示すことにより，養育者を自分の方に引き寄せ，養育者との距離を近くに保つことによって，欲求を充足し外敵から身を守っていると考えられる。

一方，愛着障害は基本的に安全が脅かされる体験があっても愛着対象を求められない状態である。文字通り，養育者との愛着関係（きずな）がうまく形成されないことによる障害で，深刻な虐待がその背景にあるとされる。コミュニケーション上の問題や行動上の問題など，一見すると従来の発達障害の子どもと似た特徴を示す場合も多い。子どもの基本的な情緒的欲求や身体的欲求の持続的無視，養育者が繰り返し変わることにより安定した愛着形成が阻害されることが病因とされている。特に，児童虐待・ネグレクト（マルトリートメント）によって高頻度に発症する反応性アタッチメント障害（Reactive Attachment Disorder；RAD）は，感情制御機能に問題を抱えており，多動性行動障害，解離性障害，大うつ病性障害，境界性パーソナリティ障害などの重篤な精神疾患へ推移するとされる[11]。そのため，小児期にマルトリートメント経験のある青少年たちの社会適応困難が深刻化している。

筆者らは，RADの神経基盤を探るために，DSM-IV-TR基準を満たした同患者群，注意欠如／多動症（Attention-Deficit/Hyperactivity Disorder；AD/HD）群，定型発達群の3群を対象に，金銭報酬課題を用いた機能的磁気共鳴画像法（fMRI）を実施し脳の活性化を比較した。この調査では，子どもたちにカード当てのゲームをしてもらった。ゲームは3種類あり，ひとつは当たったらたくさん小遣いがもらえる（高額報酬）課題，もうひとつは

少しだけ小遣いがもらえる（低額報酬）課題，最後は全く小遣いがもらえない（無報酬）課題および休憩時間で構成される[12, 13]。課題の実施中に，fMRIを用いて脳の活性化領域を調査した。定型発達の子どもは，小遣いが多くても少なくとも，脳が活性化した。つまり，どんな状況下でもモチベーションが高いということだ。一方でAD/HDの子どもは，小遣いがたくさんもらえるゲームの時は脳が活性化したが，少しの小遣いだと反応がなく，それだけ「やる気になりにくい」ことが見てとれた。しかし薬物治療を行った後で調べると，少額のゲームでも活性化がみられた。

結果としてRADの子どもは，いずれのゲームでも活性化がみられなかった。つまり，高報酬のみに反応したAD/HD群と違い，RADでは高額報酬課題にも低額報酬課題にも反応しなかった（図12-3）[13, 14]。それだけ脳が反応しにくいということになる。RADの子どもたちは自己肯定感が極端に低く，叱るとフリーズして固まってしまい，褒め言葉はなかなか心に響かない特徴を有する。周囲との関係でも，親密さを回避したり，その一方で必要以上に近寄ったりと，安定しないことが知られている。このことからも，RADはAD/HDと同様，報酬系が障害されているが，それぞれの障害の機

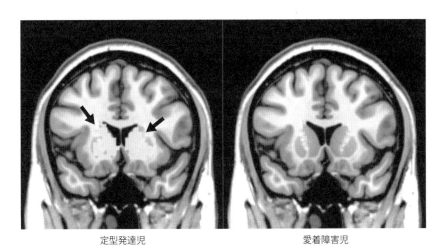

　　　　定型発達児　　　　　　　　　　　愛着障害児
図12-3 反応性アタッチメント障害（RAD）群における金銭報酬課題fMRI所見
定型発達群と比べて，RAD群では金銭報酬（低額報酬・高額報酬いずれの）課題時にも腹側線条体の賦活が低下していた（矢印の部分）。文献14）より引用。

序は異なるだろう。

興味深いことに，DSM-5基準を満たしたRAD児21人の脳皮質容積を調べて見ると，定型発達児22人に比べて，左半球の一次視覚野（ブロードマン17野）の容積が20.6%減少していた（図12-4）[15]。その視覚野の容積減少は，RAD児が呈する過度の不安や恐怖，心身症状，抑うつなど，「子どもの強さと困難さアンケートの内向的尺度」と明らかに関連していた。子ども時代に虐待を受けた成人は視覚野の灰白質容積減少[3,7]があり，しかもそれらの成人は後頭から側頭領域を結ぶ下縦束（visual limbic pathwayの一部）の白質線維が減少していた[16]。視覚野は知覚や認知処理だけではなく，下縦束を介して大脳辺縁系（扁桃体や海馬）と共に先述した視覚的な感情処理に関連する領域である。一連の異常は，ヒューベル（Hubel）とワイザー（Wiesel）が報告した仔ネコの視覚野に関する歴史的な発見[17]を思い起こさせる。同様に，ヒトにおいても生後の視覚的経験，恐らく視覚刺激の減少が

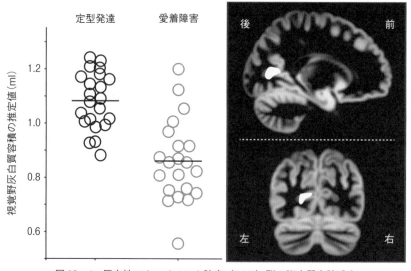

図12-4 反応性アタッチメント障害（RAD）群の脳皮質容積減少
　VBM法によるRAD患児群（21人）と定型発達児群（22人）との脳皮質容積の比較検討。RAD群では左半球の一次視覚野（ブロードマン17野）の容積が20.6%減少していた（カラーバーはT値を示す）。文献15）より引用。

生後の脳発達における活動依存的な神経回路変化を引き起こし，同部位の形態学的変化が生じたと推測される。さらに，その形態学的変化は RAD 児が呈する内向的な問題行動または感情調整機能の低下に影響を及ぼしていることが示唆される。しかし，シナプス可塑性の観点から考えると，この変化は可逆的であろう。

2. 私たちができること―被虐待児のこころのケアの重要性

　以上，厳格な体罰経験が脳に及ぼす影響や愛着形成障害の神経基盤に関する知見を概説した。ヒトの脳は，経験によって再構築されるように進化してきたのだろう。児童虐待への曝露が脳に及ぼす数々の影響を見てみると，人生の早い時期に幼い子どもがさらされた想像を超える恐怖と悲しみの体験は，子どもの人格形成に深刻な影響を与えずにはおかない。子どもの安全が保障されないと発達も害されるし，それは子どもにとって重大な害となる[18]。このことは，一般社会にも認知されてきたようである。子どもたちは癒やされることのない深い心の傷（トラウマ）を抱えたまま，様々な困難が待ち受けている人生に立ち向かわなければならない。それは厳しい道のりで，挫折してしまうことが多いということは先述の通りである。このように，被虐待児が心に負った傷は容易には癒やされないことが予想される。

　しかし脳の傷は決して治らない傷ではない。環境や体験，ものの見方や考え方が変わることで脳も変化する。子どもの脳は発達途上であり，可塑性という柔らかさをもっている。早いうちに手を打てば回復するであろう。そのためには，専門家によるカウンセリングや解離に対する心理的な治療，トラウマに対する心のケアを，慎重に時間をかけて行っていく必要がある[19]。トラウマによる傷つきが回復するのに必要なことは，子どもでも大人でも，基本的に同じである。安心・安全な環境，自分に起きていることの理解（心理教育），過去の体験と感情を安全な場で表現する，そして健康に生きるためのライフスキルを習得することが重要である[20]。

　実際に，トラウマと関係が深いといわれる「慢性疲労症候群」の成人患者に認知行動療法を行ったところ，9か月で前頭前野の容積が増加したという結果が報告されている[21]。まさに脳の可塑性，つまり復元力をもつ柔らか

さがそれを可能にする。だからこそダメージからの回復は可能と考えている。ちなみに母子分離された子どものラットはストレス耐性が低くなるが、その後に十分な養育環境の中に移すと、ストレス耐性が回復することも報告されている。この点を踏まえて、被虐待児たちの脳の異常も多様な治療で改善される可能性があると考えられる。

　愛着形成障害を抱えた子どもたちへの治療は、決して簡単ではない。愛着に対する心理療法で一番大切なのは「周りにいる他人が安心できる存在だと思えること」である。支援者がきちんとした知識をもち、彼らを受けとめる覚悟をもって接していく必要がある。子どもの安心・安全を確保するために、まずは地域の関係機関が連携した上で、親へのサポートを含めた生活環境の調整が必要となる。主な治療としては、トラウマ処理や愛着形成のための心理療法、プレイセラピーなどで内的世界を表現することによる自己治癒力の活性化、必要に応じた薬物療法などが考えられる。

　近年、人生の最初期における愛着形成、信頼の形成が人間の発達にとって決定的に重要であるとの認識が広まっていることは意義深い[22]。というのは、そこから生まれてくるのは子どもたちに対する視点だけではなく、同時に、親になった者たちの困難さにも寄り添うことにつながるからである。少子化・核家族化が進む社会の中で、育児困難に悩む親たちは容易に支援を受けることができず、ますます深みにはまっていく。養育者である親を社会で支える体制は、いまだ乏しいのが現実である。そういう意味では、虐待を減少させていくためには、多職種と連携し、また、子どものみならず親たちとも信頼関係を築き、根気強く対応していくことから始めなければならない。

　異世代間の児童虐待（いわゆる世代間連鎖）の発生率を予測した報告[23]では、子ども時代に虐待を受けた被害者が、親になると子どもに虐待を行う傾向が指摘されている。自分の子どもに対して虐待する者がおよそ3分の1、普段問題はないがいざ精神的ストレスが高まった場合に自らの子ども時代と同様に、今度は我が子に対して虐待する者が3分の1いると見積もられている。現在、乳幼児をもつ親の6割が子育てのストレスにより、何かしらの虐待をしてしまっているという報告もある。児童虐待は家庭内の問題でなく、社会が早期に介入する必要に迫られている。

一連のエビデンスについての理解が，大人が責任をもって子どもと接することができる社会を築き，少しでも子どもたちの未来に光を当てることができればと願っている。

参考文献

1) Wada I, et al : The social costs of child abuse in Japan. Children and Youth Services Review 46 : 72-77, 2014.

2) Tomoda　A, et al : Reduced prefrontal cortical gray matter volume in young adults exposed to harsh corporal punishment. Neuroimage 47 Suppl 2 : T66-71, 2009.

3) Tomoda A, et al : Reduced visual cortex gray matter volume and thickness in young adults who witnessed domestic violence during childhood. PLoS One 7 : e52528, 2012.

4) Tomoda A, et al : Exposure to parental verbal abuse is associated with increased gray matter volume in superior temporal gyrus. Neuroimage 54 Suppl 1 : S280-286, 2011.

5) Teicher M et al : Neurobiological consequences of early stress and childhood maltreatment : are results from human and animal studies comparable? Ann N Y Acad Sci 1071 : 313-323, 2006.

6) Andersen SL, et al : Preliminary evidence for sensitive periods in the effect of childhood sexual abuse on regional brain development. J Neuropsychiatry Clin Neurosci 20 : 292-301, 2008.

7) Tomoda A, et al : Childhood sexual abuse is associated with reduced gray matter volume in visual cortex of young women. Biol Psychiatry 66 : 642-648, 2009.

8) 友田明美：新版いやされない傷―児童虐待と傷ついていく脳．診断と治療社，東京，2012.

9) Teicher MH, et al : Hurtful words : association of exposure to peer verbal abuse with elevated psychiatric symptom scores and corpus callosum abnormalities. Am J Psychiatry 167 : 1464-1471, 2010.

10) Bowlby J : A Secure Base : Parent-Child Attachment and Healthy Human Development. New York, Basic Books, p1-224, 1988.

11) van der Kolk BA : The neurobiology of childhood trauma and abuse. Child Adolesc Psychiatr Clin N Am 12 : 293-317, ix, 2003.

12) Mizuno K, et al : Osmotic release oral system-methylphenidate improves neural activity during low reward processing in children and adolescents with attention-deficit/hyperactivity disorder. NeuroImage Clinical 2 : 366-376, 2013.

13) Mizuno K, et al : Impaired neural reward processing in children and adolescents with reactive attachment disorder : A pilot study. Asian J Psychiatr 17 : 89-93, 2015.

14) Takiguchi S, et al : Ventral striatum dysfunction in children and adolescents with reactive attachment disorder : functional MRI study. Br J Psychiatry Open, 1 : 121-128, 2015.

15) Shimada K, et al : Reduced visual cortex grey matter volume in children and adolescents with reactive attachment disorder. NeuroImage Clinical 9 : 13-19, 2015.

16) Choi J, et al : Reduced fractional anisotropy in the visual limbic pathway of young adults witnessing domestic violence in childhood. Neuroimage 59 : 1071-1079, 2012.

17) Hubel DH, et al : Early exploration of the visual cortex. Neuron 20 : 401-412, 1998.

18) Mizushima S, et al : Measuring hormone effects of children in residential care facilities and unstable environments with childhood maltreatment : a comparative study of salivary cortisol and oxytocin. Front Psychiatry – Child and Neurodevelopmental Psychiatry, in press, 2015.

19) Jonsson PV : Complex trauma, impact on development and possible solutions on an adolescent intensive care unit. Clin. Child Psychol Psychiatry 14 : 437-454, 2009.

20) Miyaji N : A new metaphor for speaking of trauma : the toroidal island model. Violence Vict 29 : 137-151, 2014.

21) de Lange FP, et al : Increase in prefrontal cortical volume following cognitive behavioural therapy in patients with chronic fatigue syndrome. Brain 131 : 2172-2180, 2008.

22) Suzuki H, et al : Roles of attachment and self-esteem : impact of early life stress on depressive symptoms among Japanese institutionalized children. BMC Psychiatry 15 : 8, 2015.

23) Oliver JE : Intergenerational transmission of child abuse : rates, research, and clinical implications. Am J Psychiatry 150 : 1315-1324, 1993.

（友田明美）

3. 当事者として，思うこと

はじめに：環境が整うと診断は剥奪される？

　幼少期から，自分に起きていることや自分が感じている世界に対して確信がもてない不安定な身体の中に閉じ込められ，同年齢の子どもたちと過ごす集団生活や物理的環境に対して恐怖を伴うなじめなさを抱え続けてきた筆者は，30代を過ぎた頃，Autistic Spectrum Disorder（自閉スペクトラム症）という診断名を手にした。

　それから10年。自分自身について仲間と共に研究を続けることで（当事者研究），自らの身体のパターンや傾向に対して予測が可能になり，以前のような自らの身体への怯えは減少した。またかつては，ヒトの中で細心の注意を払って「普通」を演じ続けたあと1週間寝込む，という自らのパターンに翻弄されていたが，今では「普通のフリが必要な場面には行かない」という選択を潔しとできるようになった。どうしても普通のフリが必要な場合は，臆することなく，でもさりげなく，自らのタイミングで休憩や撤退をすることで心身を守ることもできている。

　また，これまで習得できずにきた「普通」の人たちの会話や行動の仕組みについても，遅ればせながら学習に取り組んだ。会話の文脈やセリフの意味がわからない時には同僚や知人に解説してもらったり，社会的多数派について研究する「ソーシャル・マジョリティ研究会」を開催し，専門家を招いて講義を行ってもらったりする中で，徐々にヒトの世界も予測可能になり，あいかわらず会話に入る困難は抱えているものの，その場のわけのわからなさに対する緊張は軽減されるようになった。

　そして何より，筆者の生活環境に登場する他者の多くが，筆者の心身に生じる感覚や行動のパターンを承知し，差別的な目を向けることなく，時にはユーモアで返すような関係性を営んでくれている。筆者が限定的に反復している行動や食事を「融通が効かない」と非難する人はもういないし，音をうるさく感じて耳をふさぐ行為は当事者仲間の中では「普通」のことである。筆者の身体的特徴は以前と変わらないままだが，こうして自身の身体的特徴

を把握し，普通とは異なる行動を対処法として選択し，多数派の社会やコミュニケーションのルールを学習し，周囲の人的・物理的環境を自らに合うように配置することで，筆者はかつてのような「社会性・コミュニケーション障害」に悩まされることのない日々を過ごしている。

「社会性・コミュニケーション障害」に悩まされることのない日々？　これはゆゆしき事態である。「社会性・コミュニケーション障害」に悩まされずに済んでいる今この瞬間，筆者は自閉スペクトラム症の診断基準から外れていることになってしまうのではないだろうか。そのために診断名を剥奪される可能性にさらされるとなると，混乱が生じる。筆者は決して「普通」の世界で「普通」の人々と同じようにできるようになったわけではない。「普通」とは異なるけれど，筆者にとって居心地がよい，オリジナルで小さくて壊れやすい世界を，やっとのバランスで維持しているのである。1つでも現状を保っているパズルのピースが欠けて，「普通」を強要される世界に放り込まれれば，次の瞬間，筆者の「社会性・コミュニケーション障害」は立ち顕れる。つまり筆者の「社会性・コミュニケーション障害」に悩まされることのない日々は，筆者に「社会性・コミュニケーション障害」とされる状態が生じることを前提として築いてきた，同居人たち，当事者コミュニティの仲間，職場の人間関係の協力によって成立しているのである。にもかかわらず，私は「治った」ことにさせられ，いま得ている社会的な支援も奪われてしまうのであろうか。

1. 自閉スペクトラム症概念がもつ問題点

　精神科医であり科学哲学者であるヴェルホフ[1]は，自閉スペクトラム症の診断基準の中に，時代や文脈によって流動し続ける多様な「社会」なるものが組み込まれている以上，社会の投影としての自閉スペクトラム症の中身も多様性をもち，揺れ動き続けるため，自閉スペクトラム症の本質的な原因なるものを見つけ出すことは，論理的に不可能であることを指摘している。またヴェルホフは，「自閉症の歴史を超えた本質や『真の』自閉症の中核なるものは存在せず，むしろ存在するのは，苦しみや混乱やケアの必要性を，社会的世界の要求の中にあるものではなくむしろ自然な現象として位置づけ

たいという，非常に頑強な欲望なのだ」とも述べている。

　筆者も，発達障害当事者の仲間の中にいると，幼少期の家族関係，学校での友人関係，職場での人間関係，結婚後の夫婦関係など，どのような関係性からいかなる理由で排除されたのかという個別的背景が一人ひとり異なることを実感している。当然，そのような多様な背景を反映して，個々人がもつ特性や顕れも多様である。ヴェルホフの指摘するとおり，社会の多様性が投影される自閉スペクトラム症概念で集められた我々に共通する本質的な原因を探し出すことは難しいと思われ，ここに自閉スペクトラム症概念における「社会の価値観への依存」という問題があると考えている。また，ヴェルホフのいう「非常に頑強な欲望」においても，筆者自身，他者との間に生じたすれ違いの原因を一方的に筆者個人のせいにされた経験から，「社会問題の個人化」という危険性があることを痛感している。

　理論としてみても実体験をふまえても，このヴェルホフの論文は，診断がもつ問題点について的確な分析をしていると思われる。しかし，自閉スペクトラム症者一人ひとりが「苦しみや混乱やケアの必要性」を確かに抱えているという現状への対応策に関しては，具体的な指針を示しているとは言いがたい。加えて冒頭に述べたように，社会環境の変化によって社会性やコミュニケーションの障害が増減する時，それと連動した現行の診断もついたりはずれたりしかねない不安定さがあることや，それにおびえ続ける現状をどう改善するかについても，はっきりとした見通しを提示してはいない。こうした不安定さからは，流転し続ける社会環境の中で，安定して変わらない個別の身体的特徴が診断されて初めて解放されるのではないか，また安定して変わらない身体的特徴があるからこそ「社会性やコミュニケーションの障害を改善するためにどのような社会環境の条件が永続的に必要なのか」についても主張する根拠が得られるのではないか，と筆者は考えているのだが，ヴェルホフは個人化に対する的確な批判をしつつも，このような不変性のある身体的特徴を「正しく個人化すること」の重要性については，踏み込んでいないのである。

2. 自閉スペクトラム症の社会モデル

　では自閉スペクトラム症をめぐる診断体系はどのように修正されればよいのだろうか。ここで，イギリスの障害者権利団体である The Union of the Physically Impaired Against Segregation による『Fundamental Principles of Disability（『障害の基本原理』：筆者訳）』[2] に立ち戻って検討したい。この文章の特に注目すべき点は，これまで障害の原因を個人に押しつける形で使われてきた障害概念を「インペアメント」と「ディスアビリティ」という2つの概念に鋭く区別した点である。そこではインペアメントを「四肢の全部または一部が欠損しているか，もしくは不完全な四肢，器官，身体機能をもつこと」[*1]，ディスアビリティを「身体的にインペアメントをもつ人々を全くあるいはほとんど考慮に入れておらず，それゆえ社会活動の主流に参加することから彼らを排除する現代の社会組織によって引き起こされる，行動の不利もしくは制限」と定義する。このような考え方は障害の社会モデルと呼ばれ，それまでの「障害」を個人的な異常としてとらえ，医療によって治す対象であるとする「医学モデル（あるいは個人モデル）」を批判し，ディスアビリティとしての「障害」を生み出している社会のあり方を問う方向へと枠組みを移行させる役割を果たしてきた。しかしながら現行の自閉スペクトラム症の診断基準には，そのような歴史的議論が全く反映されていないように筆者には思われる。

　この社会モデルの視点を用いて自閉スペクトラム症の診断基準を批判的に吟味するならば，「社会性・コミュニケーション障害」という記述は，多数派向けの社会的コミュニケーションや相互作用のデザインと，そうしたデザインになじめないインペアメントをもつ少数派の身体との間に生じるディスアビリティを記述していることになる。一方で「感覚入力に対する敏感性あるいは鈍感性」という記述はインペアメントである可能性が高い。

＊1：筆者は The Union of the physically Impaired Against Segregation（UPIAS）を代表とする障害者運動における，「インペアメント」と「ディスアビリティ」という2つの障害概念に区別する系譜に重要な意義を感じて引用しているが，インペアメントの定義としては，欠損あるいは不完全といった劣性を伴う身体的特徴を指し示す1976年時点の定義ではなく，少数派の身体的特徴を価値中立的に記述するための語彙として採用している。

このように自閉スペクトラム症の診断はインペアメントとディスアビリティの2段階に明確に区別して，各々行う必要があるだろう。ディスアビリティ診断では「社会性・コミュニケーション障害」として，身体と社会との間に生じている困難の有無，および既に得ている支援の継続必要性の有無を検討し，インペアメント診断では，流転し続ける社会環境の中で個々人が抱える，安定して変わらない，標準とは異なる身体的特徴を記述するのである。さらにここで強調しておきたいのは，インペアメント診断は「社会性・コミュニケーション障害」というディスアビリティと関連づけずに行われるべきだということである[2]。

3. 当事者研究の果たす役割

しかし，ヴェルホフのいうように自閉スペクトラム症カテゴリに共通するインペアメントが論理的に想定できないことが確かならば，自閉スペクトラム症と診断されている人々がインペアメントを記述しようとする場合，現時点では個々人が自らのインペアメントを探求していかねばならない状況だといえる。しかし一方でまた，2016年現在の，日本在住の，40代の，企業勤務の…と，所属する社会性やコミュニケーションスタイルをある程度限定した場合，社会性やコミュニケーションに困難を抱える人々がゆるやかにインペアメントの一部を共有している可能性もあり，互いの経験を分かち合うことで，自分一人では気づくことのなかったインペアメントが発見される可能性もある。このような現状を踏まえた時，「当事者研究」という方法に可能性があると筆者は感じている。

当事者研究とは2001年，精神障害をかかえた当事者の地域活動拠点である「べてるの家」（北海道浦河町）で生まれたもので，仲間と共に自分の苦労の特徴を語り合う中で，自らの症状における苦労の規則性や自己対処法な

＊2：もっとも，いくつかの身体的特徴を部分的に共有した人々に対して，自閉スペクトラム症といったおおまかな総体としてのカテゴリを使用することを筆者は否定しない。なぜなら，類似した仲間と出会うきっかけとして，また，自分の特性やニーズを自他に向けて効率よく表現するためのツールとして，便宜的に役立つこともまた事実だからである。

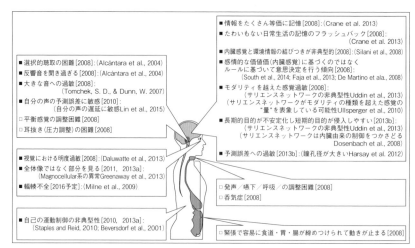

図12-5 筆者の変わらない身体的特徴（インペアメント）であると推測される筆者自身による記述と，自閉スペクトラム症者を対象とした学術研究の照合

角括弧内は筆者自身によって出版物に記述された年代を表す。丸括弧内は先行研究で傍証された論文を表す。■印は，本稿作成時点において学術研究の裏づけをある程度発見できた身体的特徴であり，□印は探し出せなかった身体的特徴である。

どを研究・実践していくものである[3]。筆者個人の例を挙げるならば，この10年間，当事者研究を行う中で，対人関係レベルで生じる困難（ディスアビリティ）の研究だけでなく，その手前にある身体的特徴（インペアメント）も探究するべく，自閉スペクトラム症の診断基準は一度脇に置き，自らに生じている感覚体験や思考・行動のパターンを，詳細に記述することを試みてきた（たとえば，文献4〜8））。紙面の都合上，その詳細な全体像をここで紹介することはできないが，研究の結果，現時点で筆者自身のインペアメントであると推測される特徴と，自閉スペクトラム症を対象とした学術研究（丸括弧内）を照らし合わせてみたのが（図12-5）である[*3]。■印は本稿作成時点において学術研究の裏づけをある程度発見できた特徴であり，□印は探し出せなかった特徴である。いずれも少ないサンプル数に基づく報告であるが，自閉スペクトラム症カテゴリの問題点と内部の多様性を鑑みた時に，こ

＊3：このような筆者の身体的特徴は，学術研究者との共同研究により，脳幹の橋周辺の非定型性によるものではないかと推測している。しかし残念ながら，それを筆者が生きたまま確認することは，技術的にまだできない。

うした研究に目配りをすることは重要であると筆者は考えている。今後，自閉スペクトラム症のインペアメントを記述するうえでは，自閉スペクトラム症のインペアメントに関する先行研究を，少ないサンプル数のものも総動員して，その中のどのパラメータの値がどのくらいの大きさなのかを個人単位で評価する診断体系を構築することが望まれるのではないだろうか。

4. 身体の不変性の探究

　ここまで自閉スペクトラム症においてインペアメントレベルとディスアビリティレベルを明確に分けること，そして「社会的・コミュニケーションの障害」はインペアメントとみなされてはならないことを主張してきた。ここでもう1つ注意しなければならないのが，インペアメントとディスアビリティを分けたうえで，なお，インペアメントを無理やりにでも多数派に近づけて社会適応させようとする支援の余地が残るという点である。たとえばインペアメントが比較的自明な脳性麻痺の歴史を見ても，1970年代までは早期発見・早期療育によって健常者に近づけるという専門知が流布していた[9]。このことはインペアメントとディスアビリティの区別をしたからといって，必ずしも社会が少数派に歩み寄る結果をもたらさないことを物語っている。

　個人と社会のどちらがどの程度変化すべきかの判断に影響するのは，「あるインペアメント」と「ある社会」が，それぞれ，どの程度まで変化可能なのかについて，人々が信じている知識である。自閉スペクトラム症の当事者研究においても，インペアメントとディスアビリティを区別するだけでなく，インペアメントの可変性の範囲を探究し，人々と共有していく過程を経なければ，過剰な社会適応を目指してインペアメントの除去を目指す支援が正当化されかねない。そうした問題意識を元に，筆者自身のインペアメントの可変性をめぐる当事者研究を以下に紹介する。

1）英語の読めなさの当事者研究

　筆者は中学校以来，英単語の綴りが入れ替わって見えてしまうことによる英単語の覚えづらさを抱えていた。やがて学年が上がるにつれて，細かくなっていく英語の教科書の文字が「縦線（｜）と丸（○）の連続」としか見えなくなっていった。授業に遅れないように必死になって英語学習に取り組んで

いた高校1年のある日，バンッとブレーカーが落ちたように，まぶしくて全く目が開けられない事態が起こり，しばらく学校に通えなくなった。それ以降，日本語の識字は半年かけて少しずつ回復していったが，英語の識字は回復せず，メガネをかけてみたり拡大コピーをしたりしながらなんとか残りの高校・大学時代をやり過ごした。その後は英語を必要としない生活を選んできたが，その結果，単語や文法などの学習レベルは高校1年時で止まったままであった。そして2006年5月に自閉スペクトラム症の診断を受けた後，長年抱えてきた自らの「英語の読めなさ」についての研究を，当事者研究の1つとして開始した。

2）識字障害者向けの書式支援法

　2006年8月，この件を相談した知人から英語圏の識字障害者（ディスレクシア）のためのマニュアルの条件[4]に即して書式を加工した英文がメールで送られてきた。その条件とは，①12ポイント以上の文字，②右そろえ改行をしない，③行間を1.5行あける，④一文を長くしない，⑤背景は白にしない，などであった。その英文を見た瞬間，読める驚きと興奮が走った。今までよりもずっと速いスピードで，文字が既に知っている音声に頭の中で変換されていくのを感じた。さらに筆者の場合は，⑥アルファベットの字体のうち，文字の線の端につけられる線（うろこ・飾り）のない「サンセリフ」の書体がよいことがわかった。この時の筆者には「これならもう一度学習できるかもしれない」という感動があったが，それと同時に，通常とは異なる視覚認知が筆者に内在する明らかな証拠への絶望も生じた。そして「つらい思いを抱えてきた自分は一体何だったのか」「もっと別の人生があったかもしれないのに」というやりきれなさ，くやしさが強くこみ上げてきた。

3）「コミックサンズ（Comic Sans）」フォント

　2008年以降，筆者は自らの根本的な身体的特徴（インペアメント）として，「身体内外からの情報を細かく等価に大量に受け取っている」という仮説を

＊4：参照：【Website】Dyslexia Style Guide. British Dyslexia Association, <http://www.bdadyslexia.org.uk/common/ckeditor/filemanager/userfiles/About_Us/policies/Dyslexia_Style_Guide.pdf>, (2016/3/31 閲覧)／今回確認したところ，当時，筆者は知らなかったが，このガイドにもコミックサンズフォントの使用が推薦されている。

Comic sans MS

communication

ふぞろいなので
同じパーツとは認識しにくい＝読みやすい

Times New Roman

communication

きれいにそろっているので、
同じパーツだと判断できてしまう＝読みづらい

図12-6　ふぞろいなので読みやすいコミックサンズフォント

抱いてきた。その身体的特徴が視覚にも現れるため，対象物をズームアップした情報が大量に記憶される事態が生じているのではないかと考えていた。

その仮説を踏まえ，2009年3月から約2年間，筆者は雑誌の連載コーナーを担当した[*5]。そこでは筆者の視覚的特徴が日常生活の中でどのような気持ち悪い模様を発見しているかについて記載した。その連載を目に留めたブックデザイナーの情報提供のもと，2010年11月，有名な欧文フォントデザイナーが講演するイベントに参加した。そして質疑応答の際に，筆者の英字の読みづらさを話したうえで，一般にフォントデザインにおける読みやすさとはどのような点を意識したものなのかについて尋ねた。すると会場にいた関係者が「コミックサンズ」という字体を紹介してくれた。それはアメリカのコミック本で数十年使用されているフォントをモデルにしたカジュアルなフォントであり，意外にも識字障害の子どもたちにとって読みやすい場合があると評価されている字体だということであった[*6]。

筆者は早速，コミックサンズを使ってみたところ，文字の見え方がさらに楽になった。この変化についての仮説を，筆者はその後の連載コーナーで，コミックサンズとタイムズニューローマンの2つの字体を比較しながら述べた。特に縦線部分を比較すると，タイムズニューローマンはきっちりまっすぐそろっているために，筆者にはチカチカして見えて，1文字ごとの区切り

[*5]：綾屋紗月：気持ち悪い模様。精神看護（医学書院）2009年3月号～2012年5月号（全20回）。

[*6]：参照：【Website】What's so wrong with Comic Sans? — 20 October 2010, BBC NEWS, <http://www.bbc.com/news/magazine-11582548>,（2016/3/31閲覧）。

が見極めづらいのだが，コミックサンズはふぞろいなおかげで一本一本が異なる縦線だと認識しやすくなるため，識別しやすいことを記述した[*7]。この段階で筆者は，自らに適切な書式や字体にカスタマイズすれば，「英語の文字が物理的に見えない」という状況がかなり改善することを実感した。

2012年9月から大学の研究員となった筆者は，英語による口頭発表や英語論文を読む作業に直面することとなった。そのため2014年4月以降，英単語や英文の提示の際に音声も同時に聞くことができる英語学習ソフトを使用し，単語や文法の学習を毎日20分ずつ行っている。その取り組みの中で，音声記憶がストックされていくことが，アルファベットが視覚的にチカチカして分解されて読めなくなる傾向への対処法になるという新たな変化が生じている。パッと英単語を見た瞬間，視覚的なチカチカが始まる前に聴覚的な音声記憶が再生され，そこから意味を思い出すことができれば，次の英文へと目を走らせていくことが可能になってきているのである。

5. 社会の可変性への挑戦

2015年7月，英語の試験を受ける必要が生じた筆者は，これまでの研究の成果を踏まえて合理的配慮を申請し，対応してもらうことができた。配慮の内容は，①Visual Stress（対光反射の減弱）に対する配慮として，A：光沢のない材質の紙を使用すること，B：問題用紙の背景色を白ではなく薄茶色もしくは薄クリーム色にすること，②視覚情報において全体像をつかむMagnocellular系の異常に対する配慮として，フォントをComic Sans MSにすること，③近くのものに焦点を合わせるために目を寄せることが困難な輻輳不全に対する配慮として，A：フォントサイズを12ポイントにすること，B：行間を2行分あけること，の計5項目である。試験後の筆者のメモには「配慮のおかげで読めた。普通の書式だったらアウトだった。配慮，意味ある。すごい。…書式のおかげで文法に目が向く余裕が生まれる」とある。約10年かけて取り組んできたこのような英語の読めなさの当事者研究は，筆者個

[*7] ：綾屋紗月：気持ち悪い模様16—気持ち悪い文字その3「バラバラに見える文字」。精神看護2011年9月号。

人の変わらない部分であるインペアメントと，変わる部分であるディスアビリティを慎重に切り分けていく作業であったともいえる．その結果，社会側の変化をひとつ，促すことができたのである．

　以上に見てきたように，これまで身体障害を中心とした先行く仲間たちが切り開いてきた障害の社会モデルを自閉スペクトラム症概念においても検討していくこと，その先に，個人と社会のそれぞれが，互いの可変性を過大にも過少にも評価しない歩み寄りを目指すことが，今後の大きな課題だと筆者は考えている．

謝辞：本研究は文部科学省科学研究費補助金 新学術領域研究「構成論的発達科学」（No.24119006）および JSPS 科研費基盤研究（C）「当事者研究に基づく ASD 者にとってバリアフリーなコミュニケーション様式の解明」（No.15K01453）の助成を受けた．

参考文献

1）Verhoeff B：What is this thing called autism? BioSocieties 7：410–432, 2012.
2）UPIAS：Fundamental Principles of Disability. The Union of the Physically Impaired Against Segregation, London, 1976.
3）浦河べてるの家：べてるの家の「当事者研究」．医学書院，東京，2005.
4）綾屋紗月，他：発達障害当事者研究—ゆっくりていねいにつながりたい．医学書院，東京，2008.
5）綾屋紗月，他：つながりの作法—同じでもなく違うでもなく．NHK 出版生活人新書，東京，2010.
6）綾屋紗月：発達障害当事者から—あふれる刺激　ほどける私（【責任編集】青木省三／村上伸治：専門医のための精神科臨床リュミエール 23　成人期の広汎性発達障害）．中山書店，東京，pp70-83, 2011
7）綾屋紗月：当事者研究と自己感（石原孝二編：当事者研究の研究）．医学書院，東京，pp177-216, 2013a.
8）綾屋紗月：アフォーダンスの配置によって支えられる自己—ある自閉症スペクトラム当事者の視点より（河野哲也編：知の生態学的転回 倫理人類のアフォーダンス）．東京大学出版会，東京，pp155-180, 2013b.
9）加藤直樹，他：障害児の心理学．青木書店，東京，1982.

（綾屋紗月）

索　引

4領域8能力	123, 124

あ

アイコンタクト	11
愛着	280
アカシジア	48
悪性症候群	49
アスペルガー障害	25
アスペルガー症候群	24, 26
アセスメント	75
アセスメント技法	173
アタッチメント	280
アトモキセチン	51
アリピプラゾール	47

い

易刺激性	46
意思決定支援	225
意思能力支援法	226
一次障害	173
一般職業適性検査	189
イマジネーション	10
イマジネーションの質的異常	12
医療	71
医療型児童発達センター	81
医療機関の合理的配慮	69
医療的介入	32
インクルーシブ教育システム	104
インペアメント	26, 29
インペアメントレベル	29

う

内田クレペリン精神作業検査	190
うつ病	8, 45
運動症群	5

え

絵カード交換式コミュニケーションシステム	179

お

エンカレッジスクール	141
応用行動分析	35, 176
オキシトシン	54
親と支援者のずれ	210
親の意思決定支援	212
親のストレス	212
オランザピン	47

か

介助員	140
改正障害者雇用促進法	161
学習支援員	140
拡大代替コミュニケーション	179
家族間のずれ	213
家族支援	203, 239
家族の思い	219
家族のサブシステム	208
家族へのアプローチ	205
カタトニア	46
学級担任	138
学校司書	139
活動制限	153
家庭内暴力	14, 277
ガバペンチン	53
カルバマゼピン	50
感覚処理・行為機能検査（JPAN）	61
感覚の異常	13
感覚プロフィール日本版	61
関係諸機関との連携	130

き

記憶	15
機軸行動発達支援法	179
基礎的・汎用的能力	124
機能化	122
気分安定薬	50
気分障害	45

虐待	277
虐待防止	234
キャリア教育	123, 125
キャリア能力	123, 124
急性ジストニア	48
教育委員会	67
教育カリキュラム	111
教育全般	267
教育的ニーズ	110
教育目標	110
教科書バリアフリー法	239
行政機関	65
行政支援	229
共同注意	34
強度行動障害	226
強迫症	8
強迫症状	44
教諭	138
共有化	122

く——

区市町村役所福祉課	66
クレーン現象	11
クロナゼパム	53
クロニジン	51
クロミプラミン	49
クロルプロマジン	47

け——

計画性	16
ケース・フォーミュレーション	175
厳格な体罰	279
限局性学習症	4
言語症	3

こ——

抗うつ薬	47, 49
高機能	147
高機能自閉症	24
公共職業安定所	165
抗精神病薬	47
構造化	115
抗てんかん薬	53

高等学校における合理的支援	137
高等学校における支援	137
行動コンサルテーション	180
広汎性発達障害	25, 26
広汎性発達障害自閉症スペクトラム障害 評定尺度改訂版	34
抗不安薬	52
合理的配慮	69
合理的配慮指針	161
合理的配慮の不提供	161
語音症	3
国際疾患分類	148
国際生活分類	148
国際的診断基準	27
心の理論	16
個別移行計画	190
個別支援計画	82
個別の教育支援計画	104
個別の指導計画	104
個別保育	81
コミック会話	179
コミックサンズフォント	30, 31
コミュニケーション	10, 11
コミュニケーション症群	3
コミュニケーションの質的異常	10
孤立型（ASD）	11

さ——

作働記憶	16
差別禁止	159
差別の規定	160
サポート校	68
サマランカ声明	103
参加制約	153
三環系抗うつ薬	49
三次障害	174

し——

支援会議	88
支援のポイント	215
視覚化	121
視覚障害者などの障害の程度	109
視覚的支援	115

視空間処理	15	受診の合理的配慮	69
司書教諭	139	受動型（ASD）	11
シタロプラム	50	主任教諭	138
疾患概念	21	巡回相談指導	90
疾患概念の変遷	21	ジョイントアテンション	34
実行機能	16	障害基礎年金	245
実行機能障害仮説	16	障害支援区分	241
児童家庭相談センター	66	障害児の指導・支援理念	136
児童虐待	13, 277, 278	障害児の人権	1, 265
児童相談所	66	障害者虐待	131, 235
児童発達支援事業所	66	障害者虐待防止法	235
児童発達支援センター	66	障害者権利条約	103
自閉スペクトラム症	5, 25	障害者雇用支援	242
自閉圏	4	障害者雇用促進法	241, 242
自閉症	24	障害者差別	234
自閉症診断観察尺度第2版	35	障害者差別解消法	234
自閉症診断面接尺度改訂版	35	障害者支援センター	245
自閉症スペクトラム障害	25	障害者職業・生活支援センター	167
自閉スペクトラム症児への合理的配慮	115	障害者手帳	241
自閉スペクトラム症の大学生	147	障害者の権利条約	1, 3, 130, 265
自閉性障害	25	障害者の権利条約（第24条）	105
事務職員	139	障害者の定義	160
社会技能訓練	179	障害者向けサービス	241
社会的（語用論的）コミュニケーション		障害者優先調達法	244
症	4	障害福祉サービス	241
社会的相互性	10	焦点化	121
社会的相互性の質的異常	10	常同運動症	5
若年コミュニケーション能力要支援者就		常同行動	13
職プログラム	198	小児期発症流暢症（吃音）	4
社交不安	46	小児自閉症	26
就学先決定の手続きの流れ	109	職業教育	127
就学先の決定	107	職業興味検査	189
就労	164	職業能力開発促進センター	167
就労移行支援	167	職業能力開発大学校	167
就労移行支援事業所	68, 167	職業能力開発短期大学校	167
就労継続支援	167	職業リハビリテーション	165, 200
就労継続支援事業所	167	職業リハビリテーションの定義	165
就労支援関係者講習	199	ジョブコーチ	165, 166
就労支援システム	128	ジョブマッチング	195
就労支援者育成事業	198	自立活動	113
主幹教諭	138	自立支援医療費	242
主客転倒	11	神経発達症	3
授業のユニバーサルデザイン	118	人権侵害行為の現状	131

人権保障のための教育自己チェック	135
身体機能障害	152
身体疾患	152
身体的虐待	13, 277
心的外傷後ストレス障害	14, 278
新版K式発達検査	59
心理教育	40
心理社会的アプローチ	40
心理的技法	172

す───

遂行機能	16
錐体外路症状	48
睡眠薬	52
スクールカウンセラー	139
スクールソーシャルワーカー	141
スティーブンス・ジョンソン症候群	51
スパイラル化	123
スモールステップ	115
スモールステップ化	121

せ───

生活困窮者	240
生活困窮者支援制度	240
精神機能障害	148, 152
精神疾患簡易構造化面接法（MINI）	61
精神疾患の分類	1
精神障害	148, 151
精神症状	148, 151
精神心理機能	14
精神発達障害の分類	2
精神病症状	46
精神病性障害	8
精神保健福祉手帳	241
精神療法	40
性的虐待	13, 277
成年後見制度	226
生物学的アプローチ	39
生物-心理-社会モデル	182
世界自閉症啓発デー	233
積極奇異型（ASD）	11
摂食障害	8
セルトラリン	49

セルフモニタリング	16
選択的セロトニン再取り込み阻害薬	49
選択的注意	16
選択的抑制機能	16
全般的心理社会的機能障害	148
全般的知能	14
全般不安症	46
専門療育施設	73

そ───

早期介入デンバーモデル	36
早期介入プログラム	35
早期診断・特性評価ツール	35
早期スクリーニング	34
早期スクリーニングツール	34
早期発見・早期介入	33
双極性障害	45
操作的診断基準	2
ソーシャルスキルトレーニング	68
ソーシャルストーリーズ	179
ゾニザミド	53
ゾピクロン	52
ソフトスキル	188
ゾルピデム	52

た───

体験型周知事業	199
体験交流会	199
対人応答性尺度第2版	35
対人関係発達指導法	179
体罰	277
タイムスリップ現象	13
多軸診断	2
田中ビネー式知能検査	59
炭酸リチウム	50
タントスピロン	52

ち───

地域支援	88
地域障害者職業センター	165, 166
地域との連携	130
知覚機能	15
チック症	44

チック症群	5
知的能力障害群	3
知能指数（IQ）	14
遅発性ジスキネジア	48
チャレンジスクール	141
注意	15
注意欠如・多動症	3, 4, 45
聴覚的処理	15
治療的アプローチ	39

て────

ディスアビリティ	26, 29
ディスアビリティレベル	29
適用化	122
てんかん	44
電気けいれん療法	39

と────

統合保育	81
統合保育	82
トゥレット症	44
特殊教育制度	103
特別支援学校	107
特別支援教育	82, 103, 104, 239
特別支援教育制度	103
特別支援教育の実際	114
特別支援教育の学びの場	108
特別支援コーディネーター	96
特別児童扶養手当	244
トピラマート	53
ドメスティックバイオレンス	14, 277

に────

二次障害	13, 174
日本版ミラー幼児発達スクリーニング検査（JMAP）	61
乳幼児期自閉症チェックリスト修正版	34
認知行動療法	40
認知的柔軟性	16

ね────

ネグレクト	14, 277

は────

ハードスキル	188
背景因子	153
発症一致率	8
発達	17
発達（思春期の）	20
発達（成人期の）	20
発達（幼児期の）	19
発達（学童期の）	19
発達指数（DQ）	14
発達障害	2
発達障害啓発週間	234
発達障害児	231
発達障害児雇用開発助成金	199
発達障害者	231
発達障害者支援センター	65
発達障害者支援体制整備	238
発達障害者支援体制整備委員会	236
発達障害者支援法	229
発達障害の障害規定	106
発達障害の定義	231
発達性強調運動症	5
発達的視点	17
パニック	12
バリアフリー	118
バルプロ酸	50
ハローワーク	165, 199
パロキセチン	49
ハロペリドール	47
反抗挑発症	8
反応性アタッチメント障害	280

ひ────

ひきこもり	240
非定型自閉症	26
人見知り	10

ふ────

不安症	8, 45
不安症状	45
フェノバルビタール	53
福祉型児童発達支援センター	81
福祉事務所	66

服薬アドヒアランス	70	ユニバーサルデザイン	118
物質関連障害	8		
フラッシュバック	13	**よ**———	
フルボキサミン	49	養護教員	138
不連続施行訓練	179	予約の合理的配慮	69
プロペリシアジン	47	弱い中枢性統合理論	15

へ———

ペアレント・トレーニング	180, 216
ペアレント・プログラム	238
ペアレント・メンター	216, 217
ペアレント・メンター活動	217
併存疾患	8
ペランパネル	53
ベンゾジアゼピン	52

ら———

ライフスキル	200
ラメルテオン	52
ラモトリギン	50, 53

り———

リスペリドン	47
流暢性	16
療育	40
療育機関の合理的配慮	100
療育手帳	241
療育の理念	73
リワークプログラム	68

ほ———

包括的アセスメント	175
保護者支援	86
保護者との連携	127
ポリテクカレッジ	167
ポリテクセンター	167

め———

メチルフェニデート	51
メラトニン受容体	52

れ———

レベチラセタム	53
レボメプロマジン	47
連携	94
連携の意義	94
連絡シート	129

や———

薬剤性パーキンソニズム	48
薬物治療	42

わ———

ワークサンプル	189
若者育成支援推進法	239

ゆ———

有病率	7

欧文———

ABA（Applied Behavior Analysis）	35
ABC（Aberrant Behavior Checklist）	47
ADHD	45
ADHD 治療薬	51
ADI-R	35
ADOS-2	35

autism spectrum disorder（ASD）	5, 23
Behavioral Consultation	180
CARS（The Childhood Autism Rating Scale）	27
CAT（Cognitive Affective Training）-kit	176

CBCL（Child Behavior Checklists） 60
comic sans フォント 30

DIR/Floortime モデル 179
Discrete Trial Training（DTT） 179
disorder 148
DNCAS 59
DSM（Diagnostic and Statistical
  Manual Disorders） 1
DSM-5 2, 3, 27
DSM の変遷 1
DV 14, 277

ERCD 就職準備チェックリスト 189
ESDM（Early Start Denver Model）
  36, 151

Frith 15

General Aptitude Test Battery（GATB）
  189

Happe 16

ICD（International Classification of
  Diseases） 2
ICD-10（International Classification of
  Disease tenth edition） 148
ICD-11 22
ICF（International Classification of
  Function,Disability and Health） 148,
  149
impairment 148
Irritability 151
ITP（Individualized Transition Plan） 190

JMAP
JPAN 61

KABC- Ⅱ 59
Kanner 10

MCA 226

M-CHAT 34
MINI 61

OCD 44

Parent Training 180
PARS-TR 34
Pivotal Response Treatment（PRT） 179
Posttraumatic stress disorder（PTSD） 14
PTSD 278

QT 延長 49

Reactive Attachment Disorder（RAD）
  280
RRB（Repetitive restricted behavior） 148

Social Skill Training（SST） 179
SRS-2 35
SSRI（Selective Serotonin Reuqtake
  Inhibitors） 49
SST（Social Skills Traning） 68
symptom 148

TEACCH（Treatment and Education
  of Autism and Related
  Communication Handicapped
  Children） 36
Theory of Mind（ToM） 16
TTAP（TEACCH Transition
  Assessment Profile） 190

Vineland-Ⅱ適応行動尺度 60
VPI 職業興味検査 189

WAIS-Ⅲ 59
Wing 5, 11
Wing の三つ組 5
WISC-Ⅳ 59
Work Samples 189
working memory 16
WSSP トータルパッケージ 190

〈編集者略歴〉

金生由紀子

東北大学医学部卒業

東京大学大学院医学系研究科こころの発達医学分野 准教授，東京大学医学部附属病院こころの発達診療部 部長，精神科専門医，日本児童青年精神医学会認定医，臨床発達心理士，医学博士

専　門：児童・思春期精神医学

活動／資格：日本児童青年精神医学会（理事），日本小児精神神経学会（理事），日本精神神経学会，他

主な著書：トゥレット症候群（チック）―脳と心と発達を解くひとつの鍵―，精神医学を知る，子どもの強迫性障害 診断・治療ガイドラインほか

渡辺慶一郎

神奈川県生まれ

信州大学医学部卒業

東京大学学生相談ネットワーク本部（精神保健支援室，コミュニケーション・サポートルーム）に勤務．精神科医（精神保健指定医，精神科専門医），医学博士．

専　門：発達障害の臨床

活動／資格：日本精神神経学会，全国大学メンタルヘルス学会（理事），日本青年期精神療法学会，日本学生相談学会，日本不安症学会，日本性科学会，他

主な著書（いずれも分担執筆）：教職員のための障害学生修学支援ガイド，現代臨床精神医学，現代児童青年精神医学，精神科研修ノート，脳とこころのプライマリケア，専門医のための精神科臨床リュミエール，特別支援教育の基礎，他

土橋　圭子

福井県生まれ

金沢大学教育学部卒業，学術修士

名古屋大学大学院法学研究科 研究生・立命館大学生存学研究センター 客員研究員

愛知県心身障害者コロニー 愛知県立春日台特別支援学校 教諭，臨床発達心理士

専　門：障害児教育学，障害児心理学，臨床発達心理学

活動／資格：法と教育学会，日本法社会学会，日本発達心理学会，障害学会，日本臨床発達心理士会，日本小児精神神経学会，日本医療コンフリクト・マネジメント学会

主な著書：病弱・虚弱児の医療・療育・教育，発達障害児の医療・療育・教育，肢体不自由児の医療・療育・教育，視覚・聴覚・言語障害児の医療・療育・教育
特別支援教育の基礎，乳幼児の発達医療と生育支援，障害児の医療問題ほか多数

新版　自閉スペクトラム症の医療・療育・教育

2016 年 12 月 10 日　第 1 版第 1 刷 ©

編集者	金生由紀子	KANO, Yukiko
	渡辺慶一郎	WATANABE, Kei-ichiro
	土橋圭子	DOBASHI, Keiko
発行者	宇山閑文	
発行所	株式会社 金芳堂	

　　　　〒 606-8425 京都市左京区鹿ヶ谷西寺ノ前町 34 番地

　　　　振替　01030-1-15605

　　　　電話　075-751-1111(代)

　　　　http://www.kinpodo-pub.co.jp/

印　刷　西濃印刷株式会社

製　本　藤原製本株式会社

落丁・乱丁本は直接小社へお送りください.お取替えいたします.

Printed in Japan
ISBN978-4-7653-1696-5

JCOPY ＜(社)出版者著作権管理機構　委託出版物＞

本書の無断複写は著作権法上での例外を除き禁じられています.複写される
場合は、そのつど事前に、(社)出版者著作権管理機構(電話 03-3513-6969,
FAX 03-3513-6979,e-mail: info@jcopy.or.jp)の許諾を得てください.

●本書のコピー、スキャン、デジタル化等の無断複製は著作権法上での例外
を除き禁じられています.本書を代行業者等の第三者に依頼してスキャンや
デジタル化することは、たとえ個人や家庭内の利用でも著作権法違反です.